U0134265

实用中医技术与疗法丛书

总主编◎苏惠萍 倪 磊

穴位贴敷疗法

主 编◎刘克勤 王 蕊

中国健康传媒集团
中国医药科技出版社

内 容 提 要

穴位贴敷疗法具有简便价廉、行之有效、安全无痛、较为安全等特点。全书共分为四篇，主要从穴位贴敷疗法的历史源流、中医药理论依据、适应范围、常用药物和穴位以及常见疾病的辨证和贴敷、饮食起居的注意事项等方面进行整理和总结。本书适合临床工作者、基层医生及中医爱好者参考使用。

图书在版编目（CIP）数据

穴位贴敷疗法 / 刘克勤，王蕊主编 . —北京：中国医药科技出版社，2024.1
（实用中医技术与疗法丛书）
ISBN 978-7-5214-3509-2

Ⅰ . ①穴… Ⅱ . ①刘… ②王… Ⅲ . ①穴位—中药外敷疗法 Ⅳ . ① R244.9

中国国家版本馆 CIP 数据核字（2023）第 220330 号

美术编辑 陈君杞
版式设计 南博文化

出版 **中国健康传媒集团** | 中国医药科技出版社
地址 北京市海淀区文慧园北路甲 22 号
邮编 100082
电话 发行：010-62227427 邮购：010-62236938
网址 www.cmstp.com
规格 710×1000mm $^1/_{16}$
印张 17 $^1/_4$
字数 328 千字
版次 2024 年 1 月第 1 版
印次 2024 年 1 月第 1 次印刷
印刷 河北环京美印刷有限公司
经销 全国各地新华书店
书号 ISBN 978-7-5214-3509-2
定价 **48.00 元**

获取新书信息、投稿、
为图书纠错，请扫码
联系我们。

丛书编委会

总主编 苏惠萍　倪　磊

副主编 施　怡　李　雁　杨博华

编　委（按姓氏笔画排序）

边朝辉　朱　立　刘乃刚

刘克勤　孙慧怡　张　昶

陈幼楠　林欣潮　赵铁葆

郭　华　嵇　冰

编委会

实用中医技术与疗法通常是指安全有效、成本低廉、简便易学的中医药技术。人类从出现开始，就在不断和疾病抗衡，寻找和探索战胜疾病的方法和手段。我国的中医学承载着中国古代人民同疾病作斗争的实践经验，无论是神农尝百草，还是砭石疗法、针灸罐疗，都充分体现着古代先贤在维护健康、战胜疾病过程中的不懈努力和探索精神。长沙马王堆汉墓出土的《五十二病方》记载的有敷药、药浴、熏蒸、按摩、熨、砭、灸等外治法术，以及《黄帝内经》等古代经典著作中不断发展完善的针灸、按摩、刮痧、熨贴、敷药、膏方、药酒等中医药疗法，均为后世的实用中医技术与疗法奠定了扎实的理论和实践基础。

实用中医技术与疗法是中医药学的重要组成部分，包括中医理论指导下的多种防病治病的特色手段及方法，突出中医学简便效廉的特点，以患者依从性高、疗效好的中医外治疗法或非药物疗法为主，同时包括患者易于接受、安全有效的内服中药特色剂型等，内容丰富，适宜于各级医疗机构及健康保健机构推广应用。

本套丛书定位于中医药实用技术临床应用的推广及普及，以满足相关医疗机构及中医药工作者不断提升医疗服务水平、快速拓展业务范围，以及提升业务能力的学习需求。本丛书注重实用性、专业性及可读性，编写组在前期工作中，首先进行了较深入的调研，优选出相对应用广泛、技术成熟、大众容易接受、易于推广的临床实用技术。本丛书包括《内服膏方疗法》《外用膏方疗法》《穴位贴敷疗法》《外洗湿敷疗法》《中药茶饮疗法》《耳穴诊疗法》《小儿推拿疗法》《常见疼痛的诊断与针刀治疗》《摸骨正脊术》《直肠给药疗法》。本丛书既可作为指导中医药工作者临床实践的常备书籍，也可作为业务培训老师的参考教材，有着广泛的应用范围。

本丛书由北京中医药大学东直门医院苏惠萍教授、倪磊教授组织编写及审定，各分册主编均为各专业领域具有一定影响力的专家学者。在编写过程中，为使本丛书充分体现传承与创新、理论与实践的有机结合，大家反复推敲，修改完善，力求达到应有的水平。在此衷心感谢编写组的每一位成员艰辛的努力和付出。也希望这部丛书的出版，能为中医药事业的发展及中医药技术的推广应用做出积极的贡献。

由于编写时间较为仓促，书中难免存在不足之处，我们真诚希望广大读者在使用过程中多提宝贵意见和建议，以便今后修订完善。

丛书编委会
2023 年 11 月

穴位贴敷是在中医学经络腧穴理论指导下，辨证选取某些药物研成细末，或以介质调成糊状，或以中药熬成膏剂，贴敷于选取的腧穴上，通过药物、腧穴、经络的共同作用，预防、治疗疾病的一种疗法，是中医特色诊疗技术中最有效的疗法之一，属于中医外治之法，是灸法的延伸，为保障广大人民群众的健康起到了积极的推动作用。在临床应用中具有简便价廉、行之有效、安全无痛、较为安全等特点。

本书共分为四篇，主要从穴位贴敷疗法的历史源流、中医药理论依据、适应范围、常用药物和穴位以及常见疾病的辨证和贴敷、饮食起居的注意事项等方面进行整理和总结。

其中，在适应范围方面，将季节、体质和病症的应用做了简要介绍，旨在为临床提供新的思路。在常见疾病的辨证论治方面，将临床病例进行诊治思路的分析，使穴位贴敷的治疗思路更加直观和深刻。

随着医疗技术管理的深入和规范，国家和各省市卫生健康管理部门也相继出台了针对穴位贴敷操作技术的管理办法和操作规范，加强了临床应用和诊疗技术的规范管理。书中特别将穴位贴敷技术管理作为一篇，内容涉及穴位贴敷的处方及人员备案管理、技术备案管理、操作人员要求、操作技术与安全管理、医患沟通和保护患者隐私、宣传推广等方面，为广大读者提供规范的管理思路。

编　者

2023年11月

〔目录〕

第一章 基础篇

第一节 概念和范围

一、穴位贴敷的概念

穴位贴敷是指在中医学经络腧穴理论指导下，辨证选取某些药物研成细末，或以介质调成糊状，或以中药熬成膏剂，贴敷于选取的腧穴上，通过药物、腧穴、经络的共同作用，预防或治疗疾病的一种疗法。穴位贴敷是一种经典的中医外治法，在临床应用中具有操作简便、价格低廉、安全有效等特点，是灸法的延伸。因其在使用某些刺激性药物进行穴位贴敷的过程中会引发局部皮肤发泡、化脓而出现"灸疮"，故又称为"天灸"或"自灸"，现代也称"发泡疗法"。

二、穴位贴敷的范围

（一）广义的穴位贴敷包括了临床常用膏药的穴位贴敷、单味药穴位贴敷、复方穴位贴敷，其中复方穴位贴敷又包括了经典方剂的穴位贴敷以及临床辨证论治选取适合的药物进行的穴位贴敷等。

1.常用膏药的穴位贴敷：如丁桂儿脐贴、肛泰等膏药均为通过神阙穴穴位贴敷发挥作用，临床上亦有研究使用如东方活血膏[1]、云南白药膏[2]等进行穴位贴敷的研究。

2.单味药穴位贴敷：如吴茱萸贴敷涌泉治疗口腔溃疡、眩晕等疾病，白芥子贴敷肺俞穴治疗呼吸系统疾病等，附子饼贴敷关元、神阙治疗阳虚类疾病，大蒜贴敷涌泉治疗五官科疾病等。

3.复方穴位贴敷：其中经典方剂（即成方）穴位贴敷，如《张氏医通》中白芥子涂法治疗冷哮证，至今仍是临床广泛应用的经典方剂；现代临床也常常根据病症，通过辨证论治组方进行穴位贴敷。

（二）从穴位选择来说，分为单穴疗法和多穴疗法：如将药物贴敷于神阙穴，通过脐部吸收或刺激脐部来预防和治疗疾病的方法又称为"敷脐疗法"或者"脐疗"；如将药物贴敷于涌泉穴，通过足部吸收或刺激足部治疗疾病时，又称为"足心疗法"或者"涌泉疗法";另外单用天突穴治疗咽炎等疾病也属于单穴疗法;目前临床中更多根据辨证选取多穴进行穴位贴敷取得良好疗效。

（三）临床应用上来说，穴位贴敷疗法主要用于治疗慢性病，在呼吸系统疾病的治疗中取得了良好的疗效，近年来，随着临床研究的深入，穴位贴敷被越来越广泛地应用于临床各科，如儿科、脾胃科、耳鼻喉科、骨伤科、疼痛科、妇科、男科、心脑血管科等；此外也用于治未病，即疾病的预防。

三、特殊类型穴位贴敷

（一）三伏贴

即为冬病夏治的穴位贴敷疗法，是目前应用最为广泛和疗效肯定的穴位贴敷疗法，在每年夏季三伏天时运用药物对选定的穴位进行贴敷，连续治疗三至五年，达到预防、治疗某些易于反复发作、冬季加重的疾病的目的。

（二）三九贴

即为冬病冬治的穴位贴敷疗法，是三伏贴的延续，可起到巩固三伏贴疗效的作用，主要在冬至节气后的三九天进行，目前临床运用较少，但同样适用于体质虚寒、阳气亏虚、气血失和等冬季易于加重或反复发作的疾病，通常三至五年为一个治疗周期。

"三伏贴"和"三九贴"疗法，顺应自然规律，符合中医学"天人合一"的整体观。

［参考文献］

［1］焦龙兵，孙捷，吴阳. 东方活血膏穴位贴敷治疗膝关节骨关节病疼痛的疗效分析. 中医中药. 2013（27）：127-128.

［2］宋皓，宋蔚. 探析云南白药膏穴位贴敷治疗腰椎间盘突出的临床疗效. 大家健康. 2016（17）：131.

第二节 历史源流

近年来，穴位贴敷疗法的应用在中医临床中多处开花，其起源历史悠久，至今已有三千多年，因其具有"简单、方便、效佳、价廉"等优点，得以在现代临床中广泛运用。

穴位贴敷疗法的雏形最早见于1974年湖南长沙出土的马王堆汉墓中帛书《五十二病方》，其中记载"蚖……以蓟印其中颠"，意为将白芥子泥贴敷于百会穴上，使局部皮肤发红，用于治疗毒蛇咬伤[1]。

春秋战国时期贴敷疗法已逐步应用于临床，《灵枢·痈疽》中记载"发于腋下赤坚者，名曰米疽。……疏砭之，涂以豕膏，六日已，勿裹之。"《灵枢·经筋篇》记载"足阳明之筋……颊筋有寒，则急引颊移口；有热，则筋弛纵缓不胜收，故僻。治之以马膏，膏其急者，以白酒和桂以涂其缓者……"，为后世乃至现代临床外用的膏药疗法开创了先河。

东汉时期医圣张仲景《金匮要略》中有"若人能养慎，不令邪风干忤经络，适中经络，未流传脏腑，即医治之，四肢才觉重滞，即导引、吐纳、针灸、膏摩，勿令九窍闭塞；更能无犯王法，禽兽灾伤；……，不遗形体有衰，病则无由入其腠理"的记载，并提出使用头风摩散（附子、盐等成分），涂抹在头部，配合按摩疗法，治疗头风病。此外还列举有如治劳损的五养膏、玉泉膏，至今仍指导临床实践。

晋唐时期，贴敷疗法得以发展，如晋代葛洪在其所著《肘后备急方》中记载"治疟疾寒多热少，或但寒不热，临发时，以醋和附子末涂背上"，为后代治疗疾病选用背俞穴、督脉腧穴提供了理论依据，同时他收录了大量的外用膏药，如续断青、丹参青、雄黄膏、五毒神膏等，注明了具体的制作过程、用法。唐代孙思邈在《孙真人海上方》中有关于贴敷治疗小儿瘰癖的记载"大人小儿患瘰癖……捣将大蒜硝黄共，敷贴患处软如绵"，治疗小儿夜啼"小儿夜哭最堪怜，彻夜无眠苦逼煎，牛甲末儿脐上贴，清清悄悄自然安"；在他的另一部著作《千金要方》中小儿贴敷多在痈疽瘰癖、小儿杂病篇使用，为穴位贴敷在用药困难的儿科中的应用奠定了基础。唐代王焘在《外台秘要》中运用了脐疗法"若轻者脐不大肿，但出汁时时啼呼者，但捣当归末和胡粉敷之，仍灸絮日日熨之，至百日乃愈，以啼呼止为候"。《仁斋直指方论》记载"以大蒜两颗煨熟，捶扁，贴敷二脚心，少顷，自觉胸中有蒜气，其血立止。若下部出血，可以煨蒜敷两掌心"，用以下治上的方法，治疗衄血、吐血等疾病。

宋金元时期，随着中医学不同流派的形成，学术争鸣的日益深入，贴敷疗法也得以进一步发展，许多书籍中均有关于穴位贴敷的记载。其中《太平圣惠方》中记载治疗小儿大便五六日不通，心腹烦满，则"上取青颗盐末于脐中，以手摩，良久即通"，另有记载"治疗腰腿脚风痹冷痛有风，川乌头三个去皮脐，为散，涂帛贴，须臾即止"。朱丹溪在《丹溪手镜》中记载了穴位贴敷疗法在妇产科安胎、保胎中的应用，其中治难产滑胎方"上取蓖麻子四粒，去壳，水研取汁，少涂产妇脚心，才生便洗却，并贴脐中亦良"；安胎"天门冬饮子……上为末，水调三钱，贴脐上，安胎解烦极妙"。此外，在《外科症治全书》《和剂局方》等书中记载了"万金膏"、"神仙太乙膏"、"咬头膏"、"太乙膏"等膏药贴敷的理论和技术。

明清时期，穴位贴敷疗法达到了比较成熟的阶段，在多部医学著作中将贴敷疗法单独论述，其中以《急救广生集》《理瀹骈文》最为著名。明代朱橚《普济方》中记载"鼻渊脑泻，生附子末，葱涎和如泥，罨涌泉穴"，提出贴敷涌泉穴治疗鼻渊的方法。李时珍《本草纲目》中记载"治大腹水肿，以赤根捣烂，入元寸，贴于脐心，以帛束定，得小便利，则肿消"，治疗水肿尿短，以针砂"同猪苓、地龙、葱涎贴脐"，书中记载了多种病症对应的脐敷方药，此外还记录了吴茱萸贴敷足心治疗小儿口疮，黄连贴敷足心治疗小儿赤眼病等方法，至今仍被临床广泛应用。

清代程鹏程《急救广生集》（又名《得生堂外治秘方》），记载和总结了嘉庆之前穴位贴敷治疗疾病的方药，如"口疮破烂肿痛连喉，百法治之不效者，取萝卜自然汁，频频漱吐自愈，或用吴茱萸为末，醋调，涂足心"，出自《同寿》，并提出了治疗和预防疾病应当"谨口食、戒色欲"。清代吴尚先（吴师机）《理瀹骈文》（又名（外治医说））认为"外治之理即内治之理，外治之药即内治之药，所异者法耳"，"病在外者贴敷局部，病在内者贴敷要穴"，明确提出来外治、内治的理论和贴敷用药原则，并指出"膏药能治病，无殊汤药，用之得法，其响立应"，"以膏统治百病"的理论，将贴敷疗法运用于内外妇儿以及五官等各个临床领域，他认为"中焦之病，以药切粗末，炒香，布包，敷脐上为第一捷法"，"对上下焦之病，也可用敷脐而上下相应"，将敷脐疗法地位再次提高。清代张璐《张氏医通》云："冷哮……夏月三伏中，用白芥子涂法，往往获效。方用白芥子净末一两，延胡索一两，甘遂、细辛各半两，共研细末，入麝香半钱，杵匀，姜汁调涂肺俞膏肓百劳等穴"，"冷哮灸肺俞、膏肓、天突，有应有不应。夏天三伏中，用白芥子涂法，往往获效……涂后麻瞀疼痛，切勿便去，候三炷香足，方可去之，十日后涂一次，如此三次，病根去矣。"明确提出了三伏天运用穴位贴敷治疗冷哮证的用药和选穴，为后代冬病夏治、三伏贴等应用提供了理论依据。

新中国成立几十年来穴位贴敷疗法得以快速地发展，现已广泛应用于临床多个科室以及基层卫生机构，但因为无规范使用的药物以及腧穴选择，每个医院按照各自经验选择药物及腧穴，在一定程度上影响了穴位贴敷的疗效。

[参考文献]

[1] 范德奎. 敷法在《五十二病方》中的运用 [J]. 成都中医学院学报，1994（01）：5–8.

第三节　理论依据和临床应用

一、中医理论依据

（一）中医整体观念

中医学理论体系有两个基本特点：整体观念和辨证论治，其中整体观念贯穿于中医学的生理、病理、诊疗及预后等各方面[1]。整体就是统一性和完整性。

人与自然界相统一：《素问·宝命全形论》"天地合气，命之曰人"，"人以天地之气生，四时之法成"；《灵枢·岁露论》"人与天地相参也，与日月相应也。"《灵枢·邪客》"此人与天地相应者也"，说明人产生于自然界，依赖自然条件而生存，生命活动同样受自然界影响和制约，这就是天人合一的整体观念。同样，人类为适应自然界生存而调节生理活动，如《灵枢·五癃津液别》"天暑衣厚则腠理开，故汗出……天寒则腠理闭，气涩不行，水下流于膀胱，则为溺与气"。藏象学说是以五行原理为基础，《素问·阴阳别论》"四时五脏阴阳"，说明人体五脏系统与自然界相呼应；《素问·六节藏象论》"帝曰：藏象何如？岐伯曰：心者，生之本，神之变也；其华在面，其充在血脉，为阳中之太阳，通于夏气。肺者…通于秋气。肾者…通于冬气。肝者…通于春气。脾、胃、大肠、小肠、三焦、膀胱者，仓廪之本，营之居也，名曰器，…通于土气。"

人体自身是一个统一的整体：人体是一个有机的整体，由若干器官、组织等构成，各脏器、组织或器官既有各自不同的功能，又在整体活动下分工合作，因此它们在结构上相互沟通，在生理上相互联系、相互协调、相互为用，在病理上相互影响。《灵枢·邪客》"心者，五脏六腑之大主也。"《素问·灵兰秘典论》"心者，君主之官也，神明出焉。肺者，相傅之官，治节出焉。肝者，将军之官……，凡此十二官者，不得相失也。故主明则下安…主不明则十二官危……"，以古代官制作比喻，论述十二脏腑的生理功能和相互关系，并强调心为君主，说明十二脏腑是一个统一的整体。《素问·灵兰秘典论》中论述了经络系统联结全身，把脏腑、经络、肢体、五官九窍等联结成一个有机的整体。

（二）经络腧穴理论

经络是人体内运行气血、联络脏腑、沟通内外、贯穿上下的通路，包括经脉和络脉。经络系统是由经脉和络脉相互联系、彼此链接而构成的体系。《灵枢·海论》篇云："夫十二经脉者，内属于腑脏，外络于肢节"。经脉有十二正经和奇经八脉，《圣济总录》言"脉有奇常，十二经者，常脉也，奇经八脉则不拘于常，故谓之奇经，盖言人之气血常行于十二经脉，其诸经满溢则流入奇经焉"，说明奇经八脉联系正经，补充正经之不足。络脉是经脉的分支，有别络、浮络和孙络之分。经筋和皮部是十二经脉与肌肉和体表的连属部分，而全身的皮肤是十二经脉的经络之气以及功能活动反应于体表的部位，因此又称为"十二皮部"。《灵枢·经别》曰："夫十二经脉者，人之所以生，病之所以成，人之所以治，病之所以起"，《素问·缪刺论》说："夫邪之客于形也，必先舍于皮毛，……留而不去，入舍于经脉，内连五脏，散于肠胃"，说明十二经脉与病理息息相关。

腧穴是人体脏腑经络之气输注于体表的部位，是针灸治疗疾病的刺激点与反应点。《黄帝内经》又称之为"节"、"会"、"气穴"、"气府"等。它从属于经络，具有输注气血、反映病痛和感受信息的特性。明·汪机《针灸问对》中说："经络不可不知，孔穴不可不识。不知经络无以知气血往来；不知孔穴无以知邪气所在。知而用，用而的，病乃可安。"就很好地说明了经络与腧穴的关系，临床中正是通过刺激穴位来激发经络之气、调整机体阴阳、从而达到预防和治疗疾病的目的。

（三）内外同治理论

外治法在《黄帝内经》《伤寒杂病论》中均有应用，直至清代吴师机对穴位贴敷理论、应用等各方面进行了系统的总结，他在《理瀹骈文》中云："外治之学，所以颠扑而不破者此也；它与内治并行，而且能补内治之不及者亦此也。"明确提出内外同治之理："外治之理即内治之理，外治之药亦即内治之药，所异者法耳"，并说明其治疗原则"外治必如内治者，先求其本，本何者？明阴阳，识脏腑也……虽治在外，无殊治在内也"。

（四）中药经皮给药

《素问·皮部论》曰："皮者脉之部也，邪客于皮则腠理开，开则邪入客于络脉，络脉满则注于经脉，经脉满则入舍于腑脏也，故皮者有分部，不与而生大病也"，说明邪气进入人体首先侵犯皮毛，皮肤是十二脏腑分属的部位，在护卫机体、抵御外邪、络属脏腑等方面有重要作用。清代·徐灵胎言："凡药之用，或取其气，或取其味……各以其所偏胜而即资之疗疾，故能补偏救弊，调和脏腑，深求其理，可自得之。"说明中药是在四气五味、升降沉浮、脏腑归经等中医理论指导下运用，达到祛除病邪、平衡阴阳、协调脏腑发挥预防治疗疾病目的的；清代·徐大椿认为："汤药不足尽病…用膏药贴之，闭塞其气，使药性从毛孔而入其腠理，通经活络，或提而出之，或攻而散之，较服药尤为有利。"论述了药物直接贴敷于体表穴位，药物透过皮毛腠理由表入里，渗透达皮下组织，一方面在局部产生药物浓度的相对优势，另一方面可通过经络的贯通运行，直达脏腑，发挥药物"归经"和功能效应，从而发挥最大的全身药理效应；吴师机《理瀹骈文》中也有关于贴敷疗法"切于皮肤，彻于肉里，摄入吸气，融入渗液"的记载，认识到贴敷药物经皮部进入机体腠理，从外向内，渗入经络系统，融于气血，并直达病所，以达调和阴阳、驱邪扶正之功，使机体功能恢复正常。

二、临床应用

（一）体质应用

体质是一种客观存在的生命现象，决定着人体对某种致病因子的易感性及病变类型的倾向性，体质的差异现象是先天因素与多种后天因素共同作用的结果[1]。自20世纪70年代末，王琦教授团队提出体质学说至今，中医体质学说理论体系日臻完善，且极具中医理论特色，现已成为一项常用的健康状况识别工具，被广泛应用于中医临床"治未病"领域。

穴位贴敷疗法作为中医"治未病"的重要组成部分，在临床运用中，若能充分结合中医体质辨识，就能更好地做到量体裁衣，因人制宜，提高临床疗效。根据王琦教授《9种基本中医体质类型的分类及其诊断表述依据》[1]将九种中医体质类型分类列表如下：

1.平和质

	定义	强健壮实的体质状态，表现为体态适中，面色红润，精力充沛状态。
体质特征	形体特征	体形匀称健壮。
	常见表现	面色、肤色润泽，头发稠密有光泽，目光有神，鼻色明润，嗅觉通利，口和，唇色红润，不易疲劳，精力充沛，耐受寒热，睡眠良好，胃纳佳，二便正常，舌色淡红，苔薄白，脉和有神。
	心理特征	性格随和开朗。
	发病倾向	平素患病较少。
	对外界环境适应力	对自然环境和社会环境适应能力较强。
	成因	先天禀赋良好，后天调养得当。
	推荐选穴	足三里：胃经下合穴，配天枢、三阴交、肾俞、行间可调理肝脾、益气补血，配冲阳、仆参、飞扬、复溜、完骨可补益肝肾、濡润宗筋，配曲池、丰隆、三阴交可健脾化痰等。《中国公民中医养生保健素养》将足三里列为"中医保健五大要穴"之一；《针灸大成》中记载：若要安，三里常不干。可见足三里在养身保健中的重要地位。

2.气虚质

定义		由于元气不足，以气息低弱、机体、脏腑功能状态低下为主要特征的一种体质状态。
体质特征	形体特征	肌肉不健壮。
	常见表现	主项：平素语音低怯，气短懒言，肢体容易疲乏，精神不振，易出汗，舌淡红，舌体胖大、边有齿痕，脉象虚缓； 副项：面色偏黄或白，目光少神，口淡，唇色少华，毛发不华，头晕，健忘，大便正常，或有便秘但不结硬，或大便不成形，便后仍觉未尽，小便正常或偏多。
	心理特征	性格内向、情绪不稳定、胆小不喜欢冒险。
	发病倾向	平素体质虚弱，卫表不固易患感冒；或病后抗病能力弱易迁延不愈；易患内脏下垂、虚劳等病。
	对外界环境适应力	不耐受寒邪、风邪、暑邪。
成因		先天本弱，后天失养或病后气亏。如家族成员多数较弱、孕育时父母体弱、早产、人工喂养不当、偏食、厌食，或因年老气衰等。
推荐选穴		太渊：肺经之原穴，具有通达三焦的作用，能调动体内之正气，抵抗外邪，配列缺、孔最有疏风解表、宣肺止咳之功效，配内关、冲阳、三阴交可益心通阳、祛瘀通络。

3.阳虚质

定义		由于阳气不足、以虚寒现象为主要特征的体质状态。
体质特征	形体特征	多形体白胖，肌肉不壮。
	常见表现	主项：平素畏冷，手足不温，喜热饮食，精神不振，睡眠偏多，舌淡胖嫩边有齿痕，苔润，脉象沉迟而弱； 副项：面色柔白，目胞晦暗，口唇色淡，毛发易落，易出汗，大便溏薄，小便清长。
	心理特征	性格多沉静、内向。
	发病倾向	发病多为寒证，或易从寒化，易病痰饮、肿胀、泄泻、阳痿。
	对外界环境适应力	不耐受寒邪、耐夏不耐冬；易感湿邪。
成因		先天不足，或病后阳亏。如家族中均有虚寒表现，孕育时父母体弱、或年长受孕，早产，或平素偏嗜寒凉损伤阳气，或久病阳亏，或年老阳衰等。
推荐选穴		关元：小肠经之募穴，具有培元固本、补益下焦的作用，配膏肓、百劳、足三里可强壮补虚，配百会、足三里可升阳举陷，配中极、膀胱俞可温阳利水等。

4.阴虚质

定义		由于体内津液精血等阴液亏少,以阴虚内热为主要特征的体质状态。
体质特征	形体特征	体形瘦长。
	常见表现	主项:手足心热,平素易口燥咽干,鼻微干,口渴喜冷饮,大便干燥,舌红少津少苔; 副项:面色潮红、有烘热感,目干涩,视物花,唇红微干,皮肤偏干、易生皱纹,眩晕耳鸣,睡眠差,小便短涩,脉象细弦或数。
	心理特征	性情急躁,外向好动,活泼。
	发病倾向	平素易患有阴亏燥热的病变,或病后易表现为阴亏症状。
	对外界环境适应力	平素不耐热邪,耐冬不耐夏;不耐受燥邪。
成因		先天不足,或久病失血,纵欲耗精,积劳伤阴。如家族成员体形多偏瘦,孕育时父母体弱、或年长受孕,早产,或曾患出血性疾病等。
推荐选穴		复溜:肾经经穴,配合谷可调和营卫,配肝俞可疏肝益肾,具有补肾益阴,温阳利水的作用,是滋阴的要穴。

5.痰湿质

定义		由于水液内停而痰湿凝聚,以黏滞重浊为主要特征的体质状态。
体质特征	形体特征	体形肥胖、腹部肥满松软。
	常见表现	主项:面部皮肤油脂较多,多汗且黏,胸闷,痰多; 副项:面色淡黄而暗,眼胞微浮,容易困倦,平素舌体胖大,舌苔白腻,口黏腻或甜,身重不爽,脉滑,喜食肥甘黏黏,大便正常或不实,小便不多或微混。
	心理特征	性格偏温和稳重恭谦、和达、多善于忍耐。
	发病倾向	易患消渴、中风、胸痹等病证。
	对外界环境适应力	对梅雨季节及湿环境适应能力差。
成因		先天遗传,或后天过食肥甘。
推荐选穴		丰隆:胃经络穴,配冲阳豁痰宁神,配肺俞、尺泽祛痰镇咳,配照海、陶道涤痰醒神,故是临床化痰之要穴。

6.湿热质

定义		以湿热内蕴为主要特征的体质状态。
体质特征	形体特征	形体偏胖或苍瘦。
	常见表现	主项:平素面垢油光,易生痤疮粉刺,舌质偏红,苔黄腻,容易口苦口干,身重困倦; 副项:体偏胖或苍瘦,心烦懈怠,眼睛红赤,大便燥结,或黏滞,小便短赤,男易阴囊潮湿,女易带下增多,脉象多见滑数。
	心理特征	性格多急躁易怒。
	发病倾向	易患疮疖、黄疸、火热等病证。
	对外界环境适应力	对湿环境或气温偏高,尤其夏末秋初,湿热交蒸气候较难适应。
成因		先天禀赋,或久居湿地、善食肥甘,或长期饮酒,火热内蕴。
推荐选穴		肝俞:背俞穴,配期门可清利肝胆湿热,配百会、太冲可平肝潜阳,清热明目,配大椎、曲池可清热泻火,安神定志,故具有清利湿热的作用。

7.瘀血质

定义		瘀血质是指体内有血液运行不畅的潜在倾向或瘀血内阻的病理基础，并表现出一系列外在征象的体质状态。
体质特征	形体特征	瘦人居多。
	常见表现	主项：平素面色晦暗，皮肤偏暗或色素沉着，容易出现瘀斑、易患疼痛，口唇暗淡或紫，舌质暗有点、片状瘀斑，舌下静脉曲张，脉象细涩或结代；副项：眼眶暗黑，鼻部暗滞，发易脱落，肌肤干，女性多见痛经、闭经、或经血中多凝血块、或经色紫黑有块、崩漏、或有出血倾向、吐血。
	心理特征	性格心情易烦，急躁健忘。
	发病倾向	易患出血、癥瘕、中风、胸痹等病。
	对外界环境适应力	不耐受风邪、寒邪。
成因		先天禀赋，或后天损伤，忧郁气滞，久病入络。
推荐选穴		委中：膀胱经下合穴，配肾俞、腰阳关可舒筋强腰、活络止痛，配曲池、风市可祛风清热、凉血解毒，配阳陵泉、悬钟可补髓强筋骨、活血通络，故具有良好的活血化瘀之功效。

8.气郁质

定义		由于长期情志不畅、气机郁滞而形成的以性格内向不稳定、忧郁脆弱、敏感多疑为主要表现的体质状态。
体质特征	形体特征	瘦者为多。
	常见表现	主项：性格内向不稳定、忧郁脆弱、敏感多疑，对精神刺激适应能力较差，平素忧郁面貌，神情多烦闷不乐；副项：胸胁胀满，或走窜疼痛，多伴善太息，或嗳气呃逆，或咽间有异物感，或乳房胀痛，睡眠较差，食欲减退，惊悸怔忡，健忘，痰多，大便多干，小便正常，舌淡红，苔薄白，脉象弦细。
	心理特征	性格内向不稳定、忧郁脆弱、敏感多疑。
	发病倾向	易患郁症、脏躁、百合病、不寐、梅核气、惊恐等病证。
	对外界环境适应力	对精神刺激适应能力较差；不喜欢阴雨天气。
成因		先天遗传，或因精神刺激，暴受惊恐，所欲不遂，忧郁思虑等。
推荐选穴		膻中：八会穴之气会，心包经募穴，气病取膻中，有理气止痛之效。

9.特禀质

定义	表现为一种特异性体质，多指由于先天性和遗传因素造成的一种体质缺陷，包括先天性、遗传性的生理缺陷，先天性、遗传性疾病，过敏反应，原发性免疫缺陷等。其中对过敏体质概念的表述是：在禀赋遗传的基础上形成的一种特异体质，在外界因子的作用下，生理机能和自我调适力低下，反应性增强，其敏感倾向表现为对不同过敏原的亲和性和反应性呈现个体体质的差异性和家族聚集的倾向性。

续表

体质特征	形体特征	无特殊，或有畸形，或有先天生理缺陷。
	常见表现	遗传性疾病有垂直遗传，先天性、家族性特征；胎传性疾病为母体影响胎儿个体生长发育及相关疾病特征。
	心理特征	因禀质特异情况而不同。
	发病倾向	过敏体质者易药物过敏，易患花粉症等；遗传疾病如血友病，先天愚型等；胎传病疾如"五迟"、"五软"、"解颅"、胎寒、胎热、胎赤、胎惊、胎肥、胎痫、胎弱等。
	对外界环境适应力	适应能力差，如过敏体质者对过敏季节适应能力差，易引发宿疾。
成因		先天因素、遗传因素，或环境因素、药物因素等。
推荐选穴		足三里：胃经合穴，健脾和胃，培土生金，能补益气血，增强人体的抗病能力，刺激本穴能增强机体免疫力，增加体内非特异性体液免疫物质[2]，改善过敏体质状态。

[参考文献]

[1] 王琦. 9种基本中医体质类型的分类及其诊断表述依据 [J]. 北京中医药大学学报，2005，28（4）：1-8.

[2] 林勇凯，梁桂洪，黄宇新等. 三伏贴敷疗法治疗不同证型过敏性鼻炎疗效观察 [J]. 中国针灸，2014，34（10）：967-971.

（二）季节应用

从季节来讲，穴位贴敷充分运用了中医"春夏养阳，秋冬养阴"的理论。如夏季是人体阳气最旺盛之时，此时治疗寒性疾病，可以最大限度地以阳克阴，以达到标本兼治的效果。三伏天是一年中阳气最旺盛的时期，人体汗孔开泄，简单说，就是在冬天容易发作或容易加重的疾病，或是虚寒性疾病选择此时进行治疗，从而提高人体抗病能力，以减少发作次数，缓解其发作程度。

在冬季，"三九"即为二十四节气"冬至"后的第三个九天，在节令上为"大寒"，是一年中最冷的日子。此时，无论是自然界还是人体，都进入到阳气衰、阴气盛的状态。根据中医"天人相应"、"虚则补之"、"寒者温之"、"内病外治"的理论，冬至之后，人体内的阳气渐旺，如果此时以辛温散寒、活血通经、提振阳气的方法进行治疗，可疏散风寒、温补肺肾，起到疏通经络、平衡阴阳、止咳平喘、调和脏腑的功效，利用药物敷贴穴位，扶助人体的阳气，从而达到增强人体抵抗力、祛除疾病的目的。

（三）病症应用

穴位贴敷疗法的适应证范围，随着时代的更迭、医学经验的不断积累和发展在不断扩大，魏玉婷[1]等在研究敦煌针灸医学文献中敷贴疗法时指出，敦煌遗书成书年代最早可追溯至先秦与汉代，是对唐代以前医学经验的重要补充[2]资料，而敦煌针灸文献所记载的贴敷疗法以治疗头面五官疾患及皮肤疾患为主，分析原因一方面可能与头面五官及皮肤疾患的症状多表现于体表，易使外治贴敷药物直达患处，且病位直观，方便观察疾病的病性、发展及预后，有利于治疗有关；另一方面，可能当时体表病变病因相对单一、病情相对较轻，贴敷疗法有较好的疗效，使得当时贴敷疗法多适用于体表疾患；由此可见当时医者对贴敷疗法的认识存在一定的局限性。

目前临床大量研究表明，穴位贴敷疗法已被广泛应用于呼吸系统、消化系统、儿科、妇科、免疫系统、肿瘤、神经内科等各类疾病中，随着现代医学的发展、不断更新的科学技术和医学研究方法，让我们对穴位贴敷疗法的认识不断深入，也为我们挖掘出了这项古老中医外治技术的独特魅力，让其在这个医学技术日新月异的时代仍占有一席之地。

[参考文献]

[1] 魏玉婷，王觉，马重兵等. 敦煌针灸文献中敷贴疗法分类与临证特色研究概述 [J]. 中国中医药信息杂志，2019，26（9）：141-144.

[2] 丛春雨. 论敦煌针灸文献的学术价值 [J]. 上海中医药杂志，1993，27（10）：41-43.

第四节　适应证和禁忌证

一、穴位贴敷疗法的适应证

（一）用于风寒湿痹证

功效：散寒除湿　祛风止痛

分析：风邪善行数变，寒邪凝滞收引，湿邪黏滞重着，贴敷药物辛温走窜，直接作用于肌表，一方面可散在表之风寒，借助辛香或厚味之药，走窜经络，可搜风祛邪，达到行气活血、祛风止痛之效。

（二）用于外感病症

功效：疏风解表　散寒解肌

分析：风邪犯卫，营卫失和，可见恶寒发热、头身疼痛等外感表证，贴敷疗法用辛温发散之药，直接作用于体表，可以使药性从毛孔入腠理，达到振奋卫阳，疏通腠理，疏风解表，驱邪外出的功效。

（三）用于各类痛症

功效：活血化瘀　温经通络

分析：如筋肉因失养而致的疼痛、麻木不仁、拘挛不舒等，穴位贴敷通过运用温通之药，直接作用于局部，使局部气机得热而行，气行则血行，气血畅达则筋肉得养，经脉宣通则肢体得舒；若气血不行，气滞血瘀，阻滞经脉，穴位贴敷使用可活血化瘀，行气止痛，用于治疗如头痛、腰痛、腹痛等症。

（四）用于气机壅滞所致病症

功效：疏肝解郁　散结消积

分析：穴位贴敷可以行气散结，疏肝健脾，治疗因气机郁滞所致的瘀血、痰湿或津液内停或交阻而形成的积聚、痞满、瘰疬等病。

（五）用于三焦气化失常所致病症

功效：化气　行水　通阳

分析：穴位贴敷常用于小腹处，位处下焦，贴敷药物的温热之性可温煦下焦元阳以化气，如运用生葱一类的通阳之物可振奋膀胱、气化水液，治疗久病体虚、术后、产后等原因导致的小便不利之症。

（六）用于虚寒病症

功效：温肾助阳

分析：穴位贴敷药物多辛温之品，贴于脐下关元、中脘、命门、神阙等处，温通脏腑，补肾助阳，回阳救逆。

（七）用于治未病

功效：养生避病　益寿延年

分析：吴师机在《理瀹骈文》中指出："气血流通即是补，非必以参芪为补也"。提示我们在气血运行畅通的情况下，机体自然可以提高抗病驱邪的能力，维持机体阴平阳秘，气血和平，所以在生理状态下，通过穴位贴敷，调理脏腑，保持气血通畅，五脏协调，也是延年益寿的方法。

（八）用于热证

1.实热

功效：清热解毒　调和营卫

分析：《理瀹骈文》云："外治之理，即内治之理，外治之药，即内治之药，所异者法耳。"即内治法和外治法机理相同，只是给药途径不同，对于外科常见之阳证，具有红肿热痛者，可于局部贴敷以清热解毒，并以寒凉药物贴于大椎、内关、神阙等处，调理脏腑，而达到治疗目的。

2.虚热

功效：滋阴清热

分析：对于阴虚阳亢之症，穴位贴敷可调补肝肾。

3.燥热

功效：凉血润燥

分析：治疗感受温燥之邪出现吐血、紫癜、尿血等血热之症，需用滋阴清热药，此类药多滋腻碍脾，若通过穴位贴敷外用，则可避免脾胃之累，起到养阴润燥的作用。

二、穴位贴敷疗法的禁忌证

（一）对于孕妇、幼儿，避免使用刺激性强、毒性大的药物。

（二）颜面部慎用有刺激性的药物贴敷，防止有强烈刺激性的药物及有毒药物误入口、鼻、眼内。

（三）对于可引起皮肤发泡、溃疡的药物需注意

1.糖尿病患者慎用或禁用；

2.孕妇及瘢痕体质者禁用；

3.眼、口唇、会阴部、小儿脐部等部位禁用。

（四）过敏体质者或对药物、敷料成分过敏者慎用。

（五）贴敷部位皮肤有创伤、溃疡者禁用。

（六）在急性感染期，如用穴位贴敷治疗呼吸系统疾病，患者正处于感染或高热时，禁止使用。

（七）避免在恶性肿瘤附近行贴敷治疗。

（八）贴敷期间，饮食忌生冷、辛辣等刺激性食物。

三、穴位贴敷疗法的注意事项

（一）刺激性强、毒性大的药物，贴敷腧穴不宜过多，贴敷面积不宜过大，贴敷时间不宜过长，防止发生药物中毒。

（二）治疗前应清洁皮肤，做好沟通，减轻心理负担，消除对局部皮肤可能留疤痕的顾虑，取得合作。

（三）对久病体弱消瘦以及有严重心脏病、肝脏疾病等的患者，使用药量不宜过大，敷贴时间不宜过长，并在敷贴期间注意病情变化和有无不良反应。

（四）小儿皮肤娇嫩，贴敷时间不宜过长，一般2~4小时。

（五）贴敷期间应注意休息，减少出汗，防止贴敷局部敷料脱落。

（六）贴敷部位出现水疱或溃疡者，应待皮肤愈合后再进行治疗；局部皮肤可能出现色素沉着、潮红、烧灼感、痒痛、红肿、水疱等反应，可自行缓解或吸收，无需特殊处理，如不适感难以忍受，则可提前揭去药物。

（七）贴敷后出现范围较大、程度较重的皮肤水疱、红斑、瘙痒等症状者，应立即停止贴敷，如考虑因对某种贴敷药物过敏出现全身症状，应及时就医，行对症治疗。

（八）对于残留在皮肤的药膏，不可用刺激性物品擦洗。

（九）用溶剂调制贴敷药物时，注意随时调配随时敷用，防止药性挥发，或密封后放入冰箱冷藏保存。

（十）贴敷药物应妥善保管，谨防误服中毒。

第五节　现代研究和应用进展

一、穴位贴敷疗法的机理研究现状

穴位贴敷疗法是以中医整体观为指导，以经络腧穴理论为基础，通过特定部位药物经皮吸收的直接作用和刺激穴位激发经气的间接作用达到治病强身的一种方法。

穴位贴敷属于经皮给药，这种给药方式避免了肝脏的"首过效应"及"胃肠灭活"，可以提高药物的生物利用度。现代对经皮给药系统的研究指出，角质层是防止水分蒸发和抵御外部物质入侵的第一道屏障，皮肤的吸收主要通过角质层细胞、细胞间隙或皮脂腺及汗腺，分子量小的药物能向角质层扩散，而分子量较大的药物则以毛孔及汗腺为主要途径扩散[1]。当皮肤受到一定强度的理化刺激后，其屏障结构会随之改变，刘琳等[2]总结中药促进药物透皮吸收的机理指出：药物可能是通过改变皮肤角质层类脂双分子层结构、增加脂质分子的流动性；或改变细胞膜的通透性；或促进毛细血管扩张；或增加局部血流、提高体表温度等途径，提高药物的透皮速率及吸收效率。

腧穴是人体经气输注于体表的部位，有沟通体表与脏腑的作用，是针灸治疗疾病的刺激点与反应点，既能反映病痛，又能通过刺激，达到调整脏腑功能、防病治疾病的作用。张静莎[3]等总结近年来腧穴的特异性研究结论指出：腧穴与非腧穴在组织形态，生物、物理、化学特性，生理、病理效应上均有显著差异，如腧穴周围遍布丰富的神经末梢、感受器、血管、淋巴管细胞等，且具有高电位、低电阻特性，在疾病的诊断及治疗中具有重要意义。

基于上述经皮给药方式和腧穴特异性的认识，穴位贴敷疗法将药物作用于腧穴，通过药物组合中的一些促渗剂，对穴位表皮产生理化刺激，从而使药物中的有效成分能够透皮进入血液循环，同时能够刺激穴位，激活经络系统对机体的整体调节机制，使处于病理状态下的机能活动向正常机能状态转变。这个过程可能是脏腑-经络、体液-神经、神经反射等多种途径的综合作用[4]。

二、穴位贴敷疗法的现代临床应用进展

穴位贴敷疗法在现代临床被广泛应用于内、外、妇、儿等各科，现将近年来穴位贴敷疗法在各科的应用现状及进展总结报告如下：

（一）在呼吸系统疾病中的应用进展

穴位贴敷疗法在防治呼吸系统疾病中应用最为普遍，尤其是慢性呼吸系统疾病，如支气管哮喘、慢性支气管炎、过敏性鼻炎，临床疗效较好，对治疗慢性咳嗽、反复呼吸道感染、慢性咽炎、慢性阻塞性肺疾病和肺癌等疾病，也有一定的效果[5]。

刘妍彤[6]等总结穴位贴敷疗法治疗肺系疾病的作用机制，认为穴位贴敷疗法以白介素-4（IL-4）、干扰素-γ（IFN-γ）、肿瘤坏死因子-α（TNF-α）作为关键作用靶点，改善Th1/Th2失衡，以减小气道高反应、抑制炎症的发生；通过调节固有免疫应答的作用靶点总T淋巴细胞（CD3$^+$）、辅助性诱导性T淋巴细胞亚群（CD4$^+$）、抑制性细胞毒性T细胞亚群（CD8$^+$）及特异性免疫应答靶点-IgE、IgG、IgA以改善机体免疫状态，提高抗感染能力。

（二）在消化系统疾病中的应用进展

近年来穴位贴敷疗法在消化系统疾病中的应用与研究越来越受到重视，王红

霞[7]等总结发现目前穴位贴敷疗法用于治疗溃疡性结肠炎、肠易激综合征、泄泻、胃脘痛、功能性消化不良、慢性胃炎、消化性溃疡、便秘、慢性乙肝、肝硬化腹水、胆石症等消化系统疾病，并指出穴位敷贴可以明显改善溃疡性结肠炎的临床症状、炎症活动指标、肠镜、病理；缓解肠易激综合征的临床症状及排便情况；对各种原因所致的腹泻、胃痛效果良好；治疗功能性消化不良，相比西医具有一定临床优势；联合中药口服治疗慢性胃炎临床效果满意；对消化性溃疡具有消炎、止痛、防复发的积极作用；在治疗包括肿瘤化疗后便秘、卒中后便秘在内的各种类型的便秘中，穴位贴敷疗法可有效改善排便过程，防止慢性便秘复发；在肝硬化腹水治疗过程中，联合穴位贴敷可以有效改善患者实验室指标，缓解临床症状，提高生存质量；在慢性乙肝的治疗中，配合穴位贴敷可以缓解临床症状，改善生存质量；对胆石症术后症状的缓解和病情的恢复具有积极的促进作用。王燚霈[8]等在总结穴位贴敷疗法治疗功能性便秘的研究中指出穴位贴敷减少了药物对口腔和胃黏膜的刺激，尤其适用于消化系统疾病，且避免了药物对肝肾的损害，是目前国内外重点开发的给药途径，穴位敷贴治疗功能性便秘具有操作简便、安全无创、疗效满意、毒副作用少、费用低廉等优势，可以提高患者生活质量，在临床中有广阔的前景，值得进一步推广应用。

（三）在心血管系统疾病中的研究进展

从查阅的文献来看，穴贴贴敷疗法主要应用于高血压病及冠心病心绞痛的防治。李盼[9]等在总结穴位贴敷疗法治疗高血压的研究中指出穴位贴敷疗法能够降低高血压病患者的血压，提高降压稳定性，改善高血压病患者眩晕、头痛、口干、口苦等症状，且能维持一定的远期疗效，能够有效提高高血压病患者的生活质量，改善患者生理症状、躯体化症状、睡眠状况及工作状态，减轻焦虑、压抑及敌对状态，其机理可能与穴位贴敷可以改善血流动力学及心功能、改善血液流变学、调节体液、调节血脂等因素相关。时敏[10]等通过临床对照试验发现加用穴位贴敷疗法的治疗组心绞痛临床症状评分较对照组显著降低（P<0.05），表明益气活血穴位贴敷可以减少冠心病不稳定型心绞痛的发作次数，缩短发作时间，降低疼痛程度，减少硝酸甘油的使用量，且治疗组中医证候评分较对照组也明显降低（P<0.05），说明此法可以改善患者胸痛、胸闷、心悸发作，缓解气短、乏力等中医症状。

近年来随着现代生活水平不断提高，高血压、冠心病作为临床常见病、多发病，严重威胁患者的健康，而这两种疾病的西医治疗主要以药物为主，西药长期口服存在副作用大，患者依从性差，不耐受等问题。中医中药疗法治疗高血压、冠心病不稳定型心绞痛临床证实均具有较好的疗效，继续深入挖掘不同中药剂型、给药方法治疗这两种疾病，研制出效果更好的临床制剂，具有良好的应用价值。

（四）在肾脏疾病中的应用进展

穴位贴敷疗法，通过经皮给药，可避免药物经肾代谢而加重肾脏负荷、减轻肾损伤外，而且不经过胃肠道吸收，能避免对胃肠刺激，减少消化道症状，所以在慢性肾病的治疗中，其应用前景不可小觑。张丽[11]在总结穴位贴敷治疗慢性肾脏病的研究中指出穴位贴敷疗法在治疗慢性肾炎、慢性肾衰竭、肾病综合征、糖尿病肾病及慢性肾病并发症如肾性贫血、透析后皮肤瘙痒、便秘、腹泻，以及慢性肾病所致的呃逆、腹胀、呕吐、营养不良等症状均具有积极的治疗意义；代凤[12]等总结穴位贴敷配合治疗肾病综合征在降低复发率、减少尿蛋白等方面有较好疗效，但机理尚不明确，有待进一步研究。

（五）在妇科疾病中的应用进展

王茜[13]等在总结穴位敷贴疗法在妇科疾病应用研究中指出，穴位贴敷疗法可以治疗各类型月经病，如痛经、青春期功血、月经过少、闭经等；治疗各种带下病；用于先兆流产保胎；治疗妊娠恶阻；在药物流产过程中提高成功率及减少术后并发症等；治疗各种产后病，如盆腔功能障碍及产后身痛等；治疗子宫内膜异位症；治疗盆腔炎；治疗卵巢功能障碍等；同时可协同手术治疗，如术前敷贴可以改善患者睡眠质量、改善患者焦虑情绪、保障良好的术前状态，术后敷贴可以促进胃肠功能及气血的恢复、预防下肢静脉栓塞的发生、预防粘连性肠梗阻的发生、预防术后尿潴留等。窦桂珍[14]等研究发现应用中药穴位贴敷治疗寒凝血瘀型原发性痛经，可使患者前列腺素 E_2 水平上调，前列腺素 F_{2a} 水平下降，并明显改善患者全血黏度、血小板黏附率等血流动力学指标，从而治疗痛经。

（六）在儿科疾病中的应用进展

穴位贴敷疗法在儿科应用也十分普遍，因具有给药方法简便易行、不良反应少，夜间贴敷不影响日间活动、临床疗效可靠等优点，能减轻患儿的心理负担，避免打针吃药的苦恼，所以家长及患儿接受度很高。

王颖[15]等总结穴位贴敷治疗小儿厌食症可有效增强食欲，增加体重，促进营养物质吸收和利用，改善腹胀、便秘等症状；刘璇[16]等总结中药穴位贴敷常用于小儿急性扁桃体炎、外感咳嗽、肺炎、变应性鼻炎、支气管哮喘、反复呼吸道感染；任辉杰[17]指出穴位贴敷治疗儿童哮喘可以明显改善患儿哮喘发作期或缓解期症状，控制哮喘发作，改善患儿体质。

（七）在恶性肿瘤治疗中的应用进展

卢艳玲[18]等总结在消化道反应、癌性疼痛、术后胃肠功能紊乱、手足综合征、不完全性肠梗阻等常见的恶性肿瘤并发症中，穴位贴敷在治癌性疼痛、化疗后消化道反应等方面有确切疗效，并指出中药贴敷治疗肿瘤的作用机制可能与药物通过皮肤吸收渗透至肿瘤表面血管，可以改善肿瘤组织的微循环，抑制肿瘤生长有关；李华等[19]将脾虚型进展期胃癌癌因性疲乏患者分为对照组和穴位贴敷组各30例对照试验，2周后穴位贴敷组患者的CFS–C和中医症状评分得到改善，说明穴位贴敷可以明显改善肿瘤患者的生存质量。

（八）在风湿免疫系统疾病中的应用进展

穴位贴敷疗法已经越来越多地应用到风湿免疫系统疾病中，具有较好的临床疗效，如类风湿关节炎、膝骨关节炎、强直性脊柱炎等[20]。王东[21]观察春秋分穴位贴敷疗法对强直性脊柱炎的临床疗效，发现穴位贴敷组较西药对照组在疾病活动指数、健康综合评分、功能指数、晨僵时间及Schober征、指地距、胸廓活动度、血沉等AS相关症状体征及实验室指标方面具有显著改善。

（九）在骨关节疾病中的应用进展

穴位贴敷治疗骨关节疾病，如膝关节骨性关节炎、颈椎病、腰椎病、肩周炎等。如董泽顺[22]的研究证实在西药治疗的基础上，治疗组加上中药内服联合穴位贴敷治疗肝肾亏虚型的膝骨关节炎，治疗组愈显率为65.0%，高于对照组的42.5%（$P<0.05$）；治疗组的VAS评分低于对照组（$P<0.05$）；膝关节Lysholm评分高于对照组（$P<0.05$），提示在口服塞来昔布胶囊的基础上加补肾保膝汤内服联合穴位贴敷治疗膝骨关节炎肝肾亏虚证，可显著改善患者的疼痛症状和膝关节功能。另外，本研究在治疗过程中引发的不良反应较少，表明用药安全。该疗法标本兼治，内外结合，可以明显减轻膝关节疼痛，改善患者的膝关节功能，对应用中医药治疗膝骨关节炎具有重要的参考价值；周友龙等[23]实验研究发现穴位贴敷治疗腰椎间盘突出症有很好的镇痛效果，其作用机制可能是通过减轻神经根的炎性水肿，提高中枢5–HT的含量，从而起到镇痛的作用。

（十）其他

穴位贴敷治疗良性前列腺增生、肛肠手术后尿潴留、神经衰弱、糖尿病周围神经病变、失眠等疾病也散见于一些临床报道。

三、目前临床研究存在的问题

（一）临床试验设计的严谨性不够，大量临床试验采用随机对照，或自身前后对照，且样本量少，而遵循循证医学原则的，前瞻性及多中心大样本的随机对照研究鲜见。

（二）研究多以临床症状缓解程度作为观察指标，难以量化，且疗效评价标准不一，客观性不够。

（三）治疗组常用多项治疗组合，不能充分说明穴位贴敷独立运用时的实际治疗作用。

（四）穴贴药物的选择、剂量的运用不规范，常用自拟方、经验方，缺乏对传统经典贴敷方剂的验证和传承，试验的重复性差；穴位选择不规范，缺乏规律性，同种疾病在不同研究中选穴差异大；应加强有效治疗药物及穴位的临床验证和筛选。

（五）辨证论治运用得不够，研究多以观察某种单一证型为主，未能充分体现中医辨证论治原则；针对不同体质的研究较少，应充分结合中医体质学说的优势，将辨病、辨证、辨体质有机结合。

（六）近年来对作用机制的深挖多集中在呼吸系统疾病，对消化系统疾病、肿瘤的机制研究也有所发展，但其他系统疾病的实验研究仍较滞后。

（七）对穴位贴敷的不良反应、副作用研究较少。

四、展望

（一）在临床研究方面

应遵循循证医学的试验方法，选择公认的药物及穴位进行研究；采用统一或公认的诊断及疗效判定标准，提高试验的客观性和科学性，提高试验结论的说服力，建议在远期疗效及作用机制方面进行深入研究，提高研究质量，避免简单重复，浪费科研资源。

（二）剂型改良

在今后的发展中，建议进一步改进制作工艺，充分利用现代生物技术发展的研究成果，在穴位贴敷药物有效成分的提取和吸收方面做研究，解决贴敷药物难以充分吸收利用、药效发挥受限制的困境，在提高穴位贴敷临床疗效的基础上，还要保证剂型的方便使用和价格优廉。

　　穴位贴敷疗法是极具中医特色的防治疾病的一种疗法，是中医"治未病"理论的具体实践，在"冬病夏治"、"三伏贴"、"三九贴"这些择时用药的治疗方法中，充分体现了顺应天地之时调节生命节律而治疗疾病的中医智慧。随着中医现代化进程的不断推进，穴位贴敷疗法在现代临床应用与研究的范围不断拓宽，带动其作用机制的研究不断深入，必将愈来愈突显出穴位贴敷疗法在中医"治未病"领域的重要地位。我们更应该秉承传承与创新的精神，与时俱进，去粗存精，运用现代科学技术，对中医"治未病"医学的基础理论进行合理的扬弃，为穴位贴敷疗法的科学化、规范化、现代化提供更客观的理论依据。

[参考文献]

[1] 官少波，李湘奇，宋爱莉.中药经皮给药对乳腺增生病动物模型作用的研究思路 [J].中华中医药学刊，2008，26（3）：609-611.

[2] 刘琳，张仲源，张宇雁.促进透皮吸收的中药作用机理介绍 [J].传统医药，2010，19（20）：78-79.

[3] 张静莎，马坤，耿连岐等.腧穴的特异性研究进展 [J].中华中医药杂志，2018，33（11）：5045-5048.

[4] 何兴伟.中药穴位敷贴疗法探析 [J].江西中医药，1999，30（6）：36-38.

[5] 谢洋，余学庆.穴位贴敷治疗肺系疾病研究概况 [J].辽宁中医杂志，2009，36（8）：1403-1405.

[6] 刘彦彤，吕晓东，庞立健等.穴位贴敷治疗肺系疾病作用靶向研究 [J].辽宁中医药大学学报，2016，18（9）：108-110.

[7] 王红霞，周正华.穴位贴敷在消化系统疾病中的应用研究进展 [J].内蒙古中医药，2018，37（8）：111-114.

[8] 王燚霈，朱莹，罗敷.功能性便秘穴位敷贴治疗的研究进展 [J].湖南中医杂志，2018，39（9）：211-213.

[9] 李盼，吴颖，刘智艳.穴位贴敷疗法治疗高血压病研究进展 [J].新疆中医药，2017，35（5）：127-130.

[10] 时敏，么传为，睢勇等.益气活血贴穴位贴敷治疗气虚血瘀型冠心病不稳定型心绞痛临床观察 [J].新中医，2018，50（9）：182-184.

[11] 张丽.中药穴位贴敷治疗慢性肾脏病及其并发症的研究进展 [J].湖南中医杂志，2016，32（6）：190-192.

[12] 代凤，车卫平，卢玲.外治法治疗肾病综合征现状与展望 [J].辽宁中医

药大学学报，2010，12（1）：95-96.

［13］王茜，顾利华，孟瑶等 . 穴位敷贴疗法在妇科疾病上的临床应用［J］. 中国性科学，2019，28（1）：114-117.

［14］窦桂珍，侯艳霞，李亚珍 . 中药穴位贴敷对原发性痛经寒凝血瘀证血清前列腺素PGF2a、PGE2及血液流变指标的影响［J］. 中国中医急症，2015，24（10）：1836-1838.

［15］王颖，杨斯涵，陈锦英等 . 穴位贴敷治疗小儿厌食症概况［J］. 湖南中医杂志，2017，33（10）：209-211.

［16］刘璇，张喜莲，马融 . 中药穴位敷贴治疗小儿肺系疾病现状［J］. 山西中医，2014，30（1）：55-57.

［17］任杰辉 . 中药穴位敷贴治疗儿童哮喘基础和临床研究现状［J］. 中医儿科杂志，2014，10（4）：64-66.

［18］卢艳玲，薛海燕 . 中医传统疗法在恶性肿瘤治疗中的应用［J］. 中医学报，2017，32（227）：497-501.

［19］李华，邵小亚，蒋丽 . 穴位贴敷对进展期胃癌患者癌因性疲乏的影响［J］. 齐鲁护理杂志，2017，23（3）：96-97.

［20］任爽，张杰 . 中药穴位贴敷疗法临床应用与研究进展［J］. 辽宁中医药大学学报，2016，18（6）：81-83.

［21］王东 . 春秋分中药穴位贴敷治疗肾虚寒凝型强直性脊柱炎的临床研究［D］. 沈阳：辽宁中医药大学，2010.

［22］董泽顺 . 补肾保膝汤联合穴位贴敷治疗膝骨关节炎肝肾亏虚证临床研究［J］. 新中医，2017，49（7）：101-103.

［23］周友龙，付杰娜，黄赢章等 . 穴位贴敷治疗腰椎间盘突出模型大鼠的实验研究［J］. 世界中西医结合杂志，2008，8（3）：448.

第二章　技法篇

第一节　穴位贴敷常用药物

一、解表药

（一）发散风寒药

麻黄

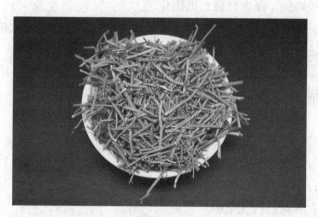

图 2-1-1

性味归经：辛、微苦，温。归肺、膀胱经。

功效：发汗解表，宣肺平喘，利水消肿。

主治：（1）风寒感冒。（2）咳嗽气喘。（3）风水水肿。（4）风寒痹证，阴疽，痰核。

用法用量：煎服，2~9g。外用贴敷适量。

注意事项：表虚自汗、阴虚盗汗及肺肾虚喘者内服慎用。

古方贴敷应用举隅：《鲟溪外治方选》："风寒头痛，麻黄去节，研，同杏仁捣泥，贴太阳。"

桂枝

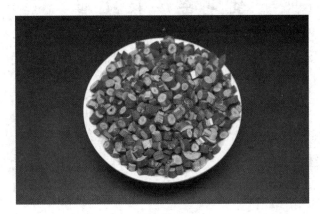

图2-1-2

性味归经：辛、甘，温。归心、肺、膀胱经。

功效：发汗解肌，温通经脉，助阳化气。

主治：（1）风寒感冒。（2）寒凝血滞诸痛证。（3）痰饮、蓄水证。（4）心悸。

用法用量：煎服，3~9g。

注意事项：本品辛温助热，易伤阴动血，凡外感热病、阴虚火旺、血热妄行等证，均当忌用。孕妇及月经过多者慎用。

苏叶

性味归经：辛，温。归肺、脾经。

功效：解表散寒，行气宽中。

主治：（1）风寒感冒。（2）脾胃气滞，胸闷呕吐。（3）解鱼蟹毒。

用法用量：煎服，5~9g，不宜久煎。

苏梗

性味归经：性味辛、甘，微温。归肺、脾、胃经。

功效：宽胸利膈，顺气安胎。

主治：适用于胸腹气滞、痞闷作胀及胎动不安、胸胁胀痛等症。

用法用量：煎服，5~9g，不宜久煎。

生姜

性味归经： 辛，温。归肺、脾、胃经。

功效： 解表散寒，温中止呕，温肺止咳。

主治：（1）风寒感冒。（2）脾胃寒证。（3）胃寒呕吐。（4）肺寒咳嗽。（5）对生半夏、生南星等药物之毒，以及鱼蟹等食物中毒有一定的解毒作用。

用法用量： 煎服或捣汁服，3~9g。外用捣碎研末敷贴，或取汁适量，可作发泡用。

注意事项： 本品助火伤阴，故热盛及阴虚内热者忌服。

古方贴敷应用举隅：《良朋汇集经验神方》："太阳痛方，生姜三片，桑皮纸包水湿，入灰水煨热，贴太阳两边，贴印堂中一片，以带缠之立愈。又方，用大萝卜皮贴太阳穴，痛即止。"

防风

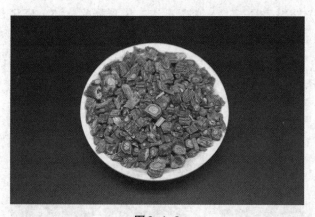

图2-1-3

性味归经： 辛、甘，微温。归膀胱、肝、脾经。

功效： 祛风解表，胜湿止痛，止痉。

主治：（1）外感表证。（2）风疹瘙痒。（3）风湿痹痛。（4）破伤风证。（5）脾虚湿盛，清阳不升所致的泄泻。

用法用量： 煎服，4.5~9g。外用贴敷适量。

注意事项： 内服时阴血不足、热病动风者不宜使用。

古方贴敷应用举隅：《潜斋简效方》："痛久欲失明者，川乌（去皮）、细辛、防风、蝎梢等分研细，姜汁调贴患处。若眉目牵引不正，贴太阳穴。"

荆芥

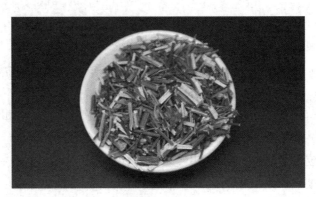

图2-1-4

性味归经：辛，微温。归肺、肝经。

功效：祛风解表，透疹消疮，止血。

主治：（1）外感表证。（2）麻疹不透、风疹瘙痒。（3）疮疡初起兼有表证。（4）吐衄下血。

用法用量：煎服，4.5~9g，不宜久煎。发表透疹消疮宜生用；止血宜炒用。荆芥穗更长于祛风。

羌活

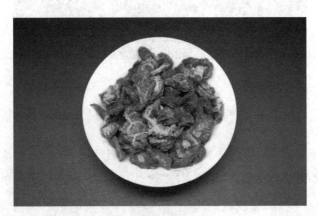

图2-1-5

性味归经：辛、苦，温。归膀胱、肾经。

功效：解表散寒，祛风胜湿，止痛

主治：（1）风寒感冒。（2）风寒湿痹。

用法用量：煎服，3~9g。

注意事项：本品辛香温燥之性较烈，故阴血亏虚者慎用。用量过多，易致呕吐，脾胃虚弱者不宜服。

苍耳子

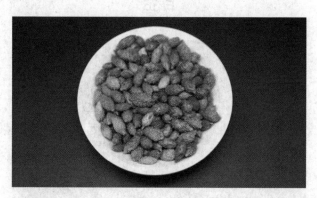

图2-1-6

性味归经：辛、苦，温。有毒。归肺经。

功效：发散风寒，通鼻窍，祛风湿，止痛。

主治：（1）风寒感冒。（2）鼻渊。（3）风湿痹痛。（4）风疹瘙痒。（5）本品研末，用大风子油为丸，还治疥癣麻风，皆取散风除湿的作用。

用法用量：煎服，3~9g。或入丸、散。

注意事项：血虚头痛不宜服用。过量服用易致中毒。

辛夷

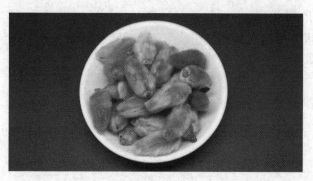

图2-1-7

性味归经: 辛,温。归肺、胃经。

功效: 发散风寒,通鼻窍。

主治:(1)风寒感冒。(2)鼻渊。

用法用量: 煎服,3~9g;本品有毛,易刺激咽喉,入汤剂宜用纱布包煎。

注意事项: 鼻病因于阴虚火旺者忌服。

白芷

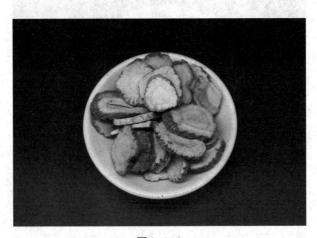

图2-1-8

性味归经: 辛,温。归肺、胃、大肠经。

功效: 解表散寒,祛风止痛,通鼻窍,燥湿止带,消肿排脓。

主治:(1)风寒感冒。(2)头痛,牙痛,痹痛等多种疼痛证。(3)鼻渊。(4)带下证。(5)疮痈肿毒。(6)祛风止痒,可用治皮肤风湿瘙痒。

用法用量: 煎服,3~9g。外用贴敷适量。

注意事项: 本品辛香温燥,阴虚血热者忌服。

古方贴敷应用举隅:《千金翼方》卷第二十三·疮痈上·贴敷第八·生肉膏·主痈疽金疮方中与大黄、黄芪、芍药、独活、当归、薤白、生地黄等配伍制膏,用以敷疮生新肉。

细辛

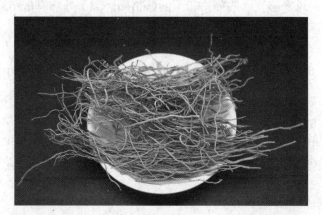

图2-1-9

性味归经：辛，温。有小毒。归肺、肾、心经。

功效：祛风散寒，通窍止痛，温肺化饮。

主治：（1）风寒感冒。（2）头痛，牙痛，风湿痹痛。（3）鼻渊。（4）肺寒咳喘。

用法用量：煎服，1~3g；散剂每次服0.5~1g。外用贴敷适量。

注意事项：内服时阴虚阳亢头痛，肺燥伤阴干咳者忌用。不宜与藜芦同用。有小毒，注意掌握用量及贴敷时间。

葱白

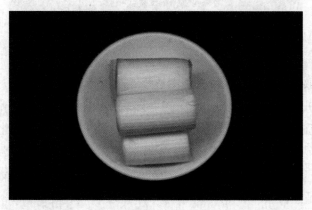

图2-1-10

性味归经: 辛,温。归肺、胃经。

功效: 解表发汗,通阳散寒。

主治:(1)风寒感冒、头痛。(2)阴盛格阳。(3)外敷有散结通络下乳之功,可治乳汁郁滞不下,乳房胀痛;治疮痈肿毒,兼有解毒散结之功。

用法用量: 煎服,3~9g。外用贴敷适量。

古方贴敷应用举隅:(1)《世医得效方》"治风证头痛至亟,用生柚叶、葱白研汁,调贴头上两太阳穴,立验!"(2)《奇效良方》:"止痛太阳丹,大天南星、川芎(各等份),上为细末,用连须葱白同捣烂作饼,贴于太阳痛处。"(3)《千金翼方》卷第二十三·疮痈上·贴敷第八·葱白疗痈疽瘘有数孔积年不瘥方:葱白一斤,细切,捣如泥,净洗疮拭干,封涂之,厚一分,日三,夜一,取瘥止。

(二)发散风热药

薄荷

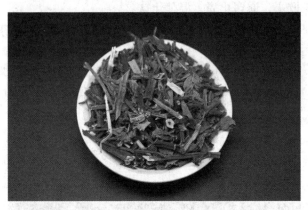

图2-1-11

性味归经: 辛,凉。归肺、肝经。

功效: 疏散风热,清利头目,利咽透疹,疏肝行气。

主治:(1)风热感冒,温病初起。(2)头痛眩晕,目赤多泪,咽喉肿痛。(3)麻疹不透,风疹瘙痒。(4)肝郁气滞,胸闷胁痛。(5)芳香辟秽,化湿和中,可用治夏令感受暑湿秽浊之气,脘腹胀痛,呕吐泄泻。

用法用量: 煎服,3~6g;宜后下。薄荷叶长于发汗解表,薄荷梗偏于行气和中。外用贴敷适量。

注意事项: 本品芳香辛散,发汗耗气,故体虚多汗者不宜使用。

桑叶

性味归经： 甘、苦，寒。归肺、肝经。

功效： 疏散风热，清肺润燥，平抑肝阳，清肝明目。

主治：（1）风热感冒，温病初起。（2）肺热咳嗽、燥热咳嗽。（3）肝阳上亢。（4）目赤昏花。（5）本品尚能凉血止血，还可用治血热妄行之咳血、吐血、衄血，宜与其他凉血止血药同用。

用法用量： 煎服，5~9g；或入丸、散。外用煎水洗眼。桑叶蜜制能增强润肺止咳的作用，故肺燥咳嗽多用蜜制桑叶。

升麻

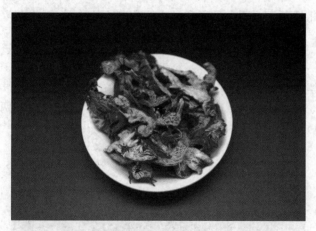

图2-1-12

性味归经： 辛、微甘，微寒。归肺、脾、胃、大肠经。

功效： 发表透疹，清热解毒，升阳举气。

主治：（1）外感表证。（2）麻疹不透。（3）齿痛口疮，咽喉肿痛，温毒发斑。（4）气虚下陷，脏器脱垂，崩漏下血。

用法用量： 煎服，3~9g。发表透疹、清热解毒宜生用，升阳举陷宜炙用。

注意事项： 麻疹已透，阴虚火旺，以及阴虚阳亢者，均当忌用。

古方贴敷应用举隅：《千金翼方》卷第二十三·疮痈上·贴敷第八·升麻敷主痈疽方中与大黄、黄芪、川芎、龙骨、白及、黄芩、白蔹、牡蛎、甘草捣筛为散，以蜜和之如泥，涂布敷痈上治疗痈疽肿痛。

二、清热药

（一）清热泻火药

寒水石

性味归经：辛、咸，寒。归心、胃、肾经。

功效：清热泻火

主治：（1）热病烦渴、癫狂。（2）口疮、热毒疮肿、丹毒烫伤。外用时：若治口疮，可配黄柏等份为末，撒敷患处，如蛾黄散（《济生方》）；若治热毒疮肿，可用本品火煅，配青黛等份为末，香油调搽（《普济方》）；若治水火烫伤，可配赤石脂等份为末，菜油调敷，破烂有水者，取药末撒患处，如水石散（《古方汇精》）；若治小儿丹毒，可用本品研末，水调和猪胆汁涂之（《本草汇言》）。

用法用量：煎服，10~15g。外用贴敷适量。

注意事项：脾胃虚寒者忌服。

古方贴敷应用举隅：《千金翼方》卷第二十三·疮痈上·贴敷第八·寒水石敷方中配伍黄柏、黄芪、黄连、大黄、石膏、栀子各二两，白蔹四两捣筛为末，粉粥和如泥，涂故布上敷肿上治疗痈疽疔疖。

栀子

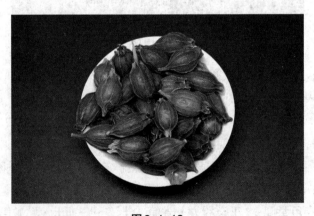

图2-1-13

性味归经：苦，寒。归心、肺、三焦经。

功效： 泻火解毒，凉血除烦，清热利湿。焦栀子可凉血止血。

主治：（1）热病心烦。（2）湿热黄疸。（3）血淋涩痛。（4）血热吐衄。（5）目赤肿痛。（6）火毒疮疡。

用法用量： 煎服，5~10g。外用生品适量，研末调敷。

注意事项： 苦寒伤胃，脾虚便溏者不宜用。

（二）清热燥湿药

黄芩

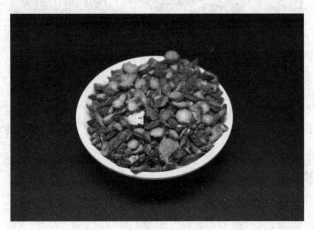

图2-1-14

性味归经： 苦，寒。归肺、胆、脾、胃、大肠、小肠经。

功效： 清热燥湿，泻火解毒，止血，安胎。

主治：（1）湿温、暑湿、胸闷呕恶，湿热痞满、黄疸泻痢。（2）肺热咳嗽、高热烦渴。（3）血热吐衄。（4）痈肿疮毒。（5）胎动不安。

用法用量： 煎服，3~10g。清热多生用，安胎多炒用，清上焦热可酒炙用，止血可炒炭用。

注意事项： 本品苦寒，脾胃虚寒者不宜用。

古方贴敷应用举隅：《千金翼方》卷第二十三·疮痈上·贴敷第八·白蔹敷·主痈疽方中与白蔹、大黄等份捣筛为散，以鸡子白和如泥，涂布上敷肿上治疗痈疽。

黄连

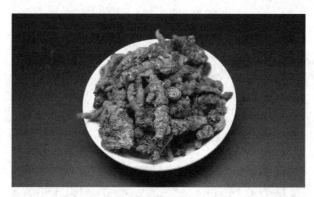

图2-1-15

性味归经：苦，寒。归心，脾、胃、胆、大肠经。

功效：清热燥湿，泻火解毒。

主治：（1）湿热痞满、呕吐吞酸。（2）湿热泻痢。（3）高热神昏，心烦不寐，血热吐衄。（4）痈肿疔疮，目赤牙痛。（5）消渴。（6）外治湿疹、湿疮、耳道流脓。外用制为软膏外敷，可治皮肤湿疹、湿疮。浸汁涂擦患处，可治耳道流脓；煎汁滴眼，可治眼目红肿。

用法用量：煎服，2~5g。外用贴敷适量。

注意事项：本品大苦大寒，过服久服易伤脾胃，脾胃虚寒者忌用；苦燥易伤阴津，阴虚津伤者慎用。

黄柏

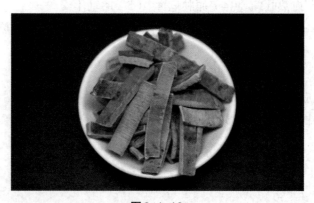

图2-1-16

性味归经：苦，寒。归肾、膀胱、大肠经。

功效：清热燥湿，泻火除蒸，解毒疗疮。

主治：（1）湿热带下、热淋。（2）湿热泻痢、黄疸。（3）湿热脚气、痿证。（4）骨蒸劳热，盗汗，遗精。（5）疮疡肿毒、湿疹瘙痒。本品用治疮疡肿毒，内服外用均可，外用如二黄散（《痈疽神验秘方》）以本品配大黄为末，醋调外搽；亦可配煅石膏等份为末，为石黄散（《青囊秘传》），外撒或油调搽患处，治湿疹瘙痒。

用法用量：煎服，3~12g。外用贴敷适量。

注意事项：脾胃虚寒者忌用，阴虚津伤者慎用。

古方贴敷应用举隅：《千金翼方》卷第二十三·疮痈上·贴敷第八·松脂贴·主痈疽肿方中与黄芩、黄连、大黄、松脂、当归、防风、细辛、黄芪等配伍治疗痈疽肿痛。

龙胆草

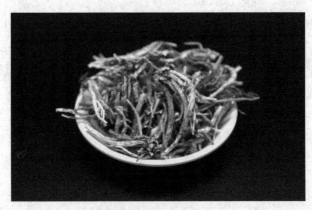

图 2-1-17

性味归经：苦，寒。归肝、胆经。

功效：清热燥湿，泻肝胆火。

主治：（1）湿热黄疸、阴肿阴痒、带下、湿疹瘙痒。（2）肝火头痛、目赤耳聋、胁痛口苦。（3）惊风抽搐。

用法用量：煎服，3~6g。

注意事项：脾胃寒者不宜用，阴虚津伤者慎用。

苦参

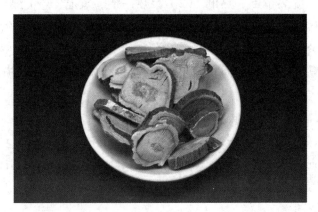

图2-1-18

性味归经： 苦，寒。归心、肝、胃、大肠、膀胱经。

功效： 清热燥湿，利尿，杀虫。

主治：（1）湿热泻痢、便血、黄疸。（2）湿热小便不利。（3）湿热带下、阴肿阴痒、湿疹湿疮、皮肤瘙痒、疥癣。若治湿疹、湿疮，单用煎水外洗有效，或配黄柏、蛇床子煎水外洗；若治疥癣，可配花椒煎汤外搽，如参椒汤（《外科证治全书》），或配硫黄、枯矾制成软膏外涂。

用法用量： 煎服，5~10g。外用贴敷适量。

注意事项： 脾胃虚寒者忌服，反藜芦。

白鲜皮

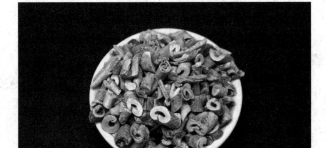

图2-1-19

性味归经：苦，寒。归脾、胃、膀胱经。

功效：清热燥湿，祛风解毒。

主治：（1）湿热疮毒、湿疹，疥癣。（2）湿热黄疸，风湿热痹。

用法用量：煎服，5~10g。外用贴敷适量。

注意事项：脾胃虚寒者慎用。

（三）清热解毒药

金银花

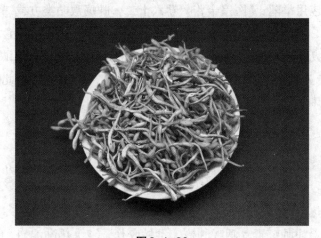

图2-1-20

性味归经：甘，寒。归肺、心、胃经。

功效：清热解毒，疏散风热。

主治：（1）痈肿疔疮。（2）外感风热，温病初起。（3）热毒血痢。（4）咽喉肿痛，小儿热疮，痱子。

用法用量：煎服，6~15g。外用贴敷适量。

注意事项：脾胃虚寒及气虚疮疡脓清者忌用。

古方贴敷应用举隅：《医宗金鉴》卷六十二·肿疡敷贴类方载五龙膏："五龙草（即乌蔹莓。详《本草纲目·蔓草部》，俗名五爪龙，江浙多产之），金银花，豨莶草，车前草（连根叶），陈小粉（各等份），上四味俱用鲜草叶……共捣为稠糊。遍敷疮上，中留一顶，用膏贴盖，避风为主。""此膏治痈疽阴阳等毒，肿痛未溃者，敷之即拔出脓毒。"

青黛

性味归经：咸，寒。归肝、肺经。

功效：清热解毒，凉血消斑，清肝泻火，定惊。

主治：（1）瘟毒发斑，血热吐衄。（2）咽痛口疮，火热疮疡。（3）咳嗽胸痛，痰中带血。（4）暑热惊痫，惊风抽搐。

用法用量：内服 1.5~3g。外用贴敷适量。

注意事项：脾胃虚寒者慎用。

古方贴敷应用举隅：《医宗金鉴》卷六十二·肿疡敷贴类方载二青散："青黛、黄柏、白蔹、白薇各一两、青露（三两，即芙蓉叶）、白及、白芷、水龙骨（即多年舱船旧油灰）、白鲜皮（各一两）、天花粉（三两）、大黄（四两）、朴硝（一两），上十二味为末，用醋、蜜调敷。已成者留顶，未成者遍敷。此散治一切阳毒红肿，疼痛瞀热等证，未成者即消。"

白花蛇舌草

性味归经：微苦、甘，寒。归胃、大肠、小肠经。

功效：清热解毒，利湿通淋。

主治：（1）痈肿疮毒，咽喉肿痛，毒蛇咬伤。（2）热淋涩痛。（3）本品既能清热又兼利湿，尚可用于湿热黄疸。

用法用量：煎服，15~60g。外用贴敷适量。

注意事项：阴疽及脾胃虚寒者忌用。

白蔹

性味归经：苦，辛，微寒。归心、胃经。

功效：清热解毒，消痈散结，敛疮生肌，消肿止痛。

主治：（1）疮疡痈肿疔疮，瘰疬痰核。内服、外用皆可，用治热毒壅聚，痈疮初起，红肿硬痛者，可单用为末水调涂敷患处，或与金银花、连翘、蒲公英等同煎内服，以消肿散结；若疮痈脓成不溃者，亦可与苦参、天南星、皂角等制作膏药外贴，可促使其溃破排脓；若疮疡溃后不敛，可与白及、络石藤共研细末，干撒疮口，以生肌敛疮，如白蔹散（《鸡峰普济方》）。若用治痰火郁结，痰核瘰病，常与玄参、赤芍、大黄等研末醋调，外敷患处，如白蔹散（《圣惠方》）；或与黄连、胡粉研末，油脂调敷患处，如白蔹膏（《刘涓子鬼遗方》）。（2）水火烫伤，手足皲裂。本品苦寒，既能清解火热毒邪，又具敛疮生肌止痛之功，故常用治水火烫伤，可单用本品研末外敷（《备急方》）；亦可与地榆等份为末外用。若与白及、大黄、冰片配伍，还可用于手足皲裂。（3）本品尚具清热凉血、收敛止血作用，常与生地黄或阿胶同用，治疗血热之咯血、吐血。（4）单用捣烂外敷还可用于扭挫伤痛等。

用法用量：煎服，4.5~9g。外用贴敷适量。亦可煎汤外洗或研成极细粉末敷撒患处。

注意事项：脾胃虚寒忌用，不宜与乌头类药材同用。

古方贴敷应用举隅：《外台秘要》卷二十四载白蔹薄贴：白蔹与当归、芍药、大黄、莽草、川芎等份研末，下鸡子黄和如泥，涂布上贴之治疗痈肿。

（四）清热凉血药

牡丹皮

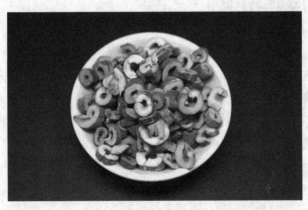

图2-1-21

性味归经：苦、甘，微寒。归心、肝、肾经。

功效：清热凉血，活血祛瘀。

主治：（1）温毒发斑，血热吐衄。（2）温病伤阴，阴虚发热，夜热早凉、无汗骨蒸。（3）血滞经闭、痛经、跌打伤痛。（4）痈肿疮毒。

用法用量：煎服，6~12g。清热凉血宜生用，活血祛瘀宜酒炙用。

注意事项：血虚有寒、月经过多及孕妇不宜用。

赤芍

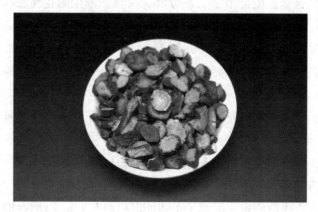

图2-1-22

性味归经：苦、微寒。归肝经。

功效：清热凉血，散瘀止痛。

主治：（1）温毒发斑，血热吐衄。（2）目赤肿痛，痈肿疮疡。（3）肝郁胁痛，经闭痛经，癥瘕腹痛，跌打损伤。

用法用量：煎服，6~12g。

注意事项：血寒经闭不宜用。反藜芦。

古方贴敷应用举隅：《医宗金鉴》卷六十二·肿疡敷贴类方载赤芍与军姜、肉桂、南星、草乌、白芷共制为回阳玉龙膏，外敷治疗"痈疽阴疮，不发热，不疼痛，不肿高，不作脓，及寒热流注，冷痛痹风，脚气手足顽麻，筋骨疼痛，及一切皮色不变，漫肿无头，鹤膝风等证。"

紫草

性味归经：甘、咸，寒。归心，肝经。

功效：清热凉血，活血，解毒透疹。

主治：（1）温病血热毒盛，斑疹紫黑，麻疹不透。（2）疮疡，湿疹，水火烫伤。本品甘寒能清热解毒，咸寒能清热凉血，并能活血消肿，治痈肿疮疡：如生肌玉红膏（《外科正宗》）配伍当归、白芷、血竭等药治疗疮疡久溃不敛；紫草膏（《仁斋直指方》）配黄连、黄柏、漏芦等药治疗湿疹。若治水火烫伤，可用本品以植物油浸泡，滤取油液，外涂患处，或配黄柏、丹皮、大黄等药，麻油熬膏外搽。

用法用量： 煎服，5~10g。外用贴敷适量，熬膏或用植物油浸泡涂搽。

注意事项： 本品性寒而滑利，脾虚便溏者忌服。

三、泻下药

（一）攻下药

大黄

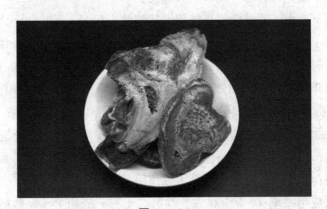

图2-1-23

性味归经： 苦，寒。归脾、胃、大肠、肝、心包经。

功效： 泻下攻积，清热泻火，凉血解毒，活血逐瘀。

主治：（1）积滞便秘。（2）血热吐衄，目赤咽肿。（3）瘀血证。（4）湿热痢疾、黄疸、淋证。（5）热毒疮疡，烧烫伤。本品内服外用均可，内服能清热解毒，泻下通便，使热毒下泄。外用能泻火解毒，凉血消肿，治热毒痈肿疔疖，如金黄散（《妇人大全良方》）与粉草共研末，酒熬成膏用治乳痈；用治口疮糜烂，多与枯矾等份为末擦患处（《圣惠方》）。治烧烫伤，可单用粉，或配地榆粉，用麻油调敷患处。

用法用量： 煎服，5~15g；入汤剂应后下，或用开水泡服。外用贴敷适量。

注意事项： 本品为峻烈攻下之品，易伤正气，如非实证，不宜妄用；本品苦寒，易伤胃气，脾胃虚弱者慎用；其性沉降，且善活血祛瘀，故孕妇、经期、哺乳期忌用。

古方贴敷应用举隅：（1）《千金翼方》卷第二十三·疮痈上·贴敷第八，痛微用此令消方中与黄芪、青木香、栀子、干地黄、升麻、龙骨、黄柏、黄芩、麻黄、黄连、川芎、生犀末、白蔹、羚羊角等份配伍，捣筛为散，以醋和之如泥，涂故布上贴敷治疗疮痈疼痛。(2)《景岳全书》贴痞琥珀膏："大黄一两，朴硝一两，为末，以大蒜同捣膏贴之。贴癥积痞块。"(3)《外台秘要》卷二十四痈疽发背杂疗方载大黄与黄芩、白芷、寒水石、白蔹、黄柏、石膏、赤石脂、黄连，制为九物大黄薄贴方，"薄涂纸贴肿上"，治疗痈疽发背。

芒硝

性味归经： 咸、苦，寒。归胃、大肠经。

功效： 泻下攻积，润燥软坚，外用清热消肿。

主治： (1)积滞便秘。(2)咽痛、口疮、目赤及痈疮肿痛。外用治咽喉肿痛、口舌生疮，可与硼砂、冰片、朱砂同用，如冰硼散（《外科正宗》），或以芒硝置西瓜中制成的西瓜霜外用；治目赤肿痛，可用芒硝置豆腐上化水或用玄明粉配制眼药水，外用滴眼；治乳痈初起，可用本品化水或用纱布包裹外敷；治肠痈初起，可与大黄、大蒜同用，捣烂外敷；治痔疮肿痛，可单用本品煎汤外洗。

用法用量： 10~15g，冲入药汁内或开水溶化后服。外用贴敷适量。

注意事项： 孕妇及哺乳期妇女忌用或慎用。

古方贴敷应用举隅：《千金翼方》卷第二十三·疮痈上·贴敷第八·拓汤方：大黄、黄芩、白蔹各三两、芒硝一两半，上四味，以水六升，煮取二升，以故帛四重内汁中，以拓肿上，暖复易，昼夜为之。治疗痈疽肿痛。

(二)峻下逐水药

甘遂

性味归经： 苦，寒。有毒。归肺、肾、大肠经。

功效： 泻水逐饮，外用消肿散结。

主治： (1)水肿，鼓胀，胸胁停饮。(2)风痰癫痫。(3)疮痈肿毒。外用治疮痈肿毒可用甘遂末水调外敷。现代临床用化瘀膏（青核桃枝、参三七、甘遂、生甘草）外贴，治疗乳腺肿瘤。

用法用量： 内服醋制用，以减低毒性。入丸、散服，每次0.5~1g。外用贴敷适量，生用，研末敷贴，或作发泡用。

注意事项：虚弱者及孕妇、儿童忌用。不宜与甘草同用。本品有毒，注意掌握用量及贴敷时间，用量不宜过大，贴敷时间也不宜过长。

古方贴敷应用举隅：《外科证治全生集》卷一载："阴症门·贴骨疽：患在环跳穴，又名缩脚疽。皮色不异，肿硬作痛者是。外用白芥子捣粉，白酒酿调涂，或以大戟、甘遂二末，白蜜调敷，内服阳和汤，每日一剂，四五服可消。消后接服子龙丸，或小金丹，以杜患根。大忌开刀，开则定成缩脚损疾。"

京大戟

性味归经：苦，寒。有毒。归肺、脾、肾经。

功效：泻水逐饮，消肿散结。

主治：（1）水肿、鼓胀、胸胁停饮。（2）痈肿疮毒，瘰疬痰核。本品能消肿散结，内服外用均可。治热毒痈肿疮毒，可鲜用捣烂外敷；治颈项间痈疽，配当归、白术、生半夏为丸服（《本草汇言》）；治痰火凝聚的瘰疬痰核，可用大戟与鸡蛋同煮，食鸡蛋（内蒙古《中草药新医疗法资料》）。

用法用量：内服醋制用，以减低毒性。煎服，1.5~3g；入丸、散服，每次1g。外用贴敷适量，生用，研末敷贴，或作发泡用。

注意事项：虚弱者及孕妇忌用。不宜与甘草同用。本品有毒，注意掌握用量及贴敷时间，用量不宜过大，贴敷时间也不宜过长。

芫花

性味归经：苦、辛，温。有毒。归肺、脾、肾经。

功效：泻水逐饮，祛痰止咳，杀虫疗疮。

主治：（1）胸胁停饮，水肿，鼓胀。（2）咳嗽痰喘。（3）头疮、白秃、顽癣及痈肿。本品外用能杀虫疗疮，用治头疮、白秃、顽癣等皮肤病及痈肿。治皮肤病可单用研末，或配雄黄用猪脂调敷。治痈肿，用本品研末，胶和如粥敷之（《千金方》）。

用法用量：内服醋制用，以降低毒性。煎服，1.5~3g；入丸、散服，每次0.6g。外用贴敷适量，研末敷贴，或作发泡用。

注意事项：体虚及孕妇、儿童忌用。不宜与甘草同用。本品有毒，注意掌握用量及贴敷时间，用量不宜过大，贴敷时间也不宜过长。

商陆

性味归经： 苦，寒。有毒。归肺、脾、肾、大肠经。

功效： 泻下逐水，外用消肿散结，解毒。

主治：（1）水肿，鼓胀。外用可将本品捣烂，入麝香少许，贴于脐上，以利水消肿。（2）疮痈肿毒。外用治疮疡肿毒，痈肿初起者，可用鲜商陆根，酌加食盐，捣烂外敷。

用法用量： 煎服，5~10g。醋制以降低毒性。外用贴敷适量。

注意事项： 体虚及孕妇、儿童忌用。本品有毒，注意掌握用量及贴敷时间，用量不宜过大，贴敷时间也不宜过长。

古方贴敷应用举隅：《千金翼方》卷第二十三·疮痈上·贴敷第八·石痈坚如石不作脓者方载："生商陆根贴软布帛贴之，数易之，亦可捣敷，燥即易，痈当消濡"。

巴豆

性味归经： 辛，热；有大毒。归胃、大肠经。

功效： 峻下冷积，逐水消肿，祛痰利咽，外用蚀腐肉、疗疮毒。

主治：（1）寒积便秘。（2）腹水鼓胀。（3）喉痹痰阻。（4）痈肿未溃、疥癣恶疮。外用治痈肿成脓未溃者，常与乳香、没药、木鳖子等熬膏外敷，以蚀腐皮肤，促进破溃排脓；治恶疮，单用本品炸油，以油调雄黄、轻粉末，外涂疮面即可。

用法用量： 内服入丸、散，每次0.1~0.3g。宜制成巴豆霜用，以减毒性。外用贴敷适量。

注意事项： 孕妇及体弱者忌用。不宜与牵牛子同用。有大毒，注意掌握用量及贴敷时间，用量不宜过大，贴敷时间也不宜过长。

古方贴敷应用举隅：《医宗金鉴》卷六十四·项部·瘰疬溃后方·蟾酥捻子载，可与蟾酥、白丁香、寒水石、寒食面研细炼蜜搓成捻子，可治瘰疬顽根。

四、祛风湿药

（一）祛风寒湿药

独活

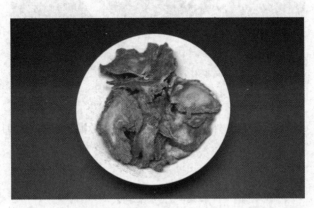

图2-1-24

性味归经：辛、苦，微温。归肾、膀胱经。

功效：祛风解表，胜湿止痛。

主治：（1）风寒湿痹。（2）风寒挟湿表证。（3）少阴头痛。（4）亦治皮肤瘙痒，内服或外洗皆可。

用法用量：煎服，3~9g。外用贴敷适量。

古方贴敷应用举隅：《医宗金鉴》卷六十二·肿疡敷贴类方载冲和膏："此膏治痈疽发背，阴阳不和，冷热相凝者，宜用此膏敷之。能行气疏风，活血定痛，散瘀消肿，祛冷软坚，诚良药也。紫荆皮（五两，炒）独活（三两，炒）白芷（三两）赤芍（二两，炒）石菖蒲（一两五钱）上五味共为细末，葱汤、热酒俱可调敷。"

威灵仙

性味归经：辛、咸，温。归膀胱经。

功效：祛风湿，通络止痛，消骨鲠，消痰逐饮。

主治：（1）风寒湿痹。（2）骨鲠在喉。（3）跌打伤痛、头痛、牙痛、胃脘痛等。（4）痰饮、噎膈、痞积。

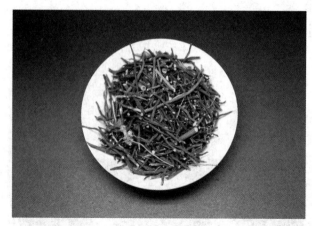

图2-1-25

用法用量： 煎服，6~9g。外用贴敷适量。研末敷贴，或作发泡用。

注意事项： 本品辛散走窜，气血虚弱者慎服。

川乌、草乌

性味归经： 辛、苦，热。有大毒。归心、肝、肾、脾经。

功效： 祛风胜湿，温经止痛。

主治：（1）风寒湿痹。（2）心腹冷痛，寒疝疼痛。（3）跌打损伤，麻醉止痛。本品止痛作用可治跌打损伤，骨折瘀肿疼痛，多与自然铜、地龙、乌药等同用，如回生续命丹（《跌损妙方》）。古方以本品作麻醉止痛药时，多以生品与生草乌并用，配伍羊踯躅、姜黄等内服，如整骨麻药方（《医宗金鉴》）；或外用配生南星、蟾酥等，如外敷麻药方（《医宗金鉴》）。

用法用量： 煎服，1.5~3g；宜先煎、久煎。外用贴敷适量。

注意事项： 孕妇忌用；不宜与贝母类、半夏、白及、白蔹、天花粉、瓜蒌类同用；内服一般应炮制用，生品内服宜慎；酒浸、酒煎服易致中毒，应慎用。有大毒，注意掌握用量及贴敷时间，用量不宜过大，贴敷时间也不宜过长。

古方贴敷应用举隅：（1）《本草易读》："年久头痛，川乌、南星末、葱汁合敷太阳穴。"（2）《医宗金鉴》卷六十四·项部·瘰疬未溃敷贴方·神功散载："治湿毒瘰疬，敷之神效。制川乌头、嫩黄柏各等份，共研细末，米醋调稠。温敷肿处，每日一换。"

海风藤

性味归经： 辛、苦，微温。归肝经。

功效： 祛风湿，通络止痛。

主治：（1）风寒湿痹。（2）跌打损伤。

用法用量： 煎服，6~12g。外用，适量。

青风藤

性味归经： 苦、辛，平。归肝、脾经。

功效： 祛风湿，通经络，利小便。

主治：（1）风湿痹证。（2）水肿，脚气。（3）本品尚可用于胃痛、皮肤瘙痒。

用法用量： 煎服，6~12g。外用，适量。

木瓜

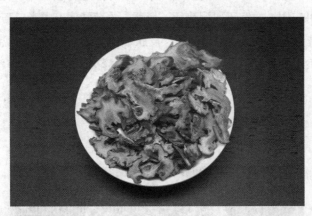

图2-1-26

性味归经： 酸，温。归肝、脾经。

功效： 舒筋活络，和胃化湿。

主治：（1）风湿痹证。（2）脚气水肿。（3）吐泻转筋。（4）本品尚有消食作用，用于消化不良；并能生津止渴，可治津伤口渴。

用法用量： 煎服，6~9g。

注意事项： 内有郁热，小便短赤者忌服。

（二）祛风湿热药

桑枝

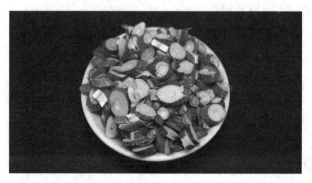

图2-1-27

性味归经：微苦，平。归肝经。

功效：祛风湿，利关节。

主治：（1）风湿痹证。本品性平，祛风湿而善达四肢经络，通利关节，痹证新久、寒热均可应用，尤宜于风湿热痹，肩臂、关节酸痛麻木者。若与柳枝、杉枝、槐枝等配伍外洗，可治风毒攻手足疼痛，皮肤不仁，如桑枝汤（《圣惠方》）。（2）本品尚能利水，治水肿；祛风止痒，治白癜风、皮疹瘙痒；生津液，治消渴。

用法用量：煎服，9~15g。外用，适量。

秦艽

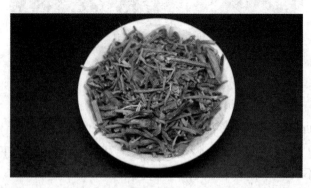

图2-1-28

性味归经：辛、苦，平。归胃、肝、胆经。

功效: 祛风湿,通络止痛,退虚热,清湿热。

主治:(1)风湿痹证。(2)中风不遂。(3)骨蒸潮热,疳积发热。(4)湿热黄疸。(5)本品尚能治痔疮、肿毒等。

用法用量: 煎服,3~9g。

络石藤

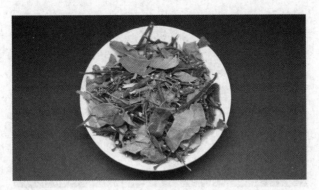

图2-1-29

性味归经: 苦,微寒。归心、肝、肾经。

功效: 祛风通络,凉血消肿,止痛。

主治:(1)风湿热痹。(2)喉痹,痈肿。(3)跌扑损伤。

用法用量: 煎服,6~12g。外用贴敷适量,可鲜品捣敷。

(二)祛风湿强筋骨药

桑寄生

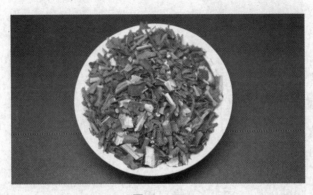

图2-1-30

性味归经：苦、甘，平。归肝、肾经。

功效：祛风湿，补肝肾，强筋骨，安胎。

主治：（1）风湿痹证。（2）崩漏经多，妊娠漏血，胎动不安。

用法用量：煎服，9~15g。

狗脊

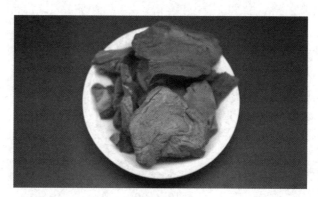

图2-1-31

性味归经：苦、甘，温。归肝、肾经。

功效：祛风湿，补肝肾，强腰膝。

主治：（1）风湿痹证。（2）腰膝酸软，下肢无力。（3）遗尿，白带过多。（4）狗脊的绒毛有止血作用，外敷可用于金疮出血。

用法用量：煎服，6~12g。

注意事项：肾虚有热，小便不利，或短涩黄赤者慎服。

五、化湿药

苍术

性味归经：辛，苦，温。归脾、胃、肝经。

功效：燥湿健脾，祛风散寒。

主治：（1）湿阻中焦证。（2）风湿痹证。（3）风寒挟湿表证。（4）本品尚能明目，用于夜盲症及眼目昏涩。

用法用量：煎服，5~10g。

注意事项：阴虚内热，气虚多汗者忌用。

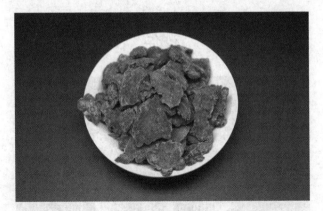

图2-1-32

厚朴

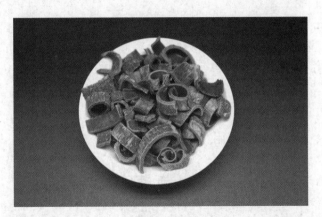

图2-1-33

性味归经：苦、辛，温。归脾、胃、肺、大肠经。

功效：燥湿消痰，下气除满。

主治：（1）湿阻中焦，脘腹胀满。（2）食积气滞，腹胀便秘。（3）痰饮喘咳。（4）七情郁结，痰气互阻，咽中如有物阻，咽之不下，吐之不出的梅核气证，亦可取本品燥湿消痰，下气宽中之效。

用法用量：煎服，3~10g。或入丸、散。

注意事项：本品辛苦温燥湿，易耗气伤津，故气虚津亏者及孕妇当慎用。

砂仁

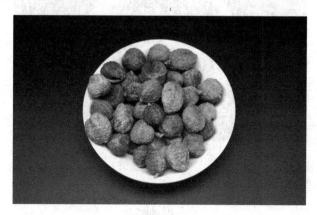

图2-1-34

性味归经： 辛，温。归脾、胃、肾经。

功效： 化湿行气，温中止泻，安胎。

主治： （1）湿阻中焦及脾胃气滞证。（2）脾胃虚寒吐泻。（3）气滞妊娠恶阻及胎动不安。

用法用量： 煎服，3~6g，入汤剂宜后下。

注意事项： 阴虚血燥者慎用。

白豆蔻

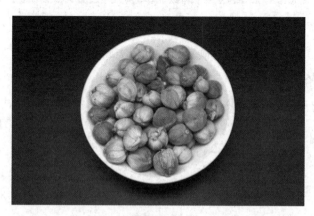

图2-1-35

性味归经： 辛，温。归肺、脾、胃经。

功效： 化湿行气，温中止呕。

主治：（1）湿阻中焦及脾胃气滞证。（2）呕吐。

用法用量： 煎服，3~6g，入汤剂宜后下。

注意事项： 阴虚血燥者慎用。

六、利水渗湿药

（一）利水消肿药

茯苓

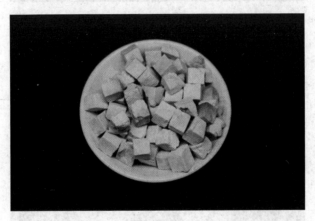

图2-1-36

性味归经： 甘、淡，平。归心、脾、肾经。

功效： 利水消肿，渗湿，健脾，宁心。

主治：（1）水肿。（2）痰饮。（3）脾虚泄泻。（4）心悸，失眠。

用法用量： 煎服，9~15g。

注意事项： 虚寒精滑者忌服。

泽泻

性味归经： 甘，寒。归肾、膀胱经。

功效： 利水消肿，渗湿，泄热。

主治：（1）水肿，小便不利，泄泻。（2）淋证，遗精。

用法用量： 煎服，5~10g。

注意事项： 虚寒精滑者忌服。

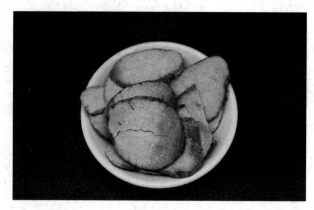

图2-1-37

薏苡仁

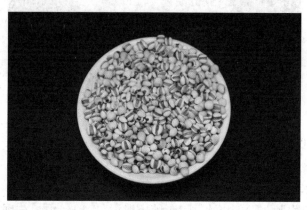

图2-1-38

性味归经： 甘、淡，凉。归脾、胃、肺经。

功效： 利水消肿，渗湿，健脾，除痹，清热排脓。

主治：（1）水肿，小便不利，脚气。（2）脾虚泄泻。（3）湿痹拘挛。（4）肺痈，肠痈。

用法用量： 煎服，9~30g。清利湿热宜生用，健脾止泻宜炒用。

注意事项： 津液不足者慎用。

（二）利尿通淋药

车前子

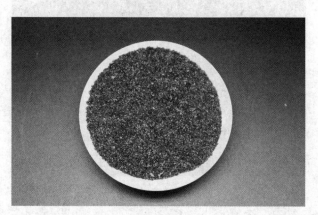

图2-1-39

性味归经：甘，微寒。归肝、肾、肺、小肠经。

功效：利尿通淋，渗湿止泻，明目，祛痰。

主治：（1）淋证，水肿。（2）泄泻。（3）目赤肿痛，目暗昏花，翳障。（4）痰热咳嗽。

用法用量：煎服，9~15g。宜包煎。

注意事项：肾虚遗滑者慎用。

滑石

性味归经：甘、淡，寒。归膀胱、肺、胃经。

功效：利尿通淋，清热解暑，收湿敛疮。

主治：（1）热淋，石淋，尿热涩痛。（2）暑湿，湿温。（3）湿疮，湿疹，痱子。本品外用有清热收湿敛疮作用。治疗湿疮，湿疹，可单用或与枯矾、黄柏等为末，撒布患处；治痱子，则可与薄荷、甘草等配合制成痱子粉外用。

用法用量：煎服，10~20g。宜包煎。外用贴敷适量。

注意事项：脾虚、热病伤津及孕妇忌用。

地肤子

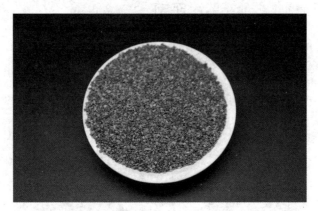

图2-1-40

性味归经： 辛、苦，寒。归肾、膀胱经。

功效： 利尿通淋，清热利湿，止痒。

主治：（1）淋证。（2）阴痒带下，风疹，湿疹。

用法用量： 煎服，9~15g。外用贴敷适量。

七、温里药

附子

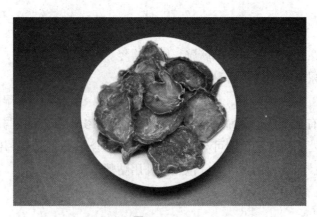

图2-1-41

性味归经： 辛、甘，大热。有毒。归心、肾、脾经。

功效：回阳救逆，补火助阳，散寒止痛。

主治：（1）亡阳证。（2）阳虚证。（3）寒痹证。本品辛甘温煦，有峻补元阳、益火消阴之效，凡肾、脾、心诸脏阳气衰弱者均可应用。本品气雄性悍，走而不守，能温经通络，逐经络中风寒湿邪，故有较强的散寒止痛作用。凡风寒湿痹周身骨节疼痛者均可用之，尤善治寒痹痛剧者。

用法用量：煎服，3~15g；本品有毒，宜先煎0.5~1小时，至口尝无麻辣感为度。外用贴敷适量。

注意事项：孕妇及阴虚阳亢者忌用。反半夏、瓜蒌、贝母、白蔹、白及。生品外用，内服须炮制。若内服过量，或炮制、煎煮方法不当，可引起中毒。有毒，注意掌握用量及贴敷时间，用量不宜过大，贴敷时间也不宜过长。

古方贴敷应用举隅：《千金翼方》卷第二十三·疮痈上·贴敷第八·治脑瘘诸疖诸痈肿牢坚治之方载："削附子令如棋子厚，正着肿上，以少唾湿附子，艾灸附子令热彻。附子欲干辄令唾湿之，常令附子热彻，附子欲干，辄更气入肿中，无不愈者，此法绝妙不传"。

干姜

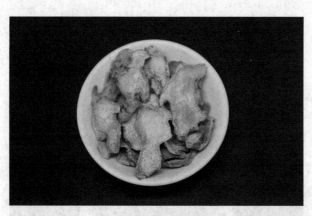

图2-1-42

性味归经：辛，热。归脾、胃、肾、心、肺经。

功效：温中散寒，回阳通脉，温肺化饮。

主治：（1）腹痛，呕吐，泄泻等中焦寒证。（2）亡阳证。心、脾、肾经寒证。（3）寒饮喘咳。

用法用量：煎服，3~10g。外用贴敷适量。

注意事项：本品辛热燥烈，阴虚内热、血热妄行者忌用。

肉桂

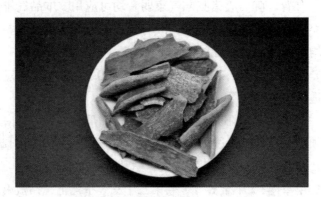

图2-1-43

性味归经：辛、甘，大热。归肾、脾、心、肝经。

功效：补火助阳，散寒止痛，温经通脉，引火归源。

主治：（1）阳痿，宫冷。（2）腹痛，寒疝，痼冷沉寒之证。（3）腰痛，胸痹，阴疽，闭经，痛经。（4）虚阳上浮诸症。（5）补气益血时加入少量肉桂，可鼓舞气血生长。

用法用量：煎服，1~4.5g，宜后下或焗服；研末冲服，每次1~2g。

注意事项：阴虚火旺，里有实热，血热妄行出血及孕妇忌用。畏赤石脂。

吴茱萸

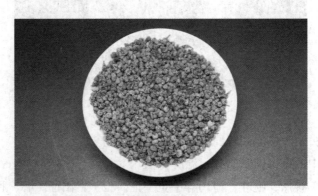

图2-1-44

性味归经：辛、苦，热；有小毒。归肝、脾、胃、肾经。

功效：散寒止痛，降逆止呕，制酸止痛，助阳止泻。

主治：（1）寒凝疼痛。（2）胃寒呕吐。（3）虚寒泄泻。

用法用量：煎服，1.5~4.5g。外用贴敷适量。

注意事项：本品辛热燥烈，易耗气动火，故不宜多用、久服。阴虚有热者忌用。有小毒，注意掌握用量及贴敷时间。

小茴香

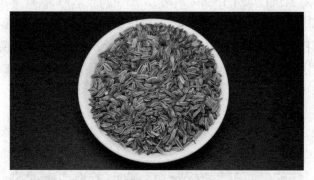

图2-1-45

性味归经：辛，温。归肝、肾、脾、胃经。

功效：散寒止痛，理气和胃。

主治：（1）寒疝腹痛，少腹冷痛，痛经。外用时可用本品炒热，布裹温熨腹部。（2）中焦虚寒气滞证。如胃寒气滞或脾胃虚寒之脘腹胀痛。

用法用量：煎服，3~6g。外用贴敷适量。

注意事项：阴虚火旺者慎用。

丁香

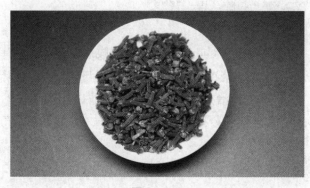

图2-1-46

性味归经：辛，温。归脾、胃、肺、肾经。

功效：温中降逆，散寒止痛，温肾助阳。

主治：（1）胃寒呕吐、呃逆。（2）脘腹冷痛。（3）阳痿，宫冷。

用法用量：煎服，1~3g。外用贴敷适量。

注意事项：热证及阴虚内热者忌用。畏郁金。

古方贴敷应用举隅：《仙授理伤续断秘方》中载乌龙角（贴药）方："穿山甲（六两，炒黄或烧存性），丁香皮（六两），土当归（二两），百草霜（散血，入半两），枇杷叶根（去毛，入半两。一云山枇杷根），上焙，碾为细末，姜汁水调，或研地黄汁调用。"治跌扑伤损，筋骨碎断，差爻出臼。"若被刀箭伤，虫兽伤啮成疮穰烂，肌肉不生，跌磕肿痛，并用姜汁和水调贴，有破则留口，以风流散填涂。"临床使用中可做参考。

川椒

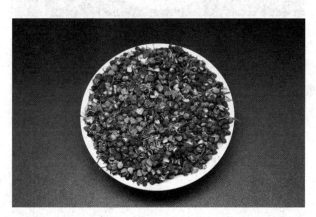

图2-1-47

性味归经：辛、温。归脾、胃、肾经。

功效：温中止痛，杀虫止痒。

主治：（1）中寒腹痛，寒湿吐泻。（2）虫积腹痛，湿疹，阴痒。外用时单用煎液作保留灌肠，用治小儿蛲虫病，肛周瘙痒；若与吴茱萸、蛇床子、藜芦、陈茶、烧盐同用，水煎熏洗，治妇人阴痒不可忍，非以热汤泡洗不能已者，如椒茱汤（《医级》）；单用或与苦参、蛇床子、地肤子、黄柏等，煎汤外洗，治湿疹瘙痒。

用法用量：煎服，3~6g。外用贴敷适量，煎汤熏洗。

高良姜

性味归经：辛，热。归脾、胃经。

功效：散寒止痛，温中止呕。

主治：（1）胃寒冷痛。（2）胃寒呕吐：本品性热，能温散寒邪，和胃止呕。治胃寒呕吐，多与半夏、生姜等同用；治虚寒呕吐，常与党参、茯苓、白术等同用。

用法用量：煎服，3~6g。研末服，每次3g。

胡椒

性味归经：辛，热。归胃、大肠经。

功效：温中散寒，下气消痰，开胃进食。

主治：（1）胃寒腹痛，不宜饮食，呕吐泄泻。（2）癫痫证。

用法用量：煎服，2~4g；研末服，每次0.6~1.5g。外用贴敷适量。

荜茇

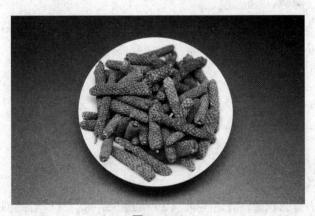

图2-1-48

性味归经：辛，热。归胃、大肠经。

功效：温中散寒，下气止痛。

主治：（1）胃寒腹痛，呕吐，呃逆，泄泻。（2）以本品配胡椒研末，填塞龋齿孔中，可治龋齿疼痛。

用法用量： 煎服，1.5~3g。外用贴敷适量。

八、理气药

陈皮

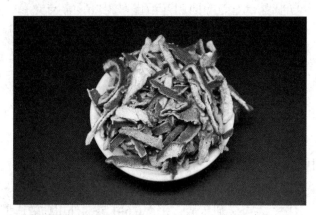

图2-1-49

性味归经： 辛、苦，温。归脾、肺经。

功效： 理气健脾，燥湿化痰。

主治：（1）中焦寒湿阻滞、脾虚或食积导致脾胃气滞，脘腹胀痛、恶心呕吐、泄泻等。（2）呕吐、呃逆证。（3）湿痰、寒痰咳嗽。（4）胸痹证。

用法用量： 煎服，3~9g。

枳实

性味归经： 苦、辛、酸，温。归脾、胃、大肠经。

功效： 破气除痞，化痰消积。

主治：（1）胃肠积滞，湿热泻痢。（2）胸痹、结胸。（3）气滞胸胁疼痛。（4）产后腹痛。

用法用量： 煎服，3~9g，大量可用至30g。炒后性较平和。

注意事项： 孕妇慎用。

枳壳

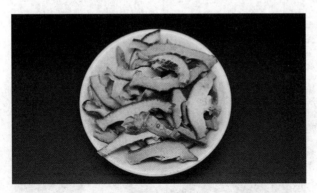

图2-1-50

性味归经: 苦、辛、酸,温。归脾、胃、大肠经。

功效: 破气除痞,化痰消积。作用较枳实缓和,长于行气开胸,宽中除胀。

主治: 与枳实相同。

用法用量: 煎服,3~9g,大量可用至30g。

注意事项: 孕妇慎用。

木香

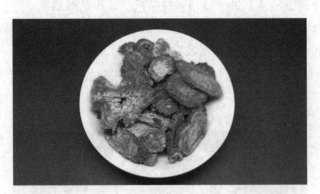

图2-1-51

性味归经: 辛、苦,温。归脾、胃、大肠、胆、三焦经。

功效: 行气止痛,健脾消食。

主治:(1)脾胃气滞证。脾胃气滞所致脘腹胀痛,食少便溏。(2)泻痢里急后重。(3)腹痛胁痛,黄疸,疝气疼痛。(4)气滞血瘀之胸痹。(5)芳香醒脾开胃，于补益剂中加之，可减轻补益药的腻胃和滞气之弊，以助药效。

用法用量：煎服，1.5~6g。生用行气力强，煨用行气力缓而实肠止泻，用于泄泻腹痛。

川楝子

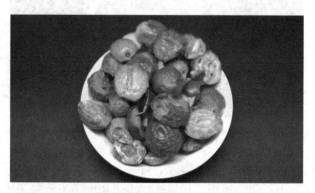

图2-1-52

性味归经：苦，寒。有小毒。归肝、胃、小肠、膀胱经。

功效：行气止痛，清热燥湿，杀虫疗癣。

主治：（1）肝郁化火所致诸痛证。（2）虫积腹痛。（3）清热燥湿，杀虫疗癣。可用本品焙黄研末，以油调膏，外涂治头癣、秃疮。

用法用量：煎服，4.5~9g。炒用寒性减低。外用贴敷适量。

注意事项：本品有毒，不宜过量或持续服用，以免中毒。又因性寒，脾胃虚寒者慎用。有小毒，注意掌握用量及贴敷时间。

青木香

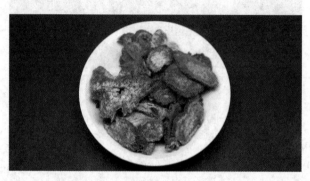

图2-1-53

性味归经： 辛、苦，寒。归肝、胃经。

功效： 行气止痛，解毒消肿。

主治：（1）胸胁、脘腹疼痛。（2）泻痢腹痛。（3）疔疮肿毒，皮肤湿疮，毒蛇咬伤。治疗疮肿毒，可单味研末，水蜜调敷，或以鲜品捣敷；若治皮肤湿疮，可取本品煎水外洗，或配伍明矾、五倍子、炉甘石等研末外撒；治毒蛇咬伤，则每与白芷配伍，内服并外用，或与穿心莲、蚤休等同用。

用法用量： 煎服，3~9g。散剂每次1.5g~2g，温开水送服。外用贴敷适量，研末敷患处。

注意事项： 本品不宜多服，过量可引起恶心、呕吐等胃肠道反应。

古方贴敷应用举隅：《千金翼方》卷第二十三·疮痈上·贴敷第八·升麻敷主痈疽结核种种色不异，时时牵痛，或经年肿势不消方：配伍升麻、白蔹、芒硝、射干、当归、黄芩、桂心、芍药、防风、大黄、川芎等捣之，以酒调，微火熬黄，贴敷治疗痈疽牵痛、肿势不消。

香附

性味归经： 辛、微苦、微甘、平。归肝、脾、三焦经。

功效： 疏肝解郁，调经止痛，理气调中。

主治：（1）肝郁气滞胁痛、腹痛。（2）月经不调，痛经，乳房胀痛。（3）脾胃气滞腹痛。

用法用量： 煎服，6~9g。醋炙止痛力增强。

乌药

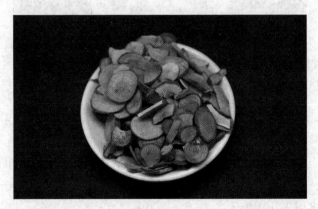

图2-1-54

性味归经：辛，温。归肺、脾、肾、膀胱经。

功效：行气止痛，温肾散寒。

主治：（1）寒凝气滞之胸腹诸痛证。（2）尿频，遗尿。

用法用量：煎服，3~9g。

甘松

性味归经：辛、甘，温。归脾、胃经。

功效：行气止痛，开郁醒脾，收湿拔毒。

主治：（1）脘腹闷胀，疼痛。（2）思虑伤脾，不思饮食。（3）湿脚气。配荷叶、藁本煎汤外洗，治湿脚气，如甘松汤（《普济方》）。（4）单用泡汤漱口，可治牙痛。

用法用量：煎服，3~6g。外用贴敷适量，泡汤漱口、煎汤洗脚或研末敷患处。

九、消食药

山楂

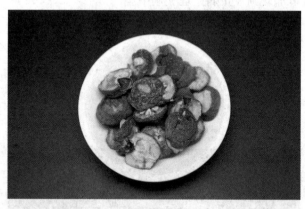

图2-1-55

性味归经：酸、甘，微温。归脾、胃、肝经。

功效：消食化积，行气散瘀。

主治：（1）饮食积滞证。（2）泻痢腹痛，疝气痛。（3）瘀阻胸腹痛，痛经。

用法用量：煎服，10~15g，大剂量30g。生山楂、炒山楂多用于消食散瘀，焦山楂、山楂炭多用于止泻痢。

注意事项： 脾胃虚弱而无积滞者或胃酸分泌过多者均慎用。

神曲

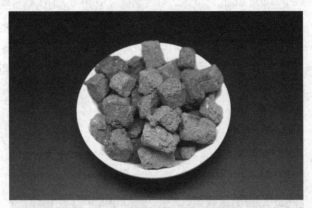

图 2-1-56

性味归经： 甘、辛，温。归脾、胃经。

功效： 消食和胃。

主治：（1）饮食积滞证。（2）又因本品略能解表退热，故尤宜外感表证兼食滞者。（3）凡丸剂中有金石、贝壳类药物者，前人用本品糊丸以助消化，如磁朱丸。

用法用量： 煎服，6~15g。消食宜炒焦用。

麦芽

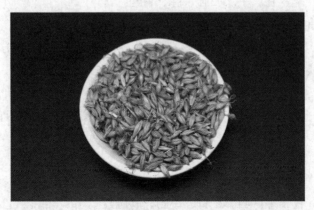

图 2-1-57

性味归经： 甘，平。归脾、胃、肝经。

功效： 消食健胃，回乳消胀。

主治：（1）米面薯芋食滞证。（2）断乳、乳房胀痛。本品有回乳之功。可单用生麦芽或炒麦芽120g（或生、炒麦芽各60g），煎服，用治妇女断乳或乳汁郁积之乳房胀痛等。（3）本品又兼能疏肝解郁，常配川楝子、柴胡等，用治肝气郁滞或肝胃不和之胁痛、脘腹痛等。

用法用量： 煎服，10~15g，大剂量30~120g。生麦芽功偏消食健胃；炒麦芽多用于回乳消胀。

注意事项： 授乳期妇女不宜使用。

莱菔子

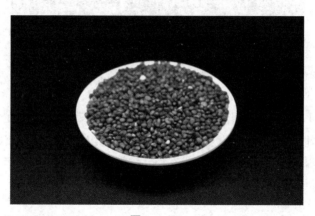

图2-1-58

性味归经： 辛、甘，平。归肺、脾、胃经。

功效： 消食除胀，降气化痰。

主治：（1）食积气滞证。（2）咳喘痰多，胸闷食少。（3）古方中有单用生品研服以涌吐风痰者，但现代临床很少用。

用法用量： 煎服，6~10g。生用吐风痰，炒用消食下气化痰。

注意事项： 本品辛散耗气，故气虚及无食积、痰滞者慎用。不宜与人参同用。

鸡内金

性味归经： 甘，平。归脾、胃、小肠、膀胱经。

功效： 消食健胃，涩精止遗。

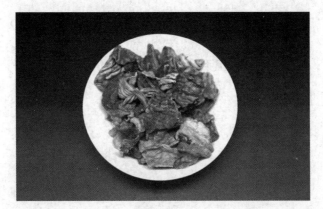

图2-1-59

主治：（1）饮食积滞，小儿疳积。（2）肾虚遗精、遗尿。本品可固精缩尿止遗。（3）砂石淋证，胆结石。

用法用量：煎服，3~10g；研末服，每次1.5~3g。研末服效果比煎剂好。

注意事项：脾虚无积滞者慎用。

十、驱虫药

槟榔

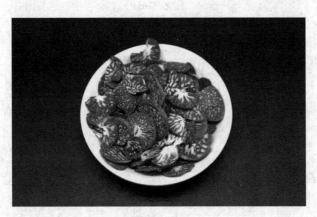

图2-1-60

性味归经：苦，辛，温。归胃、大肠经。

功效：杀虫消积，行气，利水，截疟。

主治：（1）多种肠道寄生虫病。（2）食积气滞，泻痢后重。（3）水肿，脚气肿痛。（4）疟疾。

用法用量： 煎服，3~10g。驱绦虫、姜片虫30~60g。生用力佳，炒用力缓；鲜者优于陈久者。

注意事项： 脾虚便溏或气虚下陷者忌用；孕妇慎用。

十一、止血药

（一）化瘀止血药

<h2 style="text-align:center">三七</h2>

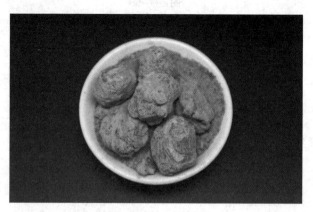

图2-1-61

性味归经： 甘、微苦，温。归肝、胃经。

功效： 化瘀止血生新，活血消肿定痛。

主治：（1）出血证。有止血不留瘀，化瘀不伤正的特点。（2）跌打损伤，瘀血肿痛。可内服及外用，外用如《本草纲目》治无名痈肿，以本品研末，米醋调涂；治痈疽破烂，常与乳香、没药、儿茶等同用，如腐尽生肌散（《医宗金鉴》）。

用法用量： 多研末吞服，1~1.5g；煎服，3~10g，亦入丸、散。外用贴敷适量，研末外掺或调敷。

注意事项： 孕妇慎用。

<h2 style="text-align:center">蒲黄</h2>

性味归经： 甘，平。归肝、心包经。

功效： 收敛止血，活血化瘀，利尿。

主治：（1）出血证。有止血不留瘀的特点，可用治吐血、衄血、咯血、尿血、崩漏等，治外伤出血，可单用外掺伤口。（2）瘀血痛证。跌打损伤、痛经、产后疼痛、心腹疼痛等瘀血作痛者。（3）血淋尿血。

用法用量：煎服，3~10g，包煎。外用贴敷适量，研末外掺或调敷。止血多炒用，化瘀、利尿多生用。

花蕊石

性味归经：酸、涩，平。归肝经。

功效：收敛止血，化瘀行血。

主治：出血证。适用于吐血、咯血、外伤出血等兼有瘀滞的各种出血之证。治外伤出血，既可单味研末外敷，也可配硫黄，共研末外掺伤口，如花蕊石散（《和剂局方》）。

用法用量：煎服，10~15g；研末吞服，每次1~1.5g，包煎。外用贴敷适量，研末外掺或调敷。

注意事项：孕妇忌用。

（二）收敛止血药

白及

性味归经：苦、甘、涩，寒。归肺、胃、肝经。

功效：收敛止血，消肿生肌。

主治：（1）出血证。可用治体内外诸出血证，多用于肺胃出血之证。用治外伤或金创伤出血，可单味研末外掺或水调外敷，如《普济方》治金疮出血不止，以之与白蔹、黄芩、龙骨等研细末，掺疮口上；治刀斧损伤，出血不止，以之研末外掺，如《本草汇言》。（2）痈肿疮疡、手足皲裂、水火烫伤。若疮疡初起，可单用本品研末外敷；若疮痈已溃，久不收口者，以之与黄连、贝母、轻粉、五倍子等为末外敷，如生肌干脓散（《证治准绳》）。治手足皲裂，可以之研末，麻油调涂，能促进裂口愈合；治水火烫伤，可以本品研末，用油调敷，或以白及粉、煅石膏粉、凡士林调膏外用，能促进生肌结痂。

用法用量：煎服，3~10g；大剂量可用至30g；亦可入丸、散，入散剂，每次用2~5g；研末吞服，每次1.5~3g。外用贴敷适量。

注意事项：不宜与乌头类药材同用。

（三）温经止血药

艾叶

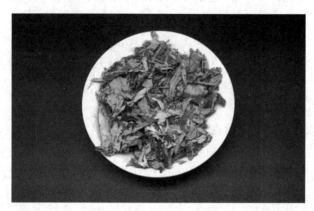

图2-1-62

性味归经：辛、苦，温。有小毒。归肝、脾、肾经。

功效：温经止血，散寒调经，安胎。

主治：（1）出血证。适用于虚寒性出血病证，尤宜于崩漏。下元虚冷，冲任不固所致的崩漏下血等。（2）下焦虚寒或寒客胞宫之月经不调、痛经。（3）胎动不安。（4）将本品捣绒，制成艾条、艾炷等，用以熏灸体表穴位，能温煦气血，透达经络，为温灸的主要原料。（5）用治脾胃虚寒所致的脘腹冷痛，可以单味艾叶煎服，或以之炒热熨敷脐腹。

用法用量：煎服，3~10g。外用贴敷适量。温经止血宜炒炭用，余生用。有小毒，注意掌握用量及贴敷时间。

古方贴敷应用举隅：《验方新编》卷七·泄泻载：酒炒艾绒作饼敷，或艾叶、灶心土、门斗灰、吴茱萸共为末，醋炒敷贴脐上治疗寒泄。

十二、活血化瘀药

（一）活血止痛药

当归

性味归经：甘，辛，温。归肝、心、脾经。

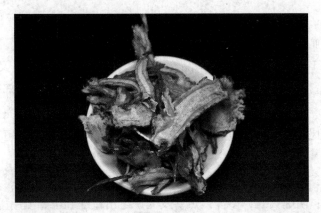

图2-1-63

功效： 活血止痛，补血调经，润肠通便。

主治：（1）血虚诸证。本品甘温质润，长于补血，为补血之圣药。（2）血虚血瘀之月经不调、经闭、痛经等。（3）虚寒性腹痛、跌打损伤、痈疽疮疡、风寒痹痛等。本品辛行温通，为活血行气之要药。治疗跌打损伤、痈疽疮疡、风寒痹痛时既可内服也可外用。（4）血虚肠燥便秘。

用法用量： 煎服，5~15g。外用贴敷适量。

注意事项： 湿盛中满、大便泄泻者忌服。

古方贴敷应用举隅：《千金翼方》卷第二十三·疮痈上·贴敷第八·当归贴·诸肿方载：与黄芩、黄连、大黄、莽草、白芷、白蔹、白及等份捣筛为散，稍和如泥，涂纸贴肿上，治疗诸痈肿疮痛。亦可治疗冻疮有刺不出者。

川芎

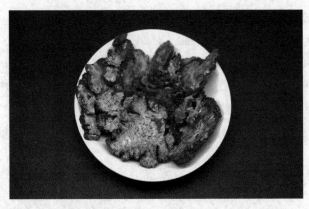

图2-1-64

性味归经：辛，温。归肝、胆、心包经。

功效：活血行气，祛风止痛。

主治：（1）血瘀气滞痛证。本品辛散温通，既能活血化瘀，又能行气止痛，为"血中之气药"，具通达气血功效，故治气滞血瘀之胸胁、腹部诸痛。（2）头痛，风湿痹痛。本品辛温升散，能"上行头目"，祛风止痛，为治头痛要药，无论风寒、风热、风湿、血虚、血瘀头痛均可随证配伍用之，故李东垣言"头痛须用川芎"。

用法用量：煎服，3~9g。

注意事项：阴虚火旺，多汗，热盛及无瘀之出血证和孕妇慎用。

延胡索

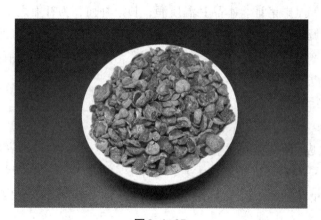

图2-1-65

性味归经：辛、苦，温。归心、肝、脾经。

功效：活血，行气，止痛。

主治：用于气血瘀滞之痛证。能"行血中之气滞，气中血滞，故能专治一身上下诸痛"。如心血瘀阻之胸痹心痛；寒凝气滞、中焦虚寒之胃痛；肝郁气滞之胸胁痛；寒疝腹痛；气滞血瘀之痛经、月经不调、产后瘀滞腹痛；跌打损伤、瘀肿疼痛。

用法用量：煎服，3~10g。研粉吞服，每次1~3g。外用贴敷适量。

姜黄

性味归经：辛，苦，温。归肝、脾经。

功效：活血行气，通经止痛。

主治：（1）气滞血瘀所致的心、胸、胁、腹诸痛；跌打损伤，瘀肿疼痛。既入血分又入气分，能活血行气而止痛。（2）风湿痹痛。（3）以本品配白芷、细辛为末外用可治牙痛，牙龈肿胀疼痛，如姜黄散《百一选方》；配大黄、白芷、天花粉等外敷，可用于疮疡痈肿，如如意金黄散（《外科正宗》）；单用本品外敷可用于皮癣痛痒。

用法用量：煎服，3~10g。外用贴敷适量。

注意事项：血虚无气滞血瘀者慎用，孕妇忌用。

古方贴敷应用举隅：《医宗金鉴》卷六十二·肿疡敷贴类方载，与南星、陈皮、苍术、黄柏、甘草、白芷、天花粉、厚朴、大黄共制成如意金黄散，"治疗痈疽发背，诸般疔肿，跌扑损伤，湿痰流毒，大头时肿，漆疮火丹，风热天泡，肌肤赤肿，干湿脚气，妇女乳痈，小儿丹毒，凡一切诸般顽恶热疮，无不应效，诚疮科之要药也。"

乳香

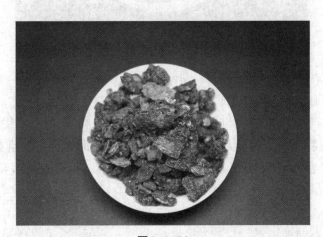

图2-1-66

性味归经：辛、苦，温。归心、肝、脾经。

功效：活血行气止痛，消肿生肌。

主治：（1）跌打损伤、疮疡痈肿。痈疽、瘰疬、痰核；疮疡溃破，久不收口，常配没药研末外用以生肌敛疮，如海浮散（《疮疡经验全书》）。（2）气滞血瘀之痛证。既入血分，又入气分，能行血中气滞，化瘀止痛；内能宣通脏腑气血，外能透达经络，可用于一切气滞血瘀之痛证。

用法用量：煎服，3~10g，宜炒去油用。外用贴敷适量，生用或炒用，研末外敷。

注意事项：胃弱者慎用，孕妇及无瘀滞者忌用。

古方贴敷应用举隅：《奇效良方》："治气攻头疼不可忍者，蓖麻子、乳香（各等份）上同捣烂作饼，贴太阳穴上，如痛定急去，顶上解开头发出气，即去药。"

没药

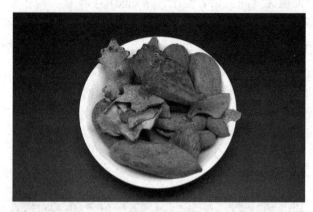

图2-1-67

性味归经：辛、苦，平。归心、肝、脾经。

功效：活血止痛，消肿生肌。

主治：没药的功效主治与乳香相似。常与乳香相须为用，治疗跌打损伤瘀滞疼痛，痈疽肿痛，疮疡溃后久不收口以及一切瘀滞痛证。区别在于乳香偏于行气、伸筋，治疗痹证多用。没药偏于散血化瘀，治疗血瘀气滞较重之胃痛多用。

用法用量：煎服，3~10g。外用贴敷适量。

注意事项：同乳香。

古方贴敷应用举隅：《万病回春》卷八·痈疽·外治贴敷之药琥珀膏："香油四两，下沉香一钱，炸浮待油熟去之；次下嫩松香八两，文武火不住手搅，如琥珀色住火；下乳香、没药、银朱、血竭（各一钱，为末），搅入膏内，令匀，退火毒，用油纸摊贴，神效。"治痈疽发背，诸般肿毒，久年顽疮。

（二）活血调经药

丹参

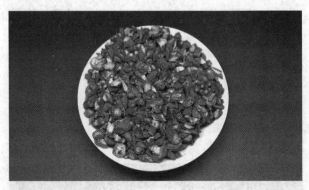

图2-1-68

性味归经： 苦，微寒。归心、心包、肝经。

功效： 活血调经，祛瘀止痛，凉血消痈，除烦安神。

主治：（1）月经不调，闭经痛经，产后瘀滞腹痛。（2）血瘀心痛、脘腹疼痛、癥瘕积聚、跌打损伤及风湿痹证。（3）疮痈肿毒：本品性寒，既能凉血活血，又能清热消痈，可用于热毒瘀阻引起的疮痈肿毒，常配伍清热解毒药用。（4）热病烦躁神昏及心悸失眠。

用法用量： 煎服，5~15g。活血化瘀宜酒炙用。

注意事项： 反藜芦。孕妇慎用。

红花

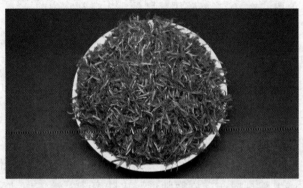

图2-1-69

性味归经： 辛，温。归心、肝经。

功效： 活血通经、祛瘀止痛。

主治：（1）血滞经闭、痛经、产后瘀滞腹痛。（2）癥瘕积聚。（3）胸痹心痛、血瘀腹痛、胁痛。（4）跌打损伤，瘀滞肿痛。外用可制为红花油、红花酊涂擦。（5）瘀滞斑疹。（6）红花还可用于回乳、瘀阻头痛、眩晕、中风偏瘫、喉痹、目赤肿痛等证。

用法用量： 煎服，3~10g。外用贴敷适量。

注意事项： 孕妇忌用。有出血倾向者慎用。

桃仁

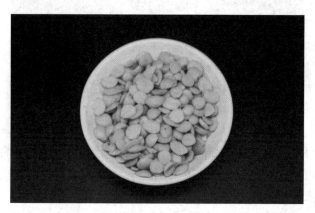

图2-1-70

性味归经： 苦、甘，平。有小毒。归心、肝、大肠经。

功效： 活血祛瘀，润肠通便，止咳平喘。

主治：（1）瘀血阻滞病证。（2）肺痈、肠痈。（3）肠燥便秘。（4）咳嗽气喘。

用法用量： 煎服，5~10g，捣碎用；桃仁霜入汤剂宜包煎。

注意事项： 孕妇忌用。便溏者慎用。本品有毒，不可过量。

益母草

性味归经： 辛、苦，微寒。归心、肝、膀胱经。

功效： 活血调经，利水消肿，清热解毒。

主治：（1）血滞经闭、痛经、经行不畅、产后恶露不尽、瘀滞腹痛。（2）水肿，小便不利。（3）跌打损伤，疮痈肿毒，皮肤瘾疹。治疮痈肿毒，皮肤瘾疹时可单用外洗或外敷。

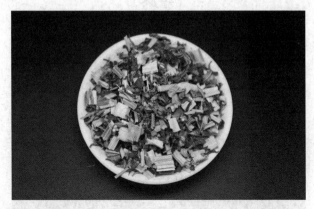

图2-1-71

用法用量：10~30g，煎服；或熬膏，入丸剂。外用贴敷适量捣敷或煎汤外洗。
注意事项：无瘀滞及阴虚血少者忌用。

鸡血藤

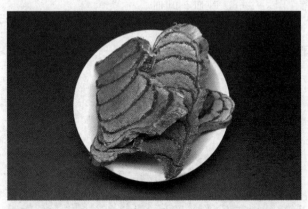

图2-1-72

性味归经：苦、微甘，温。归肝、肾经。
功效：行血补血，调经，舒筋活络。
主治：（1）月经不调、痛经、闭经。（2）风湿痹痛，手足麻木，肢体瘫痪及血虚萎黄。
用法用量：煎服，10~30g。或浸酒服，或熬膏服。

牛膝

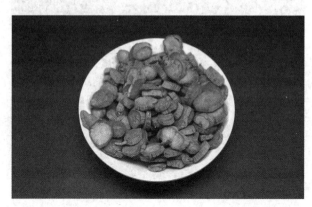

图2-1-73

性味归经：苦、甘、酸，平。归肝、肾经。

功效：活血通经，补肝肾，强筋骨，利水通淋，引火（血）下行。

主治：（1）瘀血阻滞之经闭、痛经、经行腹痛、胞衣不下及跌扑伤痛。（2）腰膝酸痛、下肢痿软。（3）淋证、水肿、小便不利。（4）火热上炎，阴虚火旺之头痛、眩晕、齿痛、口舌生疮、吐血、衄血。

用法用量：煎服，6~15g。活血通经、利水通淋、引火（血）下行宜生用；补肝肾、强筋骨宜酒炙用。

注意事项：本品为动血之品。

王不留行

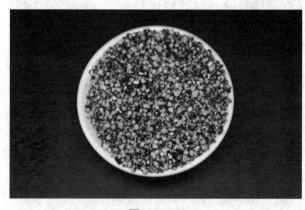

图2-1-74

性味归经：苦，平。归肝、胃经。

功效：活血通经，下乳消痈，利尿通淋。

主治：（1）血瘀经闭、痛经、难产。（2）产后乳汁不下，乳痈肿痛。（3）热淋、血淋、石淋。

用法用量：煎服，5~10g。外用贴敷适量。

注意事项：孕妇慎用。

（三）活血疗伤药

骨碎补

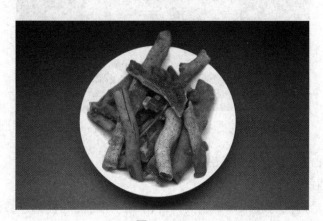

图2-1-75

性味归经：苦、温。归肝、肾经。

功效：活血续伤，补肾强骨。

主治：（1）跌打损伤或创伤，筋骨损伤，瘀滞肿痛。本品能活血散瘀、消肿止痛、续筋接骨。以其入肾治骨，能治骨伤碎而得名，为伤科要药。治跌扑损伤，可单用本品浸酒服，并外敷，亦可水煎服；或配伍没药、自然铜等，如骨碎补散（《圣惠方》）。（2）肾虚腰痛脚弱，耳鸣耳聋，牙痛，久泄。（3）斑秃、白癜风等病证的治疗。

用法用量：煎服，10~15g。外用贴敷适量，研末调敷或鲜品捣敷，亦可浸酒擦患处。

注意事项：阴虚火旺，血虚风燥慎用。

古方贴敷应用举隅：《仙授理伤续断秘方》中载与白僵蚕、赤小豆、川牛膝、山桂、桔梗、白及、百草霜、山枇杷叶、当归尾、北细辛、白芷、赤芍、南星、何首乌、白蔹、知母、草乌共制为乌龙角贴药治疗跌扑伤损，筋骨碎断，差爻出臼。

（四）破血消癥药

三棱

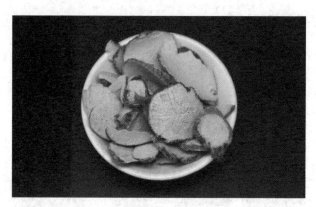

图2-1-76

性味归经： 辛、苦，平。归肝、脾经。

功效： 破血行气，消积止痛。

主治： 所治病证与莪术基本相同，常相须为用。然三棱偏于破血，莪术偏于破气。

用法用量： 煎服，3~10g。醋制后可加强祛瘀止痛作用。

注意事项： 孕妇及月经过多忌用。

古方贴敷应用举隅：《医宗金鉴》卷六十四·项部·瘰疬未溃敷贴方·李杲龙泉散载："治诸般瘰疬，未成者消，已成者溃。瓦粉（即定粉）、龙泉粉（即磨刀石上粉也）、莪术（酒浸，炒干）、京三棱（酒浸，炒干）、昆布（各五钱。去土，酒洗）上共研极细，滚水调涂患处，用此消坚尤速。"

莪术

性味归经： 辛、苦，温。归肝、脾经。

功效： 破血行气，消积止痛。

主治：（1）癥瘕积聚、经闭及心腹瘀痛。（2）食积脘腹胀痛。（3）本品既破血祛瘀，又消肿止痛，可用于跌打损伤，瘀肿疼痛，常与其他祛瘀疗伤药同用。

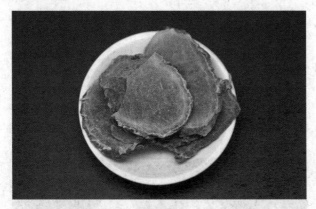

图2-1-77

用法用量： 煎服，3~15g。醋制后可加强祛瘀止痛作用。外用贴敷适量。

注意事项： 孕妇及月经过多者忌用。

斑蝥

性味归经： 辛，热。有大毒。归肝、肾、胃经。

功效： 破血逐瘀，散结消癥，攻毒蚀疮。

主治：（1）癥瘕、经闭。近人多用治癌肿，尤以肝癌为优，可用斑蝥1~3只置鸡蛋内煮食。（2）痈疽恶疮，顽癣，瘰疬等。外用有以毒攻毒，消肿散结之功。治痈疽肿硬不破，《仁斋直指方》用本品研末，和蒜捣膏贴之，可攻毒拔脓；治顽癣，《外台秘要》以本品微炒研末，蜂蜜调敷；治瘰疬、瘘疮，配白矾、白砒、青黛等，研末外掺，如生肌干脓散（《证治准绳》）。（3）本品外敷，有发泡作用，可作发泡疗法以治多种疾病，如面瘫、风湿痹痛等。

用法用量： 内服多入丸、散，0.03~0.06g。外用贴敷适量，研末敷贴，或酒、醋浸涂，或作发泡用。内服需以糯米同炒，或配青黛、丹参以缓其毒。

注意事项： 本品有大毒，内服宜慎，应严格掌握剂量，体弱忌用，孕妇禁用。外用对皮肤、黏膜有很强的刺激作用，能引起皮肤发红、灼热、起泡，甚至腐烂，故不宜久敷和大面积使用。注意掌握用量及贴敷时间，用量不宜过大，贴敷时间也不宜过长。

十三、化痰止咳平喘药

（一）温化寒痰药

半夏

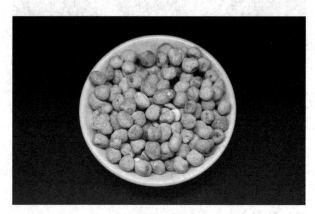

图2-1-78

性味归经： 辛，温。有毒。归脾、胃、肺经。

功效： 燥湿化痰，降逆止呕，消痞散结；外用消肿止痛。

主治：（1）湿痰，寒痰证。（2）呕吐。各种原因的呕吐，皆可随证配伍用之。（3）心下痞，结胸，梅核气。（4）瘿瘤，痰核，痈疽肿毒及毒蛇咬伤。本品内服能消痰散结，外用能消肿止痛。治痈疽发背、无名肿毒初起或毒蛇咬伤，可生品研末调敷或鲜品捣敷。

用法用量： 煎服，3~10g，一般宜制过用。炮制品中有姜半夏、法半夏等，其中姜半夏长于降逆止呕，法半夏长于燥湿且温性较弱，半夏曲则有化痰消食之功，竹沥半夏，能清化热痰，主治热痰、风痰之证。外用贴敷适量。

注意事项： 不宜与乌头类药材同用。其性温燥，阴虚燥咳，血证，热痰，燥痰应慎用。有毒，注意掌握用量及贴敷时间。

古方贴敷应用举隅：（1）《太平圣惠方》："治痰厥头痛方，附子（半两生用）、半夏（半两生用）上药捣细罗为散，每用一钱，以水调如膏，用纸看大小涂药，贴在太阳穴上，药干疼止，立验。"（2）《医宗金鉴》卷六十二·肿疡敷贴类方中载，与草乌、狼毒、南星各等份制为四虎散，与猪脑同捣，贴敷外治痈疽肿硬，厚如牛领之皮，不作脓腐者。

天南星

性味归经： 苦、辛，温。有毒。归肺、肝、脾经。

功效： 燥湿化痰，祛风解痉；外用散结消肿。

主治：（1）湿痰，寒痰证。（2）风痰眩晕、中风、癫痫、破伤风。（3）痈疽肿痛，蛇虫咬伤。本品外用能消肿散结止痛。治痈疽肿痛、痰核，可研末醋调敷；治毒蛇咬伤，可配雄黄外敷。

用法用量： 煎服，3~10g，多制用。外用贴敷适量。

注意事项： 阴虚燥痰及孕妇忌用。有毒，注意掌握用量及贴敷时间。

古方贴敷应用举隅：《种杏仙方》："治头疼，不论偏正。用南星、川芎等份，为细末，用连须葱捣成饼，贴太阳穴，手帕勒之。"

禹白附

性味归经： 辛、甘，温。有毒。归胃、肝经。

功效： 祛风痰，止痉，止痛，解毒散结。

主治：（1）中风痰壅，口眼歪斜、惊风癫痫、破伤风。（2）痰厥头痛、眩晕。（3）瘰疬痰核，毒蛇咬伤。治瘰疬痰核，可鲜品捣烂外敷；治毒蛇咬伤可磨汁内服并外敷，亦可配其他解毒药同用。

用法用量： 煎服，3~5g；研末服0.5~1g，宜炮制后用。外用贴敷适量。

注意事项： 本品辛温燥烈，阴虚血虚动风或热盛动风者、孕妇均不宜用。生品一般不内服。有毒，注意掌握用量及贴敷时间。

白芥子

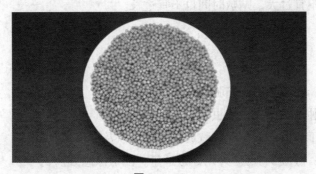

图2-1-79

性味归经：辛，温。归肺、胃经。

功效：温肺化痰，利气，散结消肿。

主治：（1）寒痰喘咳，悬饮。冷哮日久，可配细辛、甘遂、麝香等研末，于夏令外敷肺俞、膏肓等穴，或以10%白芥子注射液在肺俞、膻中、定喘等穴行穴位注射。（2）阴疽流注，肢体麻木，关节肿痛。温通经络，善散"皮里膜外之痰"，又能消肿散结止痛。治痰湿阻滞经络之肢体麻时，可单用研末，醋调敷患处。

用法用量：煎服，3~6g。外用贴敷适量，研末调敷，或作发泡用。

注意事项：本品辛温走散，耗气伤阴，久咳肺虚及阴虚火旺者忌用；消化道溃疡、出血者及皮肤过敏者忌用。用量不宜过大。外用发泡注意掌握贴敷时间，不宜过长。

古方贴敷应用举隅：《张氏医通·喘门》载消喘膏以白芥子、延胡索、甘遂、细辛配伍研细末，姜汁调涂肺俞、膏肓、百劳等穴治疗冷哮。

皂荚

性味归经：辛、咸，温。有小毒。归肺、大肠经。

功效：祛顽痰，通窍开闭，祛风杀虫。

主治：（1）顽痰阻肺，咳喘痰多。（2）中风、痰厥、癫痫、喉痹痰盛。（3）本品熬膏外敷可治疮肿未溃者，有散结消肿之效；以陈醋浸泡后研末调涂，可治皮癣，有祛风杀虫止痒之功。又本品味辛，能"通肺及大肠气"，而有通便作用，治便秘，可单用，也可配细辛研末，加蜂蜜调匀，制成栓剂用。

用法用量：研末服，1~1.5g；亦可入汤剂，1.5~5g。外用贴敷适量。

注意事项：内服剂量不宜过大，以免引起呕吐、腹泻。辛散走窜之性强，非顽疾证实体壮者慎用。孕妇、气虚阴亏及有出血倾向者忌用。注意掌握用量及贴敷时间，用量不宜过大，贴敷时间也不宜过长。

皂角刺

性味归经：性辛、温。归肺、大肠经。

功效：消肿排脓，祛风杀虫。

主治：用于痈疽疮毒初起或脓成不溃之证以及皮癣、麻风等。

用法用量：煎服3~10g。外用贴敷适量，醋煎涂患处。

注意事项：痈疽已溃者忌用。

（二）清化热痰药

川贝

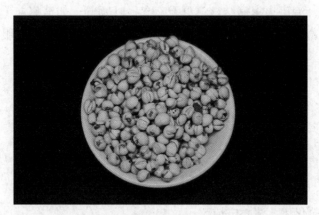

图2-1-80

性味归经：苦、甘，微寒。归肺、心经。

功效：清热化痰，润肺止咳，散结消肿。

主治：（1）虚劳咳嗽，肺热燥咳。（2）瘰疬、乳痈、肺痈。

用法用量：煎服，3~10g；研末服1~2g。

注意事项：不宜与乌头类药材同用。脾胃虚寒及有湿痰者不宜用。

浙贝母

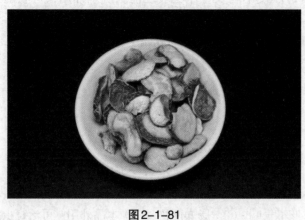

图2-1-81

性味归经： 苦，寒。归肺、心经。

功效： 清热化痰，散结消痈。

主治：（1）风热、痰热咳嗽。本品功似川贝母而偏苦泄，长于清化热痰，降泄肺气。多用于治风热咳嗽及痰热郁肺之咳嗽，前者常配桑叶、牛蒡子同用，后者多配瓜蒌、知母等。（2）瘰疬，瘿瘤，乳痈疮毒，肺痈。本品苦泄清解热毒，化痰散结消痈，治痰火瘰疬结核，可配玄参、牡蛎等，如消瘰丸（《医学心悟》）；治瘿瘤，配海藻、昆布；治疮毒乳痈，多配连翘、蒲公英等，内服外用均可；治肺痈咳吐脓血，常配鱼腥草、芦根、桃仁等。

用法用量： 煎服，3~10g。

注意事项： 同川贝母。

天竺黄

性味归经： 甘，寒。归心、肝经。

功效： 清热化痰，清心定惊。

主治：（1）小儿惊风，中风癫痫，热病神昏。（2）痰热咳喘。

用法用量： 煎服，3~6g；研粉冲服，每次0.6~1g。

海蛤壳

性味归经： 咸，寒。归肺、胃经。

功效： 清肺化痰，软坚散结。

主治：（1）肺热，痰热咳喘。（2）瘿瘤、痰核。（3）本品有利尿、制酸之功，可用于水气浮肿，小便不利及胃痛泛酸之证。研末外用，可收涩敛疮，治湿疮、烫伤。

用法用量： 煎服，10~15g；蛤粉宜包煎。

（二）止咳平喘药

苦杏仁

性味归经： 苦，微温。有小毒。归肺、大肠经。

功效： 止咳平喘，润肠通便。

主治：（1）咳嗽气喘。（2）肠燥便秘。（3）本品外用，可治蛲虫病、外阴瘙痒。

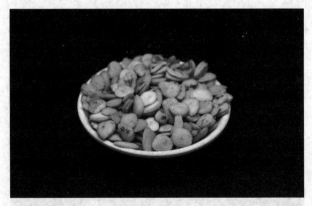

图2-1-82

用法用量： 煎服，3~10g，宜打碎入煎，或入丸、散。

注意事项： 阴虚咳喘及大便溏泻者忌用。本品有小毒，用量不宜过大；婴儿慎用。

苏子

性味归经： 辛，温。归肺，大肠经。

功效： 降气化痰，止咳平喘，润肠通便。

主治：（1）咳喘痰多。（2）肠燥便秘。

用法用量： 煎服，5~10g；煮粥食或入丸、散。

注意事项： 阴虚喘咳及脾虚便溏者慎用。

葶苈子

性味归经： 苦、辛，大寒。归肺、膀胱经。

功效： 泻肺平喘，利水消肿。

主治：（1）痰涎壅盛，喘息不得平卧。（2）水肿，悬饮，胸腹积水，小便不利。

用法用量： 煎服，5~10g；研末服，3~6g。

注意事项： 气虚咳喘慎用。

十四、安神药

龙骨

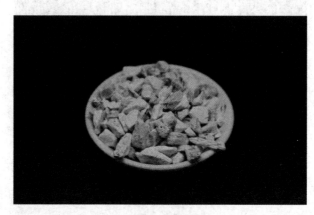

图2-1-83

性味归经: 甘、涩、平。归心、肝、肾经。

功效: 镇惊安神,平肝潜阳,收敛固涩。

主治: (1) 心神不宁,心悸失眠,惊痫癫狂。(2) 肝阳眩晕。(3) 遗精、滑精、尿频、遗尿、崩漏、带下、自汗、盗汗等多种正虚滑脱之证。(4) 湿疮痒疹,疮疡久溃不敛。本品性收涩,外用有收湿、敛疮、生肌之效,可用治湿疮流水,阴汗瘙痒,常配伍牡蛎研粉外敷;若疮疡溃久不敛,常与枯矾等份,共研细末,掺敷患处。

用法用量: 煎服,15~30g;宜先煎。外用贴敷适量。镇静安神,平肝潜阳多生用。收敛固涩宜煅用。

注意事项: 湿热积滞者不宜使用。

琥珀

性味归经: 甘、平。归心、肝、膀胱经。

功效: 镇惊安神,活血散瘀,利尿通淋。

主治: (1) 心神不宁,心悸失眠,惊风,癫痫。(2) 痛经经闭,心腹刺痛,癥瘕积聚。(3) 淋证,癃闭。(4) 本品亦可用于疮痈肿毒,内服能活血消肿,外用可生肌敛疮。

用法用量： 研末冲服，或入丸、散，每次1.5~3g。外用贴敷适量。

注意事项： 不入煎剂。忌火煅。

古方贴敷应用举隅：《医宗金鉴》卷六十三头部·发际疮中载琥珀膏：琥珀与定粉、血余、轻粉、银朱、花椒、黄蜡、麻油配伍，"各研极细，共合一处，徐徐下入油内，用柳枝不时搅之，以冷为度。绵胭脂摊贴，红绵纸摊贴亦可"，治疗胖人项后发际生疮日久不瘥。

十五、平肝息风药

（一）平抑肝阳药

牡蛎

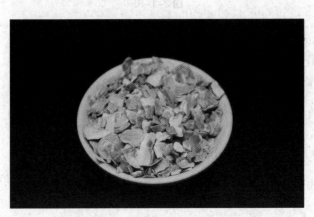

图2-1-84

性味归经： 咸，微寒。归肝、胆、肾经。

功效： 重镇安神，潜阳补阴，软坚散结。

主治：（1）心神不安，惊悸失眠。（2）肝阳上亢，头晕目眩。（3）痰核，瘰疬，瘿瘤，癥瘕积聚。（4）滑脱诸证。本品煅后有与煅龙骨相似的收敛固涩作用，可治疗自汗，盗汗，遗精，滑精，尿频，遗尿，崩漏，带下等滑脱之证。（5）煅牡蛎有制酸止痛作用，可治胃痛泛酸，与乌贼骨、浙贝母共为细末，内服取效。

用法用量： 煎服，9~30g；宜打碎先煎。外用贴敷适量。收敛固涩宜煅用，其他宜生用。

刺蒺藜

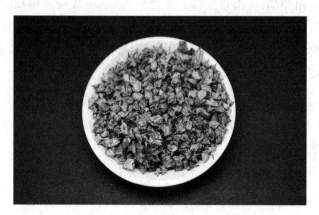

图2-1-85

性味归经：辛、苦，微温。有小毒。归肝经。

功效：平肝疏肝，祛风明目。

主治：（1）肝阳上亢，头晕目眩。（2）胸胁胀痛，乳闭胀痛。（3）风热上攻，目赤翳障。（4）风疹瘙痒，白癜风。

用法用量：煎服，6~9g；或入丸、散剂。外用贴敷适量。

注意事项：孕妇慎用。有小毒，注意掌握用量及贴敷时间。

（二）息风止痉药

珍珠

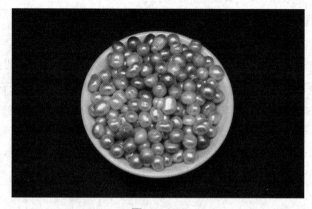

图2-1-86

性味归经：咸，寒。归肝、心经。

功效：平肝潜阳，安神，定惊明目。

主治：（1）肝阳上亢，头晕目眩。（2）惊悸失眠，心神不宁。（3）目赤翳障，视物昏花。现用珍珠层粉制成眼膏外用，治疗白内障、角膜炎及结膜炎等，均有一定疗效。（4）本品研细末外用，能燥湿收敛，用治湿疮瘙痒，溃疡久不收口，口疮等症。

用法用量：煎服，10~25g；宜打碎先煎。或入丸、散剂。外用贴敷适量。

注意事项：本品属镇降之品，故脾胃虚寒者，孕妇慎用。

全蝎

性味归经：辛，平。有毒。归肝经。

功效：息风镇痉，攻毒散结，通络止痛。

主治：（1）痉挛抽搐。（2）疮疡肿毒，瘰疬结核。（3）风湿顽痹。（4）顽固性偏正头痛。

用法用量：煎服，3~6g。研末吞服，每次0.6~1g。外用贴敷适量。

注意事项：本品有毒，用量不宜过大。注意掌握用量及贴敷时间，用量不宜过大，贴敷时间也不宜过长。孕妇慎用。

白僵蚕

性味归经：咸、辛，平。归肝、肺、胃经。

功效：祛风定惊，化痰散结。

主治：（1）惊痫抽搐。（2）风中经络，口眼歪斜。（3）风热头痛，目赤，咽痛，风疹瘙痒。（4）痰核，瘰疬。

用法用量：煎服，5~9g。研末吞服，每次1~1.5g；散风热宜生用，其他多制用。

地龙

性味归经：咸，寒。归肝、脾、膀胱经。

功效：清热定惊，通络，平喘，利尿。

主治：（1）高热惊痫，癫狂。（2）气虚血滞，半身不遂。（3）痹证。（4）肺热哮喘。（5）小便不利，尿闭不通。

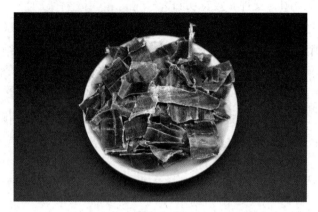

图2-1-87

用法用量：煎服，4.5~9g。鲜品10~20g。研末吞服，每次1~2g。外用贴敷适量。

蜈蚣

性味归经：辛，温。有毒。归肝经。

功效：息风镇痉，攻毒散结，通络止痛。

主治：（1）痉挛抽搐，癫痫、风中经络，口眼歪斜等证。（2）疮疡肿毒，瘰疬结核。（3）风湿顽痹。（4）顽固性头痛。

用法用量：煎服，3~5g。研末冲服，每次0.6~1g。外用贴敷适量。

注意事项：本品有毒，注意掌握用量及贴敷时间，用量不宜过大，贴敷时间也不宜过长。孕妇忌用。

古方贴敷应用举隅：（1）《医宗金鉴》卷六十四·项部·瘰疬未溃敷贴方·金倍散载："整文蛤（一枚，钻孔），金头蜈蚣（一条，研粗末），将蜈蚣末装入文蛤内，纸糊封口，外再用西纸糊七层，晒干，面麸拌炒，以纸黑焦为度，去纸研极细末，加麝香一分，再研匀，陈醋调稠。温敷坚硬核处，外用薄纸盖之，每日一换。""治瘰疬坚硬，难消难溃，敷之神效。"（2）《医宗金鉴》卷六十四·项部·瘰疬溃后方中载与蜜蜂、蛇蜕共制为蛇蜕膏，摊贴患处消除瘰疬溃后余毒。

十六、开窍药

麝香

性味归经：辛，温。归心、脾经。

功效：开窍醒神，活血通经，消肿止痛。

主治：（1）闭证神昏。（2）疮疡肿毒，瘰疬痰核，咽喉肿痛。（3）血瘀经闭，癥瘕，心腹暴痛，头痛，跌打损伤，风寒湿痹。（4）难产，死胎，胞衣不下。

用法用量：入丸、散，每次0.03~0.1g。外用贴敷适量。不宜入煎剂。

注意事项：孕妇禁用。

古方贴敷应用举隅：《千金翼方》卷第二十三·疮痈上·贴敷第八·食恶肉散方中与珍珠、藜芦、马齿矾、硫黄、雄黄等配伍，捣筛为散，敷于粉疮上或膏和敷之，治疗痈疽肉腐，着兑疮孔中佳。

冰片

性味归经：辛、苦，微寒。归心、脾，肺经。

功效：开窍醒神，清热止痛。

主治：（1）闭证神昏。（2）目赤肿痛，喉痹口疮。治疗咽喉肿痛、口舌生疮，常与硼砂、朱砂、玄明粉共研细末，吹敷患处，如冰硼散（《外科正宗》）；治疗风热喉痹，以冰片与灯心草、黄柏、白矾共为末，吹患处取效（《濒湖集简方》）。（3）疮疡肿痛，疮溃不敛，水火烫伤。治水火烫伤，可用本品与银朱、香油制成药膏外用（《中草药新医疗法资料选编》）；治疗急、慢性化脓性中耳炎，可以本品搅溶于核桃油中滴耳。（4）冠心病心绞痛及齿痛。

用法用量：不宜入煎剂。入丸、散，每次0.15~0.3g。外用贴敷适量，研粉点敷患处。

注意事项：孕妇慎用。

苏合香

性味归经：辛，温。归心、脾经。

功效：开窍醒神，辟秽，止痛。

主治：（1）寒闭神昏。（2）胸腹冷痛，满闷。（3）本品能温通散寒，为治疗冻疮的良药，可用苏合香溶于乙醇中涂敷冻疮患处。

用法用量： 入丸、散，0.3~1g。外用贴敷适量，不入煎剂。

十七、补虚药

（一）补气药

党参

性味归经： 甘，平。归脾、肺经。

功效： 补脾肺气，补血，生津。

主治： （1）脾肺气虚证。（2）气血两虚证。（3）气津两伤证。（4）本品亦常与解表药、攻下药等祛邪药配伍，用于气虚外感或里实热结而气血亏虚等邪实正虚之证，以扶正祛邪，使攻邪而正气不伤。

用法用量： 煎服，9~30g。

黄芪

性味归经： 甘，微温。归脾、肺经。

功效： 健脾补中，升阳举陷，益卫固表，利尿，托毒生肌。

主治： （1）脾气虚证。（2）肺气虚证。（3）气虚自汗证。（4）气血亏虚，疮疡难溃难腐，或溃久难敛。（5）痹证、中风后遗症等气虚而致血滞，筋脉失养，症见肌肤麻木或半身不遂者，亦常用本品补气以行血。

用法用量： 煎服，9~30g。蜜炙可增强其补中益气作用。

古方贴敷应用举隅：《千金翼方》卷第二十三·疮痈上·贴敷第八·八味黄芪薄方：黄芪、川芎、大黄、黄连、莽草、黄芩、栀子、芍药等份为散，以鸡子白和如泥涂布上，随肿大小薄之，燥则易之，疮上开孔，令得泄气。

白术

性味归经： 甘、苦，温。归脾、胃经。

功效： 健脾益气，燥湿利尿，止汗，安胎。

主治： （1）脾气虚证。（2）气虚自汗。（3）脾虚胎动不安。

用法用量： 煎服，6~12g。炒用可增强补气健脾止泻作用。

注意事项：本品性偏温燥，热病伤津及阴虚燥渴者不宜。

山药

性味归经：甘，平。归脾、肺、肾经。

功效：补脾养胃，生津益肺，补肾涩精。

主治：（1）脾虚证。（2）肺虚证。（3）肾虚证。（4）消渴气阴两虚证。

用法用量：煎服，15~30g。麸炒可增强补脾止泻作用。

甘草

性味归经：甘，平。归心、肺、脾、胃经。

功效：补脾益气，祛痰止咳，缓急止痛，清热解毒，调和诸药。

主治：（1）心气不足，脉结代、心动悸。（2）脾气虚证。（3）咳喘。（4）脘腹、四肢挛急疼痛。（5）热毒疮疡、咽喉肿痛及药物、食物中毒。（6）调和药性。

用法用量：煎服，1.5~9g。生用性微寒，可清热解毒；蜜炙药性微温，并可增强补益心脾之气和润肺止咳作用。

注意事项：不宜与京大戟、芫花、甘遂同用。本品有助湿壅气之弊，湿盛胀满、水肿者不宜用。大剂量久服可导致水钠潴留，引起浮肿。

白扁豆

性味归经：甘，微温。归脾、胃经。

功效：补脾和中，化湿。

主治：（1）脾气虚证。（2）暑湿吐泻。

用法用量：煎服，10~15g。炒后可使健脾止泻作用增强，故用于健脾止泻及作散剂服用时宜炒用。

蜂蜜

性味归经：甘，平。归肺、脾、大肠经。

功效：补中，润燥，止痛，解毒。

主治：（1）脾气虚弱及中虚脘腹挛急疼痛。（2）肺虚久咳及燥咳证。（3）便秘。（4）解乌头类药毒。本品与乌头类药物同煎，可降低其毒性。（5）本品外用，对疮疡肿毒有解毒消疮之效；对溃疡、烧烫伤有解毒防腐，生肌敛疮之效。

用法用量：煎服或冲服，15~30g，大剂量30~60g。外用贴敷适量，本品作栓剂肛内给药，通便效果较口服更捷。

注意事项：本品助湿壅中，又能润肠，故湿阻中满及便溏泄泻者慎用。

（二）补阳药

蛤蚧

性味归经：咸，平。归肺、肾经。

功效：补肺益肾，纳气平喘，助阳益精。

主治：（1）肺虚咳嗽、肾虚作喘、虚劳喘咳。（2）肾虚阳痿。

用法用量：煎服，5~10g；研末每次1~2g，日3次；浸酒服用1~2对。

注意事项：风寒或实热咳喘忌服。

肉苁蓉

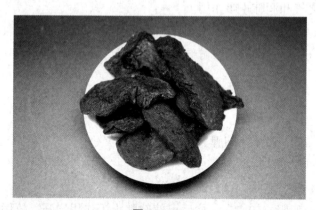

图2-1-88

性味归经：甘、咸，温。归肾、大肠经。

功效：补肾助阳，润肠通便。

主治：（1）肾阳亏虚，精血不足之阳痿早泄、宫冷不孕、腰膝酸痛、痿软无力。（2）肠燥津枯便秘。

用法用量：煎服，10~15g。外用贴敷适量。

注意事项：本品能助阳、滑肠，故阴虚火旺及大便泄泻者不宜服。肠胃实热、大便秘结亦不宜服。

巴戟天

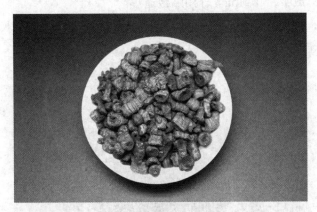

图2-1-89

性味归经：辛、甘，微温。归肾、肝经。

功效：补肾助阳，祛风除湿。

主治：（1）肾阳虚阳痿、宫冷不孕、小便频数。（2）风湿腰膝疼痛及肾虚腰膝酸软无力。

用法用量：水煎服，5~15g。外用贴敷适量。

注意事项：阴虚火旺及有热者不宜服。

杜仲

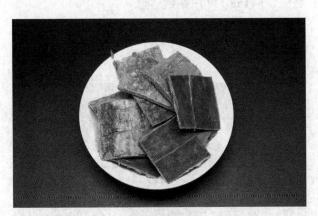

图2-1-90

性味归经：甘，温。归肝、肾经。

功效： 补肝肾，强筋骨，安胎。

主治：（1）肾虚腰痛及各种腰痛。（2）胎动不安或习惯性堕胎。

用法用量： 煎服，10~15g。外用贴敷适量。

注意事项： 炒用破坏其胶质有利于有效成分煎出，故比生用效果好。本品为温补之品，阴虚火旺者慎用。

补骨脂

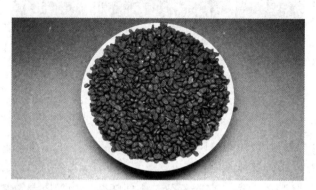

图2-1-91

性味归经： 苦、辛，温。归肾、脾经。

功效： 补肾壮阳，固精缩尿，温脾止泻，纳气平喘。

主治：（1）肾虚阳痿、腰膝冷痛。（2）肾虚遗精、遗尿、尿频。（3）脾肾阳虚五更泄泻。（4）肾不纳气，虚寒喘咳。

用法用量： 煎服，5~15g。外用贴敷适量。

益智仁

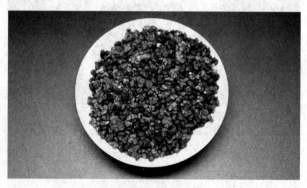

图2-1-92

性味归经：辛，温。归肾、脾经。

功效：暖肾固精缩尿，温脾开胃摄唾。

主治：（1）下元虚寒遗精、遗尿、小便频数。（2）脾胃虚寒，腹痛吐泻及口涎自流。

用法用量：煎服，3~10g。外用贴敷适量。

菟丝子

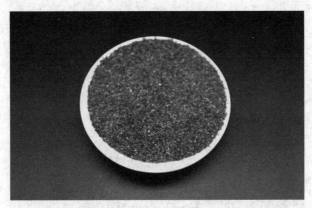

图2-1-93

性味归经：辛、甘，平。归肾、肝、脾经。

功效：补肾益精，养肝明目，止泻安胎。

主治：（1）肾虚腰痛、阳痿遗精、尿频及宫冷不孕。（2）肝肾不足，目暗不明。（3）脾肾阳虚，便溏泄泻。（4）用于肾虚胎动不安。（5）此外，本品亦可治肾虚消渴，如《全生指迷方》单用本品研末蜜丸服，治消渴。

用法用量：煎服，10~20g。外用贴敷适量。

注意事项：本品为平补之药，但偏补阳，阴虚火旺，大便燥结、小便短赤者不宜服。

续断

性味归经：苦、辛，微温。归肝、肾经。

功效：补益肝肾，强筋健骨，止血安胎，疗伤续折。

主治：（1）阳痿不举，遗精遗尿。（2）腰膝酸痛，寒湿痹痛。（3）崩漏下血，胎动不安。（4）跌打损伤，筋伤骨折。（5）痈肿疮疡，血瘀肿痛。

用法用量： 煎服，9~15g，或入丸、散。外用贴敷适量，研末敷。崩漏下血宜炒用。

注意事项： 风湿热痹者忌服。

十八、收涩药

（一）敛肺涩肠药

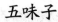

五味子

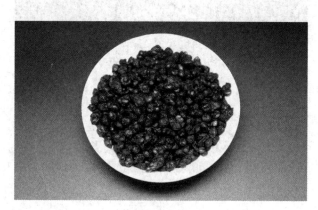

图2-1-94

性味归经： 酸、甘，温。归肺、心、肾经。

功效： 收敛固涩，益气生津，补肾宁心。

主治：（1）久咳虚喘。（2）自汗，盗汗。（3）遗精，滑精。（4）久泻不止。（5）津伤口渴，消渴。（6）心悸，失眠，多梦。

用法用量： 煎服，3~6g；研末服，1~3g。外用贴敷适量。

注意事项： 凡表邪未解，内有实热，咳嗽初起，麻疹初期，均不宜用。

五倍子

性味归经： 酸、涩，寒。归肺、大肠、肾经。

功效： 敛肺降火，止咳止汗，涩肠止泻，固精止遗，收敛止血，收湿敛疮。

主治：（1）咳嗽，咯血。（2）自汗，盗汗。本品内服敛肺止汗。治自汗、盗汗，可单用研末，与荞麦面等份作饼，煨熟食之；或研末水调敷肚脐处。（3）久泻，久痢。（4）遗精，滑精。（5）崩漏，便血痔血。治便血、痔血外用可与槐花、地榆等同用，或煎汤熏洗患处。（6）湿疮，肿毒。治湿疮流水、溃疡不敛、疮疖肿毒、肛脱不收等。亦可单味或配合枯矾研末外敷或煎汤熏洗。

用法用量：煎服，3~9g；入丸、散服，每次1~1.5g。外用贴敷适量。研末外敷或煎汤熏洗。

注意事项：湿热泻痢者忌用。

古方贴敷应用举隅：《鲁府禁方》卷四·宁集·瘰疬载："治瘰疬…用五倍子末，醋调贴敷。如已破，以蜜调敷硬处。消肿软坚。"

肉豆蔻

性味归经：辛，温。归脾、胃、大肠经。

功效：涩肠止泻，温中行气。

主治：（1）虚泻，冷痢。（2）胃寒胀痛，食少呕吐。

用法用量：煎服，3~9g；入丸、散服，每次0.5~1g。内服须煨熟去油用。

注意事项：湿热泻痢者忌用。

诃子

性味归经：苦、酸、涩，平。归肺、大肠经。

功效：涩肠止泻，敛肺止咳，利咽开音。

主治：（1）久泻，久痢。（2）久咳，失音。

用法用量：煎服，3~10g。涩肠止泻宜煨用，敛肺清热利咽开音宜生用。

注意事项：凡外有表邪、内有湿热积滞者忌用。

石榴皮

性味归经：酸、涩，温。归大肠经。

功效：涩肠止泻，杀虫，收敛止血。

主治：（1）久泻，久痢。（2）虫积腹痛。（3）崩漏，便血。（4）本品尚有涩精、止带作用，亦可用于遗精、带下等证。

用法用量：煎服，3~10g。入汤剂生用，入丸、散多炒用，止血多炒炭用。外用贴敷适量。

（二）固精缩尿止带药

金樱子

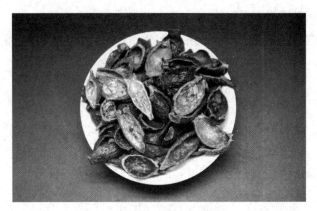

图2-1-95

性味归经：酸、涩，平。归肾、膀胱、大肠经。

功效：固精缩尿止带，涩肠止泻。

主治：（1）遗精滑精、遗尿尿频、带下。（2）久泻、久痢。（3）取其收涩固敛之功，本品还可用于崩漏，脱肛，子宫脱垂等证。

用法用量：煎服。6~12g。外用贴敷适量。

海螵蛸

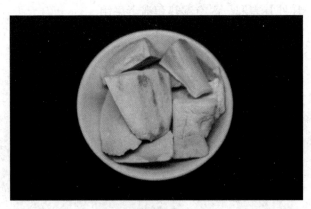

图2-1-96

性味归经：咸、涩，微温。归肝、肾经。

功效：固精止带，收敛止血，制酸止痛，收湿敛疮。

主治：（1）遗精，带下。（2）崩漏，吐血，便血及外伤出血。治外伤出血，可单用研末外敷。（3）胃痛吐酸。（4）湿疮，湿疹，溃疡不敛。本品外用能收湿敛疮。治湿疮、湿疹，配黄柏、青黛、煅石膏等药研末外敷；治溃疡多脓，久不愈合者，可单用研末外敷，或配煅石膏、枯矾、冰片等药共研细末，撒敷患处。

用法用量：煎服，6~12g。散剂酌减。外用贴敷适量。

古方贴敷应用举隅：《医宗金鉴》卷六十四·项部·瘰疬未溃敷贴方·神效瘰疬方载："治瘰疬初起，消肿止痛。白胶香、海螵蛸、降真香（心无土气者）上等份，研末，温水调稠，薄纸摊贴。"

十九、攻毒杀虫止痒药

白矾

性味归经：酸、涩，寒。归肺、脾、肝、大肠经。

功效：外用解毒杀虫，燥湿止痒；内服止血，止泻，化痰。

主治：（1）外用治湿疹瘙痒，疮疡疥癣。本品性燥酸涩，而善收湿止痒。尤宜治疮面湿烂或瘙痒者。（2）内服治疗：①出血证，便血、吐衄、崩漏等。治金疮出血，用生矾、煅矾配松香研末，外敷伤处。②久泻久痢。③痰厥癫狂痫证。④湿热黄疸。

用法用量：外用贴敷适量，研末撒布、调敷或化水洗患处。内服0.6~1.5g，入丸、散服。

注意事项：体虚胃弱及无湿热痰火者忌服。

古方贴敷应用举隅：《医宗金鉴》卷六十二·肿疡敷贴类方载"铁桶膏"以胆矾、铜绿、麝香、白及、轻粉、郁金、五倍子、明矾制成，"此膏治发背将溃已溃时，根脚走散，疮不收束者，宜用此药围敷。"

蛇床子

性味归经：辛、苦，温。有小毒。归肾经。

功效：杀虫止痒，燥湿，温肾壮阳。

主治：（1）阴部湿痒，湿疹，疥癣。较多外用，如《濒湖集简方》治阴部瘙痒，与白矾煎汤频洗；《千金方》则单用本品研粉，猪脂调之外涂，治疗疥癣瘙痒。（2）寒湿带下，湿痹腰痛。（3）肾虚阳痿，宫冷不孕。

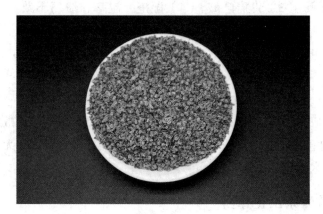

图2-1-97

用法用量：外用贴敷适量，多煎汤熏洗或研末调敷。内服3~9g。

注意事项：阴虚火旺或下焦有湿热者不宜内服。有小毒，注意掌握用量及贴敷时间。

木鳖子

性味归经：苦、微甘，凉。有毒。归肝、脾、胃经。

功效：攻毒疗疮，消肿散结。

主治：（1）疮疡肿毒，瘰疬，乳痈，痔疮肿痛，干癣，秃疮。单用本品，以醋磨汁外涂或研末醋调敷于患处。治痈肿诸毒，可与草乌、半夏等炒焦研细，水调外敷，如乌龙膏（《医宗金鉴》）。治痔疮肿痛，《普济方》配伍荆芥、朴硝等份煎汤，熏洗。治瘰疬痰核，可以本品研碎入鸡蛋内蒸熟食之，如木鳖膏（《仁斋直指方》）。若治跌打损伤，瘀肿疼痛可配肉桂、丁香等研末，生姜汁煮米粥调糊外敷，如木鳖裹方（《圣济总录》）。（2）筋脉拘挛。本品亦能疏通经络，而治痹痛，瘫痪。可配乳香为末，清油、黄腊为膏，取少许搓擦患处，不住手以极热为度，如木鳖子膏（《百一选方》）。

用法用量：外用贴敷适量，研末，用油或醋调涂患处。内服0.6~1.2g，多入丸、散用。

注意事项：孕妇及体虚者忌服。本品有毒，注意掌握用量及贴敷时间，用量不宜过大，贴敷时间也不宜过长。

古方贴敷应用举隅:《医宗金鉴》卷六十四·项部·瘰疬溃后方中记载绿云膏:"黄连、大黄、黄芩、元参、黄柏、木鳖子各一钱。上药共切片,用香油一两,炸焦色,去渣;入净松香五两,再熬成膏,倾入水中,扯拔令金黄色,入铫内再熬数滚,候温;将猪胆汁三枚,铜绿三钱,预用醋一两,浸一宿,涓滤去渣;同入膏内,用有柳枝搅之,候冷为度。用时以重汤炖化,薄纸摊贴,甚效。"

土荆皮

性味归经:辛,温。有毒。归肺、脾经。

功效:杀虫,止痒。

主治:(1)体癣、手足癣、头癣等多种癣病。有较好杀虫疗癣,祛湿止痒作用。以外用治癣为主,可单用浸酒涂擦或研末加醋调敷。现多制成10%~50%土槿皮酊,或配合水杨酸、苯甲酸等制成复方土槿皮酊外用,如鹅掌风药水(《中国药物大全》)。(2)湿疹,皮炎,皮肤瘙痒。可单用浸酒外擦,或配大黄、苦参、黄柏等同用。

用法用量:外用贴敷适量,酒或醋浸涂擦,或研末调涂患处。

注意事项:只供外用,不可内服。有毒,注意掌握用量及贴敷时间。

蜂房

性味归经:甘,平。归胃经。

功效:攻毒杀虫,祛风止痛。

主治:(1)疮疡肿毒,乳痈,瘰疬,顽癣瘙痒,癌肿。为外科常用之品。虽可单用,但更常与解毒消肿生肌药配伍应用。如《证治准绳》治疮肿初发,与生南星、生草乌、白矾、赤小豆共为细末,淡醋调涂。若与蛇蜕、黄芪、黄丹、玄参等为膏外用,可治瘰疬,如蜂房膏(《圣惠方》)。《圣惠方》又以此为末,调猪脂涂擦,治头上癣疮。治癌肿可与莪术、全蝎、僵蚕等配用。(2)风湿痹痛,牙痛,风疹瘙痒。(3)蜂房还可用治阳痿、喉痹以及蛔虫、绦虫病等。

用法用量:外用贴敷适量,研末用油调敷或煎水漱口,或熏洗患处。内服,3~5g。

大蒜

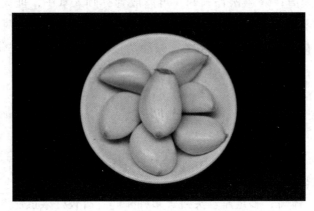

图2-1-98

性味归经：辛，温。归脾、胃、肺经。

功效：解毒杀虫，消肿，止痢。

主治：（1）用于痈肿疔毒，疥癣。大蒜外用或内服，均有良好的解毒，杀虫，消肿作用。治疮疖初发可用独头蒜切片贴肿处（《外科精要》）。民间亦常用大蒜切片外擦或捣烂外敷，治疗皮肤或头癣瘙痒。（2）痢疾，泄泻，肺痨，顿咳。可单独或配伍入复方中用。治泻痢可单用或以10%大蒜浸液保留灌肠。（3）钩虫病，蛲虫病。治蛲虫病可将大蒜捣烂，加茶油少许，睡前涂于肛门周围。（4）大蒜还能健脾温胃而用治脘腹冷痛，食欲减退或饮食不消。

用法用量：外用贴敷适量。可捣敷，切片擦或隔蒜灸。或作发泡用。内服5~10g，或生食，或制成糖浆服。

注意事项：外用可引起皮肤发红、灼热甚至起泡，故不可敷之过久。阴虚火旺及有目、舌、喉、口齿诸疾不宜服用。孕妇忌灌肠用。

二十、拔毒化腐生肌药

炉甘石

性味归经：甘。平。归肝、胃经。

功效：解毒明目退翳，收湿止痒敛疮。

主治：（1）目赤翳障。为眼科外用常用药。与玄明粉各等份为末点眼，治目赤暴肿，如神应散（《御药院方》）；若与海螵蛸、冰片为细末点眼，可治风眼流泪，如止泪散（《证治准绳》）。（2）溃疡不敛，湿疮，湿疹，眼睑溃烂。如治疮疡不敛，配龙骨同用，研极细末，干掺患处的平肌散（《御药院方》）。若配黄连、冰片，可治眼眶破烂，畏日羞明，如黄连炉甘石散（《证治准绳》）。

用法用量： 外用贴敷适量，研末撒布或调敷。水飞点眼、吹喉。一般不内服。

注意事项： 宜炮制后用。

硼砂

性味归经： 甘，咸，凉。归肺、胃经。

功效： 外用清热解毒，内服清肺化痰。

主治： （1）咽喉肿痛，口舌生疮，目赤翳障。本品能清热解毒，消肿防腐，为喉科及眼科常用药，且较多外用。若配伍冰片、玄明粉、朱砂同用，可治咽喉、口齿肿痛，如冰硼散（《外科正宗》）。若配冰片、炉甘石、玄明粉共为细末点眼，可治火眼及翳障胬肉，如白龙丹（《证治准绳》）；若配冰片、珍珠、炉甘石、熊胆为细末点眼，治火眼及目翳，如八宝眼药（《全国中药成药处方集》）。（2）痰热咳嗽。

用法用量： 外用贴敷适量，研极细末干撒或调敷患处；或化水含漱。内服，1.5~3g，入丸、散用。

注意事项： 本品以外用为主，内服宜慎。

第二节　常用穴位

手太阴肺经

中府

【**定位**】在胸部，横平第1肋间隙，锁骨下窝外侧，前正中线旁开6寸。

【**主治**】①咳嗽、气喘、胸痛等胸肺病证；②肩背痛。

【**操作**】向外斜刺或平刺0.5~0.8寸，刺血、药物外敷、艾灸、按揉。

【**注意**】不可向内下深刺，以免伤及肺脏，引起气胸。

云门

【**定位**】在胸部，锁骨下窝凹陷中，肩胛骨喙突内缘，前正中线旁开6寸。

【主治】①咳嗽、气喘、胸痛等胸肺病证；②肩背痛、咽喉痛等。

【操作】向外斜刺或平刺0.5~0.8寸，刺血、药物外敷、艾灸、按揉。

【注意】不可向内下深刺，以免伤及肺脏，引起气胸。

天府

【定位】在臂前区，腋前纹头下3寸，肱二头肌桡侧缘处。

【主治】①咳嗽、气喘、鼻衄等肺系病证；②瘿气；③上臂痛。

【操作】直刺0.5~1寸。刺血、药物外敷、艾灸、按揉。

侠白

【定位】在臂前区，腋前纹头下4寸，肱二头肌桡侧缘处。

【主治】①咳嗽、气喘等肺系病证；②心痛，干呕；③上臂痛。

【操作】直刺0.5~1寸。刺血、药物外敷、艾灸、按揉。

尺泽

【定位】在肘区，肘横纹上，肱二头肌腱桡侧缘凹陷中。

【主治】①咳嗽、气喘、咯血、咽喉肿痛等肺系病证；②肘臂挛痛；③急性吐泻、中暑、小儿惊风、乳痈等症。

【操作】直刺0.8~1.2寸，或点刺出血。

孔最

【定位】在前臂前区，腕掌侧远端横纹上7寸，尺泽与太渊连线上。

【主治】①鼻衄、咯血、咳嗽、气喘、咽喉肿痛等肺系病证；②肘臂挛痛。

【操作】直刺0.5~1寸。刺血、药物外敷、艾灸、按揉。

列缺

【定位】在前臂，腕掌侧远端横纹上1.5寸，拇短伸肌腱和拇长展肌腱之间，拇长展肌腱沟的凹陷中。

【主治】①咳嗽、气喘、咽喉肿痛等肺系病证；②偏正头痛、齿痛、项强、口眼歪斜等头面部病证；③手腕疼痛无力。

【操作】向上斜刺0.5~0.8寸。刺血、药物外敷、艾灸、按揉。

经渠

【定位】在前臂前区，腕掌侧远端横纹上1寸，桡骨茎突与桡动脉之间。

【主治】①咳嗽、气喘、胸痛、咽喉肿痛等肺系病证；②手腕痛。

【操作】避开桡动脉，直刺0.3~0.5寸，刺血、药物外敷、艾灸、按揉。

太渊

【定位】在腕前区，桡骨茎突与舟状骨之间，拇长展肌腱尺侧凹陷中。

【主治】①咳嗽、气喘等肺系病证；②无脉症；③腕臂痛。

【操作】避开桡动脉，直刺0.3~0.5寸。刺血、药物外敷、艾灸、按揉。

鱼际

【定位】在手外侧，第1掌骨桡侧中点赤白肉际处。

【主治】①咳嗽、咯血、咽干、咽喉肿痛、失音等肺系病证；②掌中热；③小儿疳积。

【操作】直刺0.5~0.8寸。治小儿疳积可用割治法，刺血、药物外敷、艾灸、按揉。

少商

【定位】在手指，拇指末节桡侧，指甲根角侧上方0.1寸（指寸）。

【主治】①咽喉肿痛、鼻衄、高热等肺系病证；②昏迷、癫狂等急症；③拇指挛痛。

【操作】浅刺0.1寸，或点刺出血。刺血、药物外敷、艾灸、按揉。

手阳明大肠经

商阳

【定位】在手指，食指末节桡侧，指甲根角侧上方0.1寸（指寸）。

【主治】①咽喉肿痛等五官病；②热病、昏迷等热证、急症。

【操作】浅刺0.1寸，或点刺出血。刺血、药物外敷。

二间

【定位】在手指，第2掌指关节桡侧远端赤白肉际处。

【主治】①鼻衄、齿痛等五官病；②热病。

【操作】直刺0.2~0.3寸。药物外敷、艾灸、按揉。

三间

【定位】在手背，第2掌指关节桡侧近端凹陷中。

【主治】①手指及手背肿痛；②齿痛肿，鼻衄，唇焦口干，腹满，肠鸣洞泄；③目痛，嗜睡。

【操作】直刺0.2~0.3寸。药物外敷、艾灸、按揉。

合谷

【定位】在手背，第2掌骨桡侧的中点处。

【主治】①头痛、目赤肿痛、齿痛、鼻渊、口眼歪斜、耳聋等头面五官病证；②发热恶寒等外感病证；③热病无汗或多汗；④痛经、经闭、滞产等妇产科病证；⑤各种痛证，为牙拔除术、甲状腺手术等五官及颈部手术针麻常用穴。

【操作】直刺0.5~1寸，针刺时手呈半握拳状。药物外敷、艾灸、按揉。

【注意】孕妇不宜针。

阳溪

【定位】在腕区，腕背侧远端横纹桡侧，桡骨茎突远端，解剖学"鼻烟窝"凹陷中。

【主治】①头痛、目赤肿痛、耳聋等头面五官病证；②手腕痛。

【操作】直刺或斜刺0.5~0.8寸。药物外敷、艾灸、按揉。

偏历

【定位】在前臂，腕背侧远端横纹上3寸，阳溪与曲池连线上。

【主治】①耳鸣，鼻衄；②手臂酸痛；③腹部胀满；④水肿。

【操作】直刺或斜刺0.5~0.8寸。药物外敷、艾灸、按揉。

温溜

【定位】在前臂，腕背侧远端横纹上5寸，阳溪与曲池连线上。

【主治】①急性肠鸣、腹痛等肠腑病证；②疔疮；③头痛、面肿、咽喉肿痛等头面病证；④肩背酸痛。

【操作】直刺0.5~1寸。药物外敷、艾灸、按揉。

下廉

【定位】在前臂，肘横纹下4寸，阳溪与曲池连线上。

【主治】①肘臂痛；②头痛，眩晕，目痛；③腹胀、腹痛等肠腑病证。

【操作】直刺0.5~1寸。药物外敷、艾灸、按揉。

上廉

【定位】在前臂，肘横纹下3寸，阳溪与曲池连线上。

【主治】①肘臂痛，半身不遂，手臂麻木；②头痛；③肠鸣，腹痛。

【操作】直刺0.5~1寸。药物外敷、艾灸、按揉。

手三里

【定位】在前臂，肘横纹下2寸，阳溪与曲池连线上。

【主治】①手臂无力，上肢不遂；②腹痛，腹泻；③齿痛，颊肿。

【操作】直刺1~1.5寸。药物外敷、艾灸、按揉。

曲池

【定位】在肘区，在尺泽与肱骨外上髁连线中点凹陷处。

【主治】①手臂痹痛，上肢不遂；②热病；③眩晕；④腹痛、吐泻等肠胃病证；⑤咽喉肿痛、齿痛、目赤肿痛等五官热性病证；⑥隐疹、湿疹等皮肤科病证；⑦癫狂。

【操作】直刺1~1.5寸。药物外敷、艾灸、按揉。

肘髎

【定位】在肘区，肱骨外上髁上缘，髁上嵴的前缘。

【主治】①肘臂部疼痛、麻木、拘挛等；②嗜卧。

【操作】直刺0.5~1寸。药物外敷、艾灸、按揉。

手五里

【定位】在臂部，肘横纹上3寸，曲池与肩髃连线上。

【主治】①肘臂挛痛；②咳嗽吐血，瘰疬；③嗜卧身黄，疟疾。

【操作】直刺0.5~1寸。药物外敷、艾灸、按揉。

【注意】避开动脉。

臂臑

【定位】在臂部，曲池上7寸，三角肌前缘处。

【主治】①肩臂疼痛不遂；②颈项拘挛，瘰疬；③目疾。

【操作】直刺或向上斜刺0.8~1.5寸。药物外敷、艾灸、按揉。

肩髃

【定位】在三角肌区，肩峰外侧缘前端与肱骨大结节两骨间凹陷中。

【主治】①肩臂痛，手臂挛急，肩中热，半身不遂；②隐疹；③瘰疬诸瘿。

【操作】直刺或向下斜刺0.8~1.5寸。肩周炎宜向肩关节方向直刺，上肢不遂宜向三角肌方向斜刺。药物外敷、艾灸、按揉。

巨骨

【定位】在肩胛区，锁骨肩峰端与肩胛冈之间凹陷中。

【主治】①肩臂挛痛，臂不举；②瘰疬，瘿气。

【操作】直刺，微斜向外下方，进针0.5~1寸。药物外敷、艾灸、按揉。

【注意】直刺不可过深，以免刺入胸腔造成气胸。

天鼎

【定位】在颈部，横平环状软骨，胸锁乳突肌后缘。

【主治】暴喑、气哽、气瘿、瘰疬、咽喉肿痛、吞咽困难等。

【操作】直刺0.5~0.8寸。药物外敷、艾灸、按揉。

扶突

【定位】在胸锁乳突肌区，横平喉结，胸锁乳突肌前、后缘中间。

【主治】①咽喉肿痛、暴喑、吞咽困难等咽喉病证；②瘿气、瘰疬；③呃逆；④咳嗽、气喘；⑤颈部手术针麻用穴。

【操作】直刺0.5~0.8寸。药物外敷、艾灸、按揉。

【注意】注意避开颈动脉，不可过深。一般不用电针，以免引起迷走神经中枢反应。

口禾髎

【定位】在面部，横平人中沟上1/3与下2/3交点，鼻孔外缘直下。

【主治】鼻塞、鼻衄、鼻疮息肉、口歪、口噤不开等口鼻部病证。

【操作】直刺或斜刺0.3~0.5寸。药物外敷、艾灸、按揉。

【注意】注意避开颈动脉，不可过深。

迎香

【定位】在面部，鼻翼外缘中点旁，鼻唇沟中。

【解剖】在提上唇肌中；有面动、静脉及眶下动、静脉分支；布有面神经与眶下神经的吻合丛。

【主治】①鼻塞、鼻渊、鼻衄、鼻息肉等鼻病；②口歪、面痒等口面部病证；③胆道蛔虫症。

【操作】略向内上方斜刺或平刺0.3~0.5寸。药物外敷、艾灸、按揉。

足阳明胃经

承泣

【定位】在面部，眼球与眶下缘之间，目正视，瞳孔直下。

【主治】①眼睑瞤动，迎风流泪，夜盲，近视等目疾；②口眼歪斜。

【操作】以左手拇指向上轻推眼球，紧靠眶缘缓慢直刺0.5~1.5寸，药物外敷、艾灸、按揉。

【注意】不宜提插捻转，以防刺破血管引起血肿。出针时按压针孔片刻，以防出血。

四白

【定位】在面部，眶下孔处。

【主治】①目赤痛痒，目翳，迎风流泪等眼部病证；②口眼歪斜、面痛、面肌痉挛等面部病证；③头痛，眩晕。

【操作】直刺或微向上斜刺0.3~0.5寸。药物外敷、艾灸、按揉。

【注意】不可深刺，以免伤及眼球，不可过度提插捻转。

巨髎

【定位】在面部，横平鼻翼下缘，目正视，瞳孔直下。

【主治】口角歪斜、面痛、鼻衄、齿痛、唇颊肿等局部五官病证。

【操作】斜刺或平刺0.3~0.5寸，药物外敷、艾灸、按揉。

地仓

【定位】在面部，口角旁开0.4寸（指寸）。

【主治】唇缓不收，口角歪斜，流涎、面痛、齿痛等局部病证。

【操作】斜刺或平刺0.5~0.8寸，药物外敷、艾灸、按揉。

大迎

【定位】在面部、下颌角前方，咬肌附着部的前缘凹陷中，面动脉搏动处。

【主治】口角歪斜，面肿，颊肿，齿痛，牙关脱臼，牙关紧闭等局部病证。

【操作】斜刺或平刺0.3~0.5寸。药物外敷、艾灸、按揉。

【注意】避开动脉。

颊车

【定位】在面部，下颌角前上方一横指（中指），闭口咬紧牙时咬肌隆起，放松时按之有凹陷处。

【主治】齿痛，牙关不利，颊肿，疒腮，口角歪斜等局部病证。

【操作】直刺0.3~0.5寸，或平刺0.5~1寸。可向地仓穴透刺。药物外敷、艾灸、按揉。

下关

【定位】在面部，颧弓下缘中央与下颌切迹之间凹陷中。

【主治】①牙关不利，面痛，齿痛，口眼歪斜等面口病证；②耳聋，耳鸣，聤耳等耳疾。

【操作】直刺0.5~1寸。药物外敷、艾灸、按揉。

【注意】留针时不可做张口动作，以免弯针、折针。

头维

【定位】在头部，额角发际直上0.5寸，头正中线旁开4.5寸。

【主治】头痛，目眩，目痛，迎风流泪，视物不明等病证。

【操作】平刺0.5~1寸。药物外敷、艾灸、按揉。

人迎

【定位】在颈部，横平喉结，胸锁乳突肌前缘，颈总动脉搏动处。

【主治】①咽喉肿痛，饮食难下，瘿气；②胸满喘息，头痛，头晕，面赤等。

【操作】直刺0.3~0.8寸。药物外敷、艾灸、按揉。

【注意】避开颈总动脉。

水突

【定位】在颈部，横平环状软骨，胸锁乳突肌前缘。

【主治】①咽喉肿痛、失音等咽喉局部病证；②咳嗽，气喘瘿瘤等。

【操作】直刺0.3~0.8寸。药物外敷、艾灸、按揉。

气舍

【定位】在胸锁乳突肌区，锁骨上小窝，锁骨胸骨端上缘，胸锁乳突肌胸骨头与锁骨头中间的凹陷中。

【主治】①咽喉肿痛；②瘿瘤，瘰疬；③呃逆，喘息；④颈项强痛。

【操作】直刺0.3~0.5寸。

【注意】不可深刺。药物外敷、艾灸、按揉。

缺盆

【定位】在颈外侧区，锁骨上大窝，锁骨上缘凹陷中，前正中线旁开4寸。

【主治】①咳嗽、气喘、咽喉肿痛、缺盆中痛等肺系病证；②瘰疬。

【操作】直刺或斜刺0.3~0.5寸。药物外敷、艾灸、按揉。

气户

【定位】在胸部，锁骨下缘，前正中线旁开4寸。

【主治】咳嗽、气喘、呃逆、胸痛、胸胁支满等病证。

【操作】斜刺或平刺0.5~0.8寸。药物外敷、艾灸、按揉。

库房

【定位】在胸部，第1肋间隙，前正中线旁开4寸。

【主治】咳嗽、气喘、咳唾脓血、胸胁胀痛等病证。

【操作】斜刺或平刺0.5~0.8寸。药物外敷、艾灸、按揉。

屋翳

【定位】在胸部，第2肋间隙，前正中线旁开4寸。

【主治】①咳嗽，气喘，咳唾脓血，胸胁胀痛等胸肺病证；②乳痈，乳癖等。

【操作】斜刺或平刺0.5~0.8寸。药物外敷、艾灸、按揉。

膺窗

【定位】在胸部，第3肋间隙，前正中线旁开4寸。

【主治】①咳嗽，气喘，胸胁胀痛等病证；②乳痈；③肋间神经痛。

【操作】斜刺或平刺0.5~0.8寸。药物外敷、艾灸、按揉。

乳中

【定位】在胸部，乳头中央。

【主治】①乳痈；②难产。

【操作】多用作胸腹部穴的定位标志，一般不做针灸。药物外敷、艾灸、按揉。

乳根

【定位】在胸部，第5肋间隙，前正中线旁开4寸。

【主治】①乳痈、乳癖、乳少等乳部疾患；②咳嗽，气喘，呃逆；③胸痛。

【操作】斜刺或平刺0.5~0.8寸。药物外敷、艾灸、按揉。

不容

【定位】在上腹部，脐中上6寸，前正中线旁开2寸。

【主治】呕吐，胃痛，食欲不振，腹胀，呕血咳喘，心痛，胸背胁痛等。

【操作】直刺0.5~0.8寸。药物外敷、艾灸、按揉。

【注意】过饱者禁针，肝脾大者右侧慎针或禁针，不宜做大幅度提插。

承满

【定位】在上腹部，脐中上5寸，前正中线旁开2寸。

【主治】胃痛，呕吐，腹胀，肠鸣，食欲不振，咳逆，吐血等。

【操作】直刺0.5~0.8寸。药物外敷、艾灸、按揉。

【注意】过饱者禁针，肝脾大者右侧慎针或禁针，不宜做大幅度提插。

梁门

【定位】在上腹部，脐中上4寸，前正中线旁开2寸。

【主治】便溏、纳少、胃痛、呕吐等。

【操作】直刺0.8~1.2寸。药物外敷、艾灸、按揉。

【注意】过饱者禁针，肝脾大者右侧慎针或禁针，不宜做大幅度提插。

关门

【定位】在上腹部，脐中上3寸，前正中线旁开2寸。

【主治】腹胀，腹痛，肠鸣，腹泻等胃肠病证。

【操作】直刺0.8~1.2寸。药物外敷、艾灸、按揉。

太乙

【定位】在上腹部，脐中上2寸，前正中线旁开2寸。

【主治】①胃痛，消化不良；②心烦、癫狂等神志疾患。

【操作】直刺0.8~1.2寸。

滑肉门

【定位】在上腹部，脐中上1寸，前正中线旁开2寸。

【主治】①胃痛，呕吐；②癫狂。

【操作】直刺0.8~1.2寸，药物外敷、艾灸、按揉。

天枢

【定位】在腹部，横平脐中，前正中线旁开2寸。

【主治】①腹痛，腹胀，便秘，泄泻，痢疾等胃肠病证；②月经不调、痛经等妇科病证。

【操作】直刺1~1.5寸。药物外敷、艾灸、按揉。

外陵

【定位】在下腹部，脐中下1寸，前正中线旁开2寸。

【主治】①腹痛，疝气；②痛经；③心如悬，引脐腹痛。

【操作】直刺1~1.5寸。药物外敷、艾灸、按揉。

大巨

【定位】在下腹部，脐中下2寸，前正中线旁开2寸。

【主治】①小腹胀满；②小便不利等水液输布排泄失常疾患；③疝气；④遗精、早泄等男科疾患。

【操作】直刺1~1.5寸。药物外敷、艾灸、按揉。

水道

【定位】在下腹部，脐中下3寸，前正中线旁开2寸。

【主治】①小腹胀满；②小便不利；③疝气；④痛经，不孕等妇科疾患。

【操作】直刺1~1.5寸。药物外敷、艾灸、按揉。

归来

【定位】在下腹部，脐中下4寸，前正中线旁开2寸。

【主治】①小腹痛，疝气；②痛经，闭经，月经不调，白带，阴挺，茎中痛等。

【操作】直刺1~1.5寸。药物外敷、艾灸、按揉。

气冲

【定位】在腹股沟区，耻骨联合上缘，前正中线旁开2寸，动脉搏动处。

【主治】①肠鸣，腹痛；②疝气；③月经不调，不孕，阳痿，阴肿等妇科病及男科病证。

【操作】直刺0.5~1寸。药物外敷、艾灸、按揉。

髀关

【定位】在股前区，股直肌近端、缝匠肌与阔筋膜张肌3条肌肉之间凹陷中。

【主治】下肢痿痹，足麻不仁，腰腿疼痛，筋急不得屈伸等。

【操作】直刺1~2寸。药物外敷、艾灸、按揉。

伏兔

【定位】在股前区，髌底上6寸，髂前上棘与髌底外侧端的连线上。

【主治】①下肢痿痹，腰痛，膝冷等腰及下肢病证；②疝气；③脚气。

【操作】直刺1~2寸。药物外敷、艾灸、按揉。

阴市

【定位】在股前区，髌底上3寸，股直肌肌腱外侧缘。

【主治】①下肢痿痹，膝关节屈伸不利；②疝气。

【操作】直刺1~1.5寸。药物外敷、艾灸、按揉。

梁丘

【定位】在股前区，髌底上2寸，股外侧肌与股直肌肌腱之间。

【主治】①急性胃痛；②膝肿痛、下肢不遂等下肢病证；③乳痈、乳痛等乳疾。

【操作】直刺1~1.5寸。药物外敷、艾灸、按揉。

犊鼻

【定位】在膝前区，髌韧带外侧凹陷中。

【主治】膝痛，屈伸不利，下肢麻痹等下肢、膝关节病证。

【操作】屈膝，向后内斜刺0.5~1寸。药物外敷、艾灸、按揉。

足三里

【定位】在小腿外侧，犊鼻下3寸，犊鼻与解溪连线上。

【主治】①胃痛、呕吐、噎膈、腹胀、腹泻、痢疾、便秘等胃肠病证；②下肢痿痹；③癫狂等神志病；④乳痈、肠痈等外科疾患；⑤虚劳诸证，为强壮保健要穴。

【操作】直刺1~2寸。强壮保健常用温灸法。药物外敷、艾灸、按揉。

上巨虚

【定位】在小腿外侧，犊鼻下6寸，犊鼻与解溪连线上。

【主治】①肠鸣、腹痛、腹泻、便秘、肠痈、痢疾等胃肠病证；②下肢痿痹。

【操作】直刺1~2寸。药物外敷、艾灸、按揉。

条口

【定位】在小腿外侧，犊鼻下8寸，犊鼻与解溪连线上。

【主治】①下肢痿痹，转筋；②肩臂痛；③脘腹疼痛。

【操作】直刺1~1.5寸。药物外敷、艾灸、按揉。

下巨虚

【定位】在小腿外侧，犊鼻下9寸，犊鼻与解溪连线上。

【主治】①腹泻、痢疾、小腹痛等胃肠病证；②下肢痿痹；③乳痈。

【操作】直刺1~1.5寸。药物外敷、艾灸、按揉。

丰隆

【定位】在小腿外侧，外踝尖上8寸，胫骨前肌外缘。

【主治】①胸痛、头痛、头晕；②癫狂、痫证、善笑；③咳嗽、哮喘、痰多等；④下肢痿痹；⑤腹胀，便秘。

【操作】直刺1~1.5寸。药物外敷、艾灸、按揉。

解溪

【定位】在踝区，踝关节前面中央凹陷中，拇长伸肌腱与趾长伸肌腱之间。

【主治】①下肢痿痹、踝关节病、足下垂等下肢、踝关节疾患；②头痛，眩晕；③癫狂；④腹胀，便秘。

【操作】直刺0.5~1寸。药物外敷、艾灸、按揉。

冲阳

【定位】在足背，第2跖骨基底部与中间楔状骨关节处，可触及足背动脉。

【主治】①胃痛；②口眼歪斜；③癫狂痫；④足痿无力。

【操作】避开动脉，直刺0.3~0.5寸。药物外敷、艾灸、按揉。

陷谷

【定位】在足背，第2、3跖骨间，第2跖趾关节近端凹陷中。

【主治】①面目浮肿、水肿等水液输布失常性疾患；②足背肿痛；③肠鸣，腹痛。

【操作】直刺或斜刺0.3~0.5寸。药物外敷、艾灸、按揉。

内庭

【定位】在足背，第2、3趾间，趾蹼缘后方赤白肉际处。

【主治】①齿痛、咽喉肿痛等五官热性病证；②热病；③吐酸、腹泻、痢疾、便秘等胃肠病证；④足背肿痛，跖趾关节痛。

【操作】直刺或斜刺0.5~0.8寸。药物外敷、艾灸、按揉。

厉兑

【定位】在足趾，第2趾末节外侧，趾甲根角侧后方0.1寸。

【主治】①鼻衄、齿痛、咽喉肿痛等实热性五官病证；②足痛，足胫寒冷；③热病、梦魇、癫狂等神志病。

【操作】浅刺0.1寸。刺血、药物外敷、艾灸。

足太阴脾经

隐白

【定位】在足趾，大趾末节内侧，趾甲根角侧后方0.1寸（指寸）。

【主治】①月经过多、崩漏等妇科病；②便血、尿血等慢性出血证；③癫狂，多梦；④惊风；⑤腹满，暴泻。

【操作】浅刺0.1寸。刺血、药物外敷、艾灸、按揉。

大都

【定位】在足趾，第1跖趾关节远端赤白肉际凹陷中。

【主治】①腹胀、胃痛、呕吐、腹泻、便秘等脾胃病证；②热病，无汗。

【操作】直刺0.3~0.5寸。药物外敷、艾灸、按揉。

太白

【定位】在跖区，第1跖趾关节近端赤白肉际凹陷中。

【主治】①肠鸣、腹胀、腹泻、胃痛、便秘等脾胃病证；②体重节痛。

【操作】直刺0.5~0.8寸。药物外敷、艾灸、按揉。

公孙

【定位】在跖区，第1跖骨底的前下缘赤白肉际处。

【主治】①胃痛、呕吐、腹痛、腹泻、痢疾等脾胃肠病证；②心烦、失眠、狂证等神志病证；③逆气里急、气上冲心（奔豚气）等冲脉病证。

【操作】直刺0.6~1.2寸。药物外敷、艾灸、按揉。

商丘

【定位】在踝区，内踝前下方，舟骨粗隆与内踝尖连线中点凹陷中。

【主治】①腹胀、腹泻、便秘等脾胃病证；②黄疸；③足踝痛。

【操作】直刺0.5~0.8寸。药物外敷、艾灸、按揉。

三阴交

【定位】在小腿内侧，内踝尖上3寸，胫骨内侧缘后际。

【主治】①肠鸣、腹胀、腹泻等脾胃虚弱诸证；②月经不调、带下、阴挺、不孕、滞产等妇产科病证；③遗精、阳痿、遗尿等生殖泌尿系统疾患；④心悸，失眠，高血压；⑤下肢痿痹；⑥阴虚诸证。

【操作】直刺1~1.5寸。药物外敷、艾灸、按揉。

【注意】孕妇禁针。

漏谷

【定位】在小腿内侧，内踝尖上6寸，胫骨内侧缘后际。

【主治】①腹胀、肠鸣；②小便不利、遗精；③下肢痿痹。

【操作】直刺1~1.5寸。药物外敷、艾灸、按揉。

地机

【定位】在小腿内侧，阴陵泉下3寸，胫骨内侧缘后际。

【主治】①痛经、崩漏、月经不调等妇科病；②腹痛、腹泻等肠胃病证；③疝气；④小便不利、水肿等脾不运化水湿病证。

【操作】直刺1~1.5寸。药物外敷、艾灸、按揉。

阴陵泉

【定位】在小腿内侧，胫骨内侧髁下缘与胫骨内侧缘之间的凹陷中。

【主治】①腹胀，腹泻，水肿，黄疸；②小便不利，遗尿，尿失禁；③阴部痛，痛经，遗精；④膝痛。

【操作】直刺1~2寸。治疗膝痛可向阳陵泉或委中方向透刺。

血海

【定位】在股前区，髌底内侧端上2寸，股内侧肌隆起处。

【主治】①月经不调、痛经、经闭等妇科病；②隐疹、湿疹、丹毒等血热性皮肤病；③膝股内侧痛。

【操作】直刺1~1.5寸，药物外敷、艾灸、按揉。

箕门

【定位】在股前区，髌底内侧端与冲门的连线上1/3与下2/3交点，长收肌和缝匠肌交角的动脉搏动处。

【主治】①小便不利，遗尿；②腹股沟肿痛。

【操作】直刺0.5~1寸。药物外敷、艾灸、按揉。

冲门

【定位】在腹股沟区，腹股沟斜纹中，髂外动脉搏动处的外侧。

【主治】①腹痛，疝气；②崩漏、带下、胎气上冲等病证。

【操作】直刺0.5~1寸。药物外敷、艾灸、按揉。

府舍

【定位】在下腹部，脐中下4.3寸，前正中线旁开4寸。

【主治】腹痛、积聚、疝气等下腹部病证。

【操作】直刺1~1.5寸。药物外敷、艾灸、按揉。

腹结

【定位】在下腹部，脐中下1.3寸，前正中线旁开4寸。

【主治】腹痛、积聚、疝气等下腹部病证。

【操作】直刺1~2寸。药物外敷、艾灸、按揉。

大横

【定位】在腹部，脐中旁开4寸。

【主治】腹痛、腹泻、便秘、虚寒等脾胃病证。

【操作】直刺1~2寸。药物外敷、艾灸、按揉。

腹哀

【定位】在上腹部，脐中上3寸，前正中线旁开4寸。

【主治】消化不良、腹痛、便秘、痢疾等脾胃肠病证。

【操作】直刺1~1.5寸。药物外敷、艾灸、按揉。

食窦

【定位】在胸部，第5肋间隙，前正中线旁开6寸。

【主治】①胸胁胀痛；②嗳气、反胃、腹胀等胃气失降病证；③水肿。

【操作】斜刺或向外平刺0.5~0.8寸。药物外敷、艾灸、按揉。

【注意】本经食窦至大包诸穴，深部为肺脏，不可深刺。

天溪

【定位】在胸部，第4肋间隙，前正中线旁开6寸。

【主治】①胸胁疼痛，咳嗽；②乳痛，乳少。

【操作】斜刺或向外平刺0.5~0.8寸。药物外敷、艾灸、按揉。

胸乡

【定位】在胸部，第3肋间隙，前正中线旁开6寸。

【主治】胸胁胀痛，胸引背痛不得卧。

【操作】斜刺或向外平刺0.5~0.8寸。药物外敷、艾灸、按揉。

周荣

【定位】在胸部，第2肋间隙，前正中线旁开6寸。

【主治】①咳嗽，气逆；②胸胁胀满。

【操作】斜刺或向外平刺0.5~0.8寸。药物外敷、艾灸、按揉。

大包

【定位】在胸外侧区，第6肋间隙，在腋中线上。

【主治】①气喘；②胸胁痛；③全身疼痛；④四肢无力。

【操作】斜刺或向后平刺0.5~0.8寸。药物外敷、艾灸、按揉。

手少阴心经

极泉

【定位】在腋区，腋窝中央，腋动脉搏动处。

【主治】①心痛、心悸等心系病证；②肩臂疼痛、胁肋疼痛、臂丛神经损伤等痛证；③瘰疬；④腋臭；⑤上肢痿痹；⑥上肢针刺麻醉用穴。

【操作】直刺或斜刺0.3~0.5寸。药物外敷、艾灸、按揉。

【注意】避开腋动脉。

青灵

【定位】在臂前区，肘横纹上3寸，肱二头肌内侧沟中。

【主治】①头痛，振寒；②胁痛，肩臂疼痛。

【操作】直刺0.5寸。药物外敷、艾灸、按揉。

少海

【定位】在肘前区，横平肘横纹，肱骨内上髁前缘。

【主治】①癫狂、善笑、痫证等神志病；②肘臂挛痛，臂麻手颤；③头痛、腋胁部痛。

【操作】直刺0.5寸。药物外敷、艾灸、按揉。

灵道

【定位】在前臂前区，腕掌侧远端横纹上1.5寸，尺侧腕屈肌腱的桡侧缘。

【主治】①心悸、怔忡、头昏目眩；②暴喑、悲恐善笑、舌强、不语；③肘臂挛痛，手麻不仁。

【操作】直刺0.3~0.5寸。药物外敷、艾灸、按揉。

【注意】不宜深刺，以免伤及血管和神经。

通里

【定位】在前臂前区，腕掌侧远端横纹上1寸，尺侧腕屈肌腱的桡侧缘。

【主治】①心悸、怔忡等心系病证；②舌强不语，暴喑；③腕臂痛。

【操作】直刺0.3~0.5寸。药物外敷、艾灸、按揉。

【注意】不宜深刺，以免伤及血管和神经。

阴郄

【定位】在前臂前区，腕掌侧远端横纹上0.5寸，尺侧腕屈肌腱的桡侧缘。

【主治】①心痛、惊悸等心系病证；②骨蒸盗汗；③吐血，衄血。

【操作】直刺0.3~0.5寸。药物外敷、艾灸、按揉。

【注意】不宜深刺，以免伤及血管和神经。

神门

【定位】在腕前区，腕掌侧远端横纹尺侧端，尺侧腕屈肌腱的桡侧缘。

【主治】①心痛、心烦、惊悸、怔忡、健忘、失眠、痴呆、癫狂痫等心与神志病证；②高血压；③胸胁痛。

【操作】直刺0.3~0.5寸。药物外敷、艾灸、按揉。

少府

【定位】在手掌，横平第5掌指关节近端，第4、5掌骨之间。

【主治】①心悸、胸痛等心胸病；②阴痒，阴痛；③痈疡；④小指挛痛。

【操作】直刺0.3~0.5寸。药物外敷、艾灸、按揉。

少冲

【定位】在手指，小指末节桡侧，指甲根角侧上方0.1寸。

【主治】①心悸、心痛、癫狂、昏迷等心与神志病证；②热病；③胸胁痛。

【操作】浅刺0.1寸，或点刺出血。刺血、药物外敷、艾灸。

手太阳小肠经

少泽

【定位】在手指，小指末节尺侧，指甲根角侧上方0.1寸（指寸）。

【主治】①乳痈、乳少等乳疾；②热病；③肩臂外后侧疼痛、头痛、项强、咽痛。

【操作】浅刺0.1寸或点刺出血。刺血、药物外敷、艾灸、按揉。

前谷

【定位】在手指，第5掌指关节尺侧远端赤白肉际凹陷中。

【主治】①热病；②乳痈，乳少；③头痛、目痛、耳鸣、咽喉肿痛等头面五官病证。

【操作】直刺0.3~0.5寸。药物外敷、艾灸、按揉。

后溪

【定位】在手内侧，第5掌指关节尺侧近端赤白肉际凹陷中。

【主治】①项强痛、腰背痛、手指及肘臂挛痛等痛证；②耳聋，目赤。

【操作】直刺0.5~1寸。刺血、药物外敷、艾灸、按揉。

腕骨

【定位】在腕区，第5掌骨底与三角骨之间的赤白肉际凹陷中

【主治】①指挛臂痛，头项强痛；②目翳；③黄疸；④热病，疟疾。

【操作】直刺0.3~0.5寸。药物外敷、艾灸、按揉。

阳谷

【定位】在腕后区，尺骨茎突与三角骨之间的凹陷中。

【主治】①颈颔肿痛、臂外侧痛、腕痛等痛证；②头痛、目眩、耳鸣、耳聋等头面五官病证；③热病；④癫狂痫。

【操作】直刺0.3~0.5寸。刺血、药物外敷、艾灸、按揉。

养老

【定位】在前臂后区，腕背横纹上1寸，尺骨头桡侧凹陷中。

【主治】①目视不明；②肩、背、肘、臂酸痛。

【操作】直刺或斜刺0.5~0.8寸。药物外敷、艾灸、按揉。

支正

【定位】在前臂后区，腕背侧远端横纹上5寸，尺骨尺侧与尺侧腕屈肌之间。

【主治】①头痛、项强、肘臂酸痛；②热病；③癫狂；④目眩、消渴。

【操作】直刺或斜刺0.5~0.8寸。药物外敷、艾灸、按揉。

小海

【定位】在肘后区，尺骨鹰嘴与肱骨内上髁之间凹陷中。

【主治】①肘臂疼痛，麻木；②癫痫

【操作】直刺0.3~0.5寸。药物外敷、艾灸、按揉。

肩贞

【定位】在肩胛区，肩关节后下方，腋后纹头直上1寸。

【主治】肩臂疼痛，上肢不遂。

【操作】直刺1~1.5寸。药物外敷、艾灸、按揉。

【注意】不宜向胸侧深刺。

臑俞

【定位】在肩胛区，腋后纹头直上，肩胛冈下缘凹陷中。

【主治】肩臂疼痛，肩不举。

【操作】直刺或斜刺0.5~1.5寸。药物外敷、艾灸、按揉。

【注意】不宜向胸侧深刺。

天宗

【定位】在肩胛区，肩胛冈中点与肩胛骨下角连线上1/3与下2/3交点凹陷中。

【主治】①肩胛疼痛、肩背部损伤等局部病证；②气喘。

【操作】直刺或斜刺0.5~1寸。遇到阻力不可强行进针。药物外敷、艾灸、按揉。

秉风

【定位】在肩胛区，肩胛冈中点上方冈上窝中。

【主治】肩胛疼痛不举，上肢酸麻，咳嗽。

【操作】直刺或斜刺0.5~1寸。药物外敷、艾灸、按揉。

曲垣

【定位】在肩胛区，肩胛冈内侧端上缘凹陷中。

【主治】肩胛拘挛疼痛，肩背痛。

【操作】直刺或向外斜刺0.5~1寸，药物外敷、艾灸、按揉。

【注意】不宜向胸侧深刺。

肩外俞

【定位】在脊柱区，第1胸椎棘突下，后正中线旁开3寸。

【主治】肩背疼痛、颈项强急等肩背、颈项痹证。

【操作】向外斜刺0.5~0.8寸，药物外敷、艾灸、按揉。

【注意】不宜直刺、深刺。

肩中俞

【定位】在脊柱区，第7颈椎棘突下，后正中线旁开2寸。

【主治】①咳嗽，气喘；②肩背疼痛。

【操作】直刺或向外斜刺0.5~0.8寸，药物外敷、艾灸、按揉。

【注意】不宜深刺。

天窗

【定位】在颈部，横平喉结，胸锁乳突肌后缘。

【主治】①耳鸣、耳聋、咽喉肿痛、暴喑等五官病证；②颈项强痛。

【操作】直刺0.5~1寸。药物外敷、艾灸、按揉。

天容

【定位】在颈部，下颌角后方，胸锁乳突肌的前缘凹陷中。

【主治】①耳鸣、耳聋、咽喉肿痛、颊肿等五官病证；②头项痈肿；③瘿气。

【操作】直刺0.5~1寸。药物外敷、艾灸、按揉。

【注意】注意避开血管。

颧髎

【定位】在面部，颧骨下缘，目外眦直下凹陷中。

【主治】①颊肿、面㖞；②牙痛、唇肿、面赤；③目黄等。

【操作】直刺0.2~0.3寸。药物外敷、艾灸、按揉。

听宫

【定位】在面部，耳屏正中与下颌骨髁突之间的凹陷中。

【主治】①耳聋、耳鸣、聤耳；②牙痛、失音；③痫证。

【操作】直刺0.5~1.0寸。药物外敷、艾灸、按揉。

足太阳膀胱经

攒竹

【定位】在面部，眉头凹陷中，额切迹处。

【主治】①头痛、眉棱骨痛；②眼睑瞤动、眼睑下垂、口眼歪斜、目视不明、流泪、目赤肿痛等目疾；③呃逆。

【操作】可向眉中或向眼眶内缘平刺或斜刺0.3~0.5寸，或直刺0.2~0.3寸。药物外敷、艾灸、按揉。

天柱

【定位】在颈后区，横平第2颈椎棘突上际，斜方肌外缘凹陷中。

【主治】①后头痛、项强、肩背腰痛；②鼻塞；③目痛；④癫狂痫；⑤热病。

【操作】直刺或斜刺0.5~0.8寸，药物外敷、艾灸、按揉。

【注意】不可向内上方深刺，以免伤及延髓

大杼

【定位】在脊柱区，第1胸椎棘突下，后正中线旁开1.5寸。

【主治】①咳嗽、发热；②项强、肩背痛。

【操作】斜刺0.5~0.8寸，药物外敷、艾灸、按揉。

【注意】不宜深刺，以免伤及内部重要脏器

风门

【定位】在脊柱区，第2胸椎棘突下，后正中线旁开1.5寸。

【主治】①感冒、咳嗽、发热、头痛等外感病证；②项强、胸背痛。

【操作】斜刺0.5~0.8寸，热证宜点刺放血。刺血、药物外敷、艾灸、按揉。

肺俞

【定位】在脊柱区，第3胸椎棘突下，后正中线旁开1.5寸。

【主治】①咳嗽、气喘、咯血等肺系病证；②骨蒸潮热、盗汗等阴虚病证；③瘙痒、隐疹等皮肤病。

【操作】斜刺0.5~0.8寸。热证宜点刺放血，刺血、药物外敷、艾灸、按揉。

厥阴俞

【定位】在脊柱区，第4胸椎棘突下，后正中线旁开1.5寸。

【主治】①心痛、心悸；②咳嗽、胸满、烦闷、胃脘痛；③神经衰弱等。

【操作】斜刺0.5~0.8寸。刺血、药物外敷、艾灸、按揉。

心俞

【定位】在脊柱区，第5胸椎棘突下，后正中线旁开1.5寸。

【主治】①心痛、惊悸、失眠、健忘、癫痫等心与神志病证；②咳嗽、咯血等肺系病证；③盗汗，遗精。

【操作】斜刺0.5~0.8寸。刺血、药物外敷、艾灸、按揉。

督俞

【定位】在脊柱区，第6胸椎棘突下，后正中线旁开1.5寸。

【主治】①心痛、胸闷；②寒热、气喘；③腹胀、腹痛、肠鸣、呃逆等胃肠病证。

【操作】斜刺0.5~0.8寸。刺血、药物外敷、艾灸、按揉。

膈俞

【定位】在脊柱区，第7胸椎棘突下，后正中线旁开1.5寸。

【主治】①血瘀诸证；②呕吐、呃逆、气喘、吐血等上逆之证；③隐疹等，皮肤瘙痒；④贫血；⑤潮热，盗汗。

【操作】斜刺0.3~0.5寸。刺血、药物外敷、艾灸、按揉。

肝俞

【定位】在脊柱区，第9胸椎棘突下，后正中线旁开1.5寸。

【主治】①胁痛、黄疸等肝胆病证；②目赤、目视不明、目眩、夜盲、迎风流泪等目疾；③癫狂痫；④脊背痛。

【操作】斜刺0.5~0.8寸。刺血、药物外敷、艾灸、按揉。

胆俞

【定位】在脊柱区，第10胸椎棘突下，后正中线旁开1.5寸。

【主治】①黄疸、口干口苦、胁痛等肝胆病证；②结核、潮热；③呕吐、食欲不振等。

【操作】斜刺0.5~0.8寸。刺血、药物外敷、艾灸、按揉。

脾俞

【定位】在脊柱区，第11胸椎棘突下，后正中线旁开1.5寸。

【主治】①腹胀、纳呆、呕吐、腹泻、痢疾、便血、水肿等脾胃肠病证；②多食善饥，身体消瘦；③背痛、胁痛。

【操作】斜刺0.5~0.8寸。刺血、药物外敷、艾灸、按揉。

胃俞

【定位】在脊柱区，第12胸椎棘突下，后正中线旁开1.5寸。

【主治】①胃脘痛、呕吐、腹胀、肠鸣等胃肠病证；②多食善饥，身体消瘦。

【操作】斜刺0.5~0.8寸。刺血、药物外敷、艾灸、按揉。

三焦俞

【定位】在脊柱区，第1腰椎棘突下，后正中线旁开1.5寸。

【主治】①肠鸣、腹胀、呕吐、腹泻、痢疾等脾胃肠病证；②小便不利、水肿等三焦气化不利病证；③腰背强痛、肩背拘急。

【操作】斜刺0.5~1寸。刺血、药物外敷、艾灸、按揉。

肾俞

【定位】在脊柱区，第2腰椎棘突下，后正中线旁开1.5寸。

【主治】①头晕、耳鸣、耳聋、腰酸痛等；②遗尿、遗精、阳痿、早泄、不育等泌尿生殖系统疾患；③月经不调、带下、不孕等；④消渴。

【操作】斜刺0.5~1寸。刺血、药物外敷、艾灸、按揉。

气海俞

【定位】在脊柱区，第3腰椎棘突下，后正中线旁开1.5寸。

【主治】①肠鸣，腹胀；②痛经；③腰痛、腰腿不利。

【操作】斜刺0.5~1寸。刺血、药物外敷、艾灸、按揉。

大肠俞

【定位】在脊柱区，第4腰椎棘突下，后正中线旁开1.5寸。

【主治】①腰腿痛；②腹胀、腹泻、便秘等胃肠病证。

【操作】直刺0.8~1.2寸。刺血、药物外敷、艾灸、按揉。

关元俞

【定位】在脊柱区，第5腰椎棘突下，后正中线旁开1.5寸。

【主治】①腹胀、泄泻；②腰痛；③小便频数或不利、遗尿。

【操作】直刺0.8~1.2寸。刺血、药物外敷、艾灸、按揉。

小肠俞

【定位】横平第1骶后孔，骶正中嵴旁开1.5寸。

【主治】①遗精、遗尿、尿血、尿痛、带下等泌尿生殖系统疾患；②腰腿痛、小腹胀痛。

【操作】斜刺0.8~1.2寸。刺血、药物外敷、艾灸、按揉。

膀胱俞

【定位】横平第2骶后孔，骶正中嵴旁开1.5寸。

【主治】①小便不利、遗尿等膀胱气化功能失调病证；②腹痛、腹泻、便秘；③腰脊强痛、膝足寒冷无力；④女子瘕聚、阴部肿痛、生疮等。

【操作】斜刺0.8~1.2寸。刺血、药物外敷、艾灸、按揉。

中臀俞

【定位】横平第3骶后孔，骶正中嵴旁开1.5寸。

【主治】①痢疾、腹泻、腹胀；②疝气；③腰脊骶强痛。

【操作】斜刺1~1.5寸。刺血、药物外敷、艾灸、按揉。

白环俞

【定位】横平第4骶后孔，骶正中嵴旁开1.5寸。

【主治】①遗尿、遗精；②月经不调、带下；③疝气；④腰腿痛。

【操作】斜刺1~1.5寸。刺血、药物外敷、艾灸、按揉。

上髎

【定位】正对第1骶后孔中。

【主治】①大小便不利；②月经不调、带下、阴挺等；③遗精，阳痿；④腰痛。

【操作】斜刺1~1.5寸。刺血、药物外敷、艾灸、按揉。

次髎

【定位】正对第2骶后孔中。

【主治】①月经不调、痛经、带下等；②小便不利、遗精、阳痿等；③疝气；④腰痛，下肢痿痹。

【操作】斜刺1~1.5寸。刺血、药物外敷、艾灸、按揉。

中髎

【定位】正对第3骶后孔中。

【主治】①便秘，泄泻；②小便不利；③月经不调，带下；④腰痛。

【操作】斜刺1~1.5寸。刺血、药物外敷、艾灸、按揉。

下髎

【定位】正对第4骶后孔中。

【主治】①腹痛，便秘；②小便不利；③腰痛。

【操作】斜刺1~1.5寸。刺血、药物外敷、艾灸、按揉。

会阳

【定位】尾骨端旁开0.5寸。

【主治】①痢疾、腹泻、便血；②阳痿；③带下。

【操作】斜刺1~1.5寸。药物外敷、艾灸、按揉。

承扶

【定位】在股后区，臀沟的中点。

【主治】①腰、骶、臀、股部疼痛；②背痛；③下肢瘫痪。

【操作】直刺1~2寸。药物外敷、艾灸、按揉。

殷门

【定位】在股后区，臀沟下6寸，股二头肌与半腱肌之间。

【主治】大腿疼、股外侧肿、腰脊强痛、不可俯仰。

【操作】直刺1~2寸。药物外敷、艾灸、按揉。

浮郄

【定位】在膝后区，腘横纹上1寸，股二头肌腱的内侧缘。

【主治】①腘筋挛急、臀股麻木；②便秘

【操作】直刺1~1.5寸。药物外敷、艾灸、按揉。

委阳

【定位】在膝部，腘横纹上，股二头肌腱的内侧缘。

【主治】①腹满、小便不利；②腰脊强痛、腿足挛痛。

【操作】直刺1~1.5寸；药物外敷、艾灸、按揉。

委中

【定位】在膝后区，腘横纹中点。

【主治】①腰背痛、下肢痿痹等腰及下肢病证；②腹痛、急性吐泻等急症；③隐疹、丹毒；④小便不利、遗尿。

【操作】直刺1~1.5寸，或用三棱针点刺腘静脉出血，针刺不宜过快、过强、过深，以免损伤血管和神经。

附分

【定位】在脊柱区，第2胸椎棘突下，后正中线旁开3寸。

【主治】颈项强痛、肩背拘急、肘臂麻木等。

【操作】斜刺0.5~0.8寸。药物外敷、艾灸、按揉。

魄户

【定位】在脊柱区，第3胸椎棘突下，后正中线旁开3寸。

【主治】①咳嗽、气喘等肺部疾病；②项强，肩背痛。

【操作】斜刺0.5~0.8寸。药物外敷、艾灸、按揉。

膏肓

【定位】在脊柱区，第4胸椎棘突下，后正中线旁开3寸。

【主治】①咳嗽、气喘、肺痨等肺系虚损病证；②健忘、遗精、盗汗、羸瘦等虚劳诸证；③肩胛痛。

【操作】斜刺0.5~0.8寸。此穴多用灸法，每次7~15壮，或温灸15~30分钟。药物外敷、艾灸、按揉。

神堂

【定位】在脊柱区，第5胸椎棘突下，后正中线旁开3寸。

【主治】①咳嗽、气喘、胸闷等肺胸病证；②脊背强痛。

【操作】斜刺0.5~0.8寸。药物外敷、艾灸、按揉。

譩譆

【定位】在脊柱区，第6胸椎棘突下，后正中线旁开3寸。

【主治】①咳嗽、哮喘；②肩背痛；③眩晕、鼻衄等。

【操作】直刺0.5~0.8寸。药物外敷、艾灸、按揉。

膈关

【定位】在脊柱区，第7胸椎棘突下，后正中线旁开3寸。

【主治】①胸闷、嗳气、呕吐等气上逆之证；②脊背强痛。

【操作】直刺0.5~0.8寸。药物外敷、艾灸、按揉。

魂门

【定位】在脊柱区，第9胸椎棘突下，后正中线旁开3寸。

【主治】①胸胁痛、背痛；②呕吐、腹泻。

【操作】直刺0.5~0.8寸。药物外敷、艾灸、按揉。

阳纲

【定位】在脊柱区，第10胸椎棘突下，后正中线旁开3寸。

【主治】①肠鸣、腹痛、腹泻等胃肠病证；②黄疸；③消渴。

【操作】斜刺0.5~0.8寸。药物外敷、艾灸、按揉。

意舍

【定位】在脊柱区，第11胸椎棘突下，后正中线旁开3寸。

【主治】腹胀、肠鸣、呕吐、腹泻等胃肠病证，

【操作】斜刺0.5~0.8寸。药物外敷、艾灸、按揉。

胃仓

【定位】在脊柱区，第12胸椎棘突下，后正中线旁开3寸。

【主治】①胃脘痛、腹胀、小儿食积等脾胃病证；②水肿；③背脊痛。

【操作】斜刺0.5~0.8寸。药物外敷、艾灸、按揉。

肓门

【定位】在腰区，第1腰椎棘突下，后正中线旁开3寸。

【主治】①腹痛、胃痛、便秘、痞块等胃肠病证；②乳疾。

【操作】斜刺0.5~0.8寸。药物外敷、艾灸、按揉。

志室

【定位】在腰区，第2腰椎棘突下，后正中线旁开3寸。

【主治】①遗精、阳痿；②小便不利、水肿；③腰脊强痛。

【操作】斜刺0.5~0.8寸。药物外敷、艾灸、按揉。

胞肓

【定位】在骶区，横平第2骶后孔，后正中线旁开3寸。

【主治】①肠鸣、腹胀、便秘、嗳气等胃肠病证；②二便不利、阴肿；③腰脊强痛。

【操作】斜刺1~1.5寸。药物外敷、艾灸、按揉。

秩边

【定位】在骶区，横平第4骶后孔，后中线旁开3寸。

【主治】①腰痛、下肢痿痹等腰及下肢病证；②小便不利、癃闭；③便秘；④外阴肿痛。

【操作】直刺1.5~2寸。药物外敷、艾灸、按揉。

合阳

【定位】在小腿后区，腘横纹下2寸，腓肠肌内、外侧头之间。

【主治】①腰脊强痛，下肢痿痹；②疝气；③崩漏。

【操作】直刺1~1.5寸。药物外敷、艾灸、按揉。

承筋

【定位】在小腿后区，腘横纹下5寸，腓肠肌两肌腹之间。

【主治】①腰腿拘急、疼痛；②霍乱转筋；③腰背拘急、膝酸痛。

【操作】直刺1~1.5寸。药物外敷、艾灸、按揉。

承山

【定位】在小腿后区，腓肠肌两肌腹与肌腱交角处。

【主治】①腰腿拘急、疼痛；②脚气、便秘；③腹痛、疝气。

【操作】直刺1~2寸。不宜做过强的刺激，以免引起腓肠肌痉挛。

飞扬

【定位】在小腿后区，昆仑直上7寸，腓肠肌外下缘与跟腱移行处。

【主治】①腰腿疼痛；②头痛、目眩；③鼻塞、鼻衄。

【操作】直刺1~1.5寸。药物外敷、艾灸、按揉。

跗阳

【定位】在小腿后区，昆仑直上3寸，腓骨与跟腱之间。

【主治】①腰腿痛、下肢痿痹、外踝肿痛等腰、下肢病证；②头痛、头重、眩晕。

【操作】直刺0.8~1.2寸。药物外敷、艾灸、按揉。

昆仑

【定位】在踝区，外踝尖与跟腱之间的凹陷中。

【主治】①后头痛、项强、目眩；②腰痛、足踝肿痛；③癫痫；④滞产。

【操作】直刺0.5~0.8寸。药物外敷、艾灸、按揉。

【注意】经期慎用，孕妇禁用。

仆参

【定位】在跟区，昆仑直下，跟骨外侧，赤白肉际处。

【主治】①下肢痿痹；②足跟痛；③霍乱转筋、脚气膝肿。

【操作】直刺0.3~0.5寸。药物外敷、艾灸、按揉。

申脉

【定位】在踝区，外踝尖直下，外踝下缘与跟骨之间凹陷中。

【主治】①头痛，眩晕；②失眠、癫狂痫等神志病证；③腰腿酸痛。

【操作】直刺0.3~0.5寸。药物外敷、艾灸、按揉。

金门

【定位】在足背，外踝前缘直下，第5跖骨粗隆后方，骰骨下缘凹陷中。

【主治】①头痛、腰痛、下肢痿痹、外踝痛等痛证、痹证；②癫痫；③小儿惊风。

【操作】直刺0.3~0.5寸。药物外敷、艾灸、按揉。

京骨

【定位】在跖区，第5跖骨粗隆前下方，赤白肉际处。

【主治】①头痛、项强；②膝痛、腰腿痛；③癫痫；④目翳。

【操作】直刺0.3~0.5寸。药物外敷、艾灸、按揉。

束骨

【定位】在跖区，第5跖趾关节的近端，赤白肉际处。

【主治】①头痛、项强、目眩等头部疾患；②下肢后侧痛、腰背痛；③癫狂。

【操作】直刺0.3~0.5寸。药物外敷、艾灸、按揉。

足通谷

【定位】在足趾，第5跖趾关节的远端，赤白肉际处。

【主治】①头痛、项强；②目眩、鼻衄；③癫狂。

【操作】直刺0.2~0.3寸。药物外敷、艾灸、按揉。

至阴

【定位】在足趾，足小趾末节外侧，趾甲根角侧后方0.1寸（指寸）。

【主治】①胎位不正、滞产；②头痛、目痛；③鼻塞、鼻衄。

【操作】浅刺0.1寸。胎位不正用灸法。药物外敷、艾灸、按揉。

足少阴肾经

涌泉

【定位】在足底，屈足卷趾时足心最凹陷中；约当足底第2、3趾蹼缘与足跟连线的前1/3与后2/3交点凹陷中。

【主治】①昏厥、中暑、小儿惊风、癫狂痫等急症及神志病证；②头痛、头晕、目眩、失眠；③咯血、咽喉肿痛、喉痹、失音等肺系病证；④大便难、小便不利；⑥足心热。

【操作】直刺0.5~1寸，针刺时要防止刺伤足底动脉弓。临床常用灸法或药物贴敷，药物外敷、艾灸、按揉。

然谷

【定位】在足内侧，足舟骨粗隆下方，赤白肉际处。

【主治】①月经不调、阴挺、阴痒、白浊等；②遗精、阳痿、小便不利等泌尿生殖系统疾患；③咯血，咽喉肿痛；④消渴；⑤下肢痿痹；⑥小儿脐风，口噤；⑦腹泻。

【操作】直刺0.5~1寸。药物外敷、艾灸、按揉。

太溪

【定位】在足踝区，内踝尖与跟腱之间凹陷中。

【主治】①头痛、目眩、失眠、健忘、遗精、阳痿等肾虚证；②咽喉肿痛、齿痛、耳鸣、耳聋等；③咳嗽、气喘、咯血、胸痛等肺系疾患；④消渴、小便频数、便秘；⑤月经不调；⑥腰脊痛、下肢厥冷、内踝肿痛。

【操作】直刺0.5~1寸。药物外敷、艾灸、按揉。

大钟

【定位】在跟区，内踝后下方，跟骨上缘，跟腱附着部前缘凹陷中。

【主治】①痴呆；②癃闭、遗尿、便秘；③月经不调；④咯血、气喘；⑤腰脊强痛，足跟痛。

【操作】直刺0.3~0.5寸。药物外敷、艾灸、按揉。

水泉

【定位】在跟区，太溪直下1寸，跟骨结节内侧凹陷中。

【主治】①月经不调、痛经、阴挺等；②小便不利、淋证、血尿。

【操作】直刺0.3~0.5寸。药物外敷、艾灸、按揉。

照海

【定位】在踝区，内踝尖下1寸，内踝下缘边际凹陷中。

【主治】①失眠、癫痫等神志病证；②咽喉干痛、目赤肿痛等五官热性病证；③月经不调、痛经、带下、阴挺等；④小便频数。

【操作】直刺0.5~0.8寸。药物外敷、艾灸、按揉。

复溜

【定位】在小腿内侧，内踝尖上2寸，跟腱的前缘。

【主治】①水肿、汗证（无汗或多汗）等津液输布失调病证；②腹胀、腹泻、肠鸣等胃肠病证；③腰脊强痛、下肢痿痹。

【操作】直刺0.5~1寸。药物外敷、艾灸、按揉。

交信

【定位】在小腿内侧，内踝尖上2寸，胫骨内侧缘后际凹陷中。

【主治】股膝胫内侧痛、月经不调、带下病、月经过多、腹泻、便秘、睾丸肿痛、疝气等。

【操作】斜刺0.8~1寸。药物外敷、艾灸、按揉。

筑宾

【定位】在小腿内侧，太溪直上5寸，比目鱼肌与跟腱之间。

【主治】小腿内侧痛、疝痛等。

【操作】斜刺0.5~1.2寸。药物外敷、艾灸、按揉。

阴谷

【定位】在膝后区，腘横纹上，半腱肌肌腱外侧缘。

【主治】膝股内侧痛、腹绞痛、月经不调等。

【操作】斜刺0.5~1.2寸。药物外敷、艾灸、按揉。

横骨

【定位】在下腹部，脐中下5寸，前正中线旁开0.5寸。

【主治】少腹满痛、阴部痛、疝气。

【操作】斜刺0.8~1.2寸。药物外敷、艾灸、按揉。

大赫

【定位】在下腹部，脐中下4寸，前正中线旁开0.5寸。

【主治】月经不调、带下、不孕、泄泻、痢疾等。

【操作】斜刺0.8~1.2寸。药物外敷、艾灸、按揉。

气穴

【定位】在下腹部，脐中下3寸，前正中线旁开0.5寸。

【主治】①月经不调、带下、不孕；②小便不利；③腹泻；④奔豚气。

【操作】斜刺1~1.5寸。药物外敷、艾灸、按揉。

四满

【定位】在下腹部，脐中下2寸，前正中线旁开0.5寸。

【主治】①月经不调、崩漏、带下、产后恶露不尽等妇产科病证；②遗精、遗尿；③小腹痛、脐下积聚等腹部疾患；④便秘、水肿。

【操作】直刺1~1.5寸。利水多用灸法。药物外敷、艾灸、按揉。

中注

【定位】在下腹部，脐中下1寸，前正中线旁0.5寸。

【主治】①月经不调；②腹痛、便秘、腹泻等胃肠病证。

【操作】直刺1~1.5寸。药物外敷、艾灸、按揉。

肓俞

【定位】在腹部，脐中旁开0.5寸。

【主治】①腹痛绕脐、腹胀、腹泻、便秘等胃肠病证；②疝气；③月经不调。

【操作】直刺1~1.5寸。药物外敷、艾灸、按揉。

商曲

【定位】在上腹部，脐中上2寸，前正中线旁0.5寸。

【主治】①胃痛、腹痛、腹胀、腹泻、便秘等胃肠病证；②腹中积聚。

【操作】直刺1~1.5寸。药物外敷、艾灸、按揉。

石关

【定位】在上腹部，脐上3寸，前正中线旁0.5寸。

【主治】①胃痛、呕吐、腹痛、便秘等胃肠病证；②产后腹痛、不孕。

【操作】直刺1~1.5寸。药物外敷、艾灸、按揉。

阴都

【定位】在上腹部，脐中上4寸，前正中线旁0.5寸。

【主治】胃痛、腹胀、便秘等胃肠病证。

【操作】直刺1~1.5寸。药物外敷、艾灸、按揉。

腹通谷

【定位】在上腹部，脐中上5寸，前正中线旁开0.5寸。

【主治】①腹痛、腹胀、胃痛、呕吐等胃肠病证；②心痛、心悸、胸痛等心胸病证。

【操作】直刺0.5~0.8寸。药物外敷、艾灸、按揉

幽门

【定位】在上腹部，脐中上6寸，前正中线旁开0.5寸。

【主治】腹痛、呕吐、腹胀、腹泻等胃肠病证。

【操作】直刺0.5~0.8寸，药物外敷、艾灸、按揉。

【注意】不可向上深刺，以免伤及内脏。

步廊

【定位】在胸部，第5肋间隙，前正中线旁开2寸。

【主治】①胸痛、咳嗽、气喘等胸肺病证；②乳痈。

【操作】斜刺或平刺0.5~0.8寸，药物外敷、艾灸、按揉

【注意】不可向上深刺，以免伤及内脏。

神封

【定位】在胸部，第4肋间隙，前正中线旁开2寸。

【主治】①胸胁支满、咳嗽、气喘等胸肺疾患；②乳痈；③呕吐。

【操作】斜刺或平刺0.5~0.8寸，药物外敷、艾灸、按揉

【注意】不可向上深刺，以免伤及内脏。

灵墟

【定位】在胸部，第3肋间隙，前正中线旁开2寸。

【主治】①胸胁支满、咳嗽、气喘等胸肺疾患；②乳痈；③呕吐。

【操作】斜刺或平刺0.5~0.8寸。药物外敷、艾灸、按揉

【注意】不可向上深刺，以免伤及内脏。

神藏

【定位】在胸部，第2肋间隙，前正中线旁开2寸。

【主治】①胸胁支满、咳嗽、气喘等胸肺疾患；②呕吐、厌食。

【操作】斜刺或平刺0.5~0.8寸，药物外敷、艾灸、按揉。

【注意】不可向上深刺，以免伤及内脏。

彧中

【定位】在胸部，第1肋间隙，前正中线旁开2寸。

【主治】咳嗽、气喘、胸胁支满、痰壅等肺系病证；胸胁胀满、厌食物。

【操作】斜刺或平刺0.5~0.8寸，药物外敷、艾灸、按揉。

【注意】不可向上深刺，以免伤及内脏。

俞府

【定位】在胸部，锁骨下缘，前正中线旁开2寸。

【主治】咳嗽、气喘、胸痛、呕吐、厌食等。

【操作】斜刺或平刺0.5~0.8寸，药物外敷、艾灸、按揉。

【注意】不可向上深刺，以免伤及内脏。

手厥阴心包经

天池

【定位】在胸部，第4肋间隙，前正中线旁开5寸。

【主治】①咳嗽、痰多、胸闷、气喘、胸痛等心肺病证；②腋肿、乳痈、乳少。

【操作】斜刺或平刺0.3~0.5寸，药物外敷、艾灸、按揉。

【注意】不可深刺。

天泉

【定位】在臂前区，腋前纹头下2寸，肱二头肌的长、短头之间。

【主治】①心痛、咳嗽、胸胁胀满等心肺病证；②胸背及上臂内侧痛。

【操作】直刺1~1.5寸。药物外敷、艾灸、按揉。

曲泽

【定位】在肘前区，肘横纹上，肱二头肌腱的尺侧缘凹陷中。

【主治】①心痛、心悸、善惊等心系病证；②胃痛、呕血、呕吐等胃热病证；③暑热病、肘臂挛痛、上肢颤动。

【操作】直刺1~1.5寸，或点刺出血。刺血、药物外敷、艾灸、按揉。

郄门

【定位】在前臂前区，腕掌侧远端横纹上5寸，掌长肌腱与桡侧腕屈肌腱之间。

【主治】①急性心痛、心悸、心烦、胸痛等心胸病证；②咯血、呕血等热性出血证；③疔疮；④癫痫。

【操作】直刺0.5~1寸。药物外敷、艾灸、按揉。

间使

【定位】在前臂前区，腕掌侧远端横纹上3寸，掌长肌腱与桡侧腕屈肌腱之间。

【主治】①心痛、心悸等心系病证；②胃痛、呕吐等胃热病证；③热病、疟疾、狂痫；④腋肿、肘臂腕挛痛。

【操作】直刺0.5~1寸。药物外敷、艾灸、按揉。

内关

【定位】在前臂前区，腕掌侧远端横纹上2寸，掌长肌腱与桡侧腕屈肌腱之间。

【主治】①心痛、胸闷、心动过速或过缓等心系病证；②胃痛、呕吐、呃逆等胃腑病证；③中风，偏瘫，眩晕，偏头痛；④失眠、郁证、癫狂痫等神志病证；⑤肘、臂、腕挛痛。

【操作】直刺0.5~1寸。药物外敷、艾灸、按揉。

大陵

【定位】在腕前区，腕掌侧远端横纹中，掌长肌腱与桡侧腕屈肌腱之间。

【主治】①心痛、心悸、胸胁满痛；②胃痛、呕吐、口臭等胃腑病证；③喜笑悲恐、癫狂痫等神志疾患；④臂、手挛痛。

【操作】直刺0.3~0.5寸。药物外敷、艾灸、按揉。

劳宫

【定位】在掌区，横平第3掌指关节近端，第2、3掌骨之间偏于第3掌骨。

【主治】①中风昏迷、中暑等急症；②心痛、烦闷、癫狂痫等心与神志病证；③口疮、口臭；④鹅掌风。

【操作】直刺0.3~0.5寸。药物外敷、艾灸、按揉。

手少阳三焦经

液门

【定位】在手背部，当第4、5指间，指蹼缘上方赤白肉际凹陷中。

【主治】①头痛、目赤、耳鸣、耳聋、咽痛等头面五官热性病证；②疟疾；③手臂痛。

【操作】直刺0.3~0.5寸。药物外敷、艾灸、按揉。

中渚

【定位】在手背，第4、5掌骨间，第4掌指关节近端凹陷中。

【主治】①头痛、目赤、耳鸣、耳聋等头面五官热性病证；②疟疾；③手指不能屈伸、肘臂痛。

【操作】直刺0.3~0.5寸。药物外敷、艾灸、按揉。

阳池

【定位】在腕后区，腕背侧远端横纹上，指伸肌腱的尺侧缘凹陷中。

【主治】①目赤肿痛、耳聋、喉痹等五官病证；②消渴、口干；③腕痛、肩臂痛。

【操作】直刺0.3~0.5寸。药物外敷、艾灸、按揉。

外关

【定位】在前臂后区，腕背侧远端横纹上2寸，尺骨与桡骨间隙中点。

【主治】①热病；②头痛、目赤肿痛、耳鸣、耳聋等头面五官病证；③胁肋痛；④上肢痿痹不遂。

【操作】直刺0.5~1寸。药物外敷、艾灸、按揉。

支沟

【定位】在前臂后区，腕背侧远端横纹上3寸，尺骨与桡骨间隙中点。

【主治】耳聋、耳鸣、暴喑；胁肋痛；便秘；热病。

【操作】直刺0.5~1寸。药物外敷、艾灸、按揉。

会宗

【定位】在前臂后区，腕背侧远端横纹上3寸、尺骨的桡侧缘。

【主治】①耳鸣，耳聋；②手臂痛。

【操作】直刺0.5~1寸。药物外敷、艾灸、按揉。

三阳络

【定位】在前臂后区，腕背侧远端横纹上4寸，尺骨与桡骨间隙中点。

【主治】①耳聋、暴喑、齿痛等五官病证；②手臂痛。

【操作】直刺0.5~1寸。药物外敷、艾灸、按揉。

四渎

【定位】在前臂后区，肘尖下5寸，尺骨与桡骨间隙中点。

【主治】①耳聋、暴喑、齿痛、咽喉肿痛等五官病证；②手臂痛。

【操作】直刺0.5~1寸。药物外敷、艾灸、按揉。

天井

【定位】在肘后区，肘尖上1寸凹陷中。

【主治】耳聋；癫痫；偏头痛、胁肋痛、颈项肩臂痛；肘劳。

【操作】直刺0.5~1寸。药物外敷、艾灸、按揉。

清泠渊

【定位】在臂后区，肘尖与肩峰角连线上，肘尖上2寸。

【主治】头痛、目痛、胁痛、肩臂痛。

【操作】直刺0.8~1.2寸。药物外敷、艾灸、按揉。

消泺

【定位】在臂后区，肘尖与肩峰角连线上，肘尖上5寸。

【主治】头痛、齿痛、项背痛。

【操作】直刺1~1.5寸。药物外敷、艾灸、按揉。

臑会

【定位】在臂后区，肩峰角下3寸，三角肌的后下缘。

【主治】上肢痹痛。

【操作】直刺1~1.5寸。药物外敷、艾灸、按揉。

肩髎

【定位】在三角肌区，肩峰角与肱骨大结节两骨间凹陷中。

【主治】臂痛，肩重不能举。

【操作】向肩关节直刺1~1.5寸。药物外敷、艾灸、按揉。

天髎

【定位】在肩胛区，肩胛骨上角骨际凹陷中。

【主治】肩臂痛，颈项强急。

【操作】直刺0.5~1寸。药物外敷、艾灸、按揉。

天牖

【定位】在颈部，横平下颌角，胸锁乳突肌的后缘凹陷中。

【主治】①头痛、头眩、项强、目不明、暴聋；②颈项强痛。

【操作】直刺0.5~1寸。药物外敷、艾灸、按揉。

翳风

【定位】在颈部，耳垂后方，乳突下端前方凹陷中。

【主治】①耳鸣、耳聋、聤耳等耳疾；②口眼歪斜、面痛、牙关紧闭、颊肿等面口病证。

【操作】直刺0.5~1寸。药物外敷、艾灸、按揉。

瘈脉

【定位】在头部，乳突中央，角孙与翳风沿耳轮弧形连线的上2/3与下1/3的交点处。

【主治】①头痛；②耳鸣、耳聋；③小儿惊风。

【操作】平刺0.3~0.5寸；或点刺静脉出血。刺血、药物外敷、艾灸、按揉。

颅息

【定位】在头部，角孙与翳风沿耳轮弧形连线的上1/3与下2/3的交点处。

【主治】①头痛；②耳鸣，耳聋；③小儿惊风。

【操作】平刺0.3~0.5寸。药物外敷、艾灸、按揉。

角孙

【定位】在头部，耳尖正对发际处。

【主治】①头痛，项强；②疟腮，齿痛；③目翳，目赤肿痛。

【操作】平刺0.3~0.5寸。药物外敷、艾灸、按揉。

耳门

【定位】在耳区，耳屏上切迹与下颌骨髁突之间的凹陷中。

【主治】①耳鸣、耳聋等耳疾；②齿痛。

【操作】微张口，直刺0.5~1寸。药物外敷、艾灸、按揉。

丝竹空

【定位】在面部，眉梢凹陷中。

【主治】①癫痫；②头痛、目眩、目赤肿痛、眼睑瞤动等头目病证；③齿痛。

【操作】平刺0.3~0.5寸。药物外敷、艾灸、按揉。

足少阳胆经

听会

【定位】在面部，耳屏间切迹与下颌骨髁突之间的凹陷中。

【主治】①耳鸣、耳聋等耳疾；②齿痛、面痛、口眼歪斜等面口病证。

【操作】微张口，直刺0.5~0.8寸。药物外敷、艾灸、按揉。

上关

【定位】在面部，颧弓上缘中央凹陷中。

【主治】耳鸣、耳聋等耳疾；②面痛、口眼歪斜、口噤等面口病证。

【操作】直刺0.3~0.5寸。药物外敷、艾灸、按揉。

完骨

【定位】在头部，耳后乳突的后下方凹陷中。

【主治】①癫痫；②头痛、颈项强痛、喉痹、颊肿、齿痛、口歪等头项五官病证；③中风。

【操作】平刺0.5~0.8寸。药物外敷、艾灸、按揉。

本神

【定位】在头部，前发际上0.5寸，头正中线旁开3寸。

【主治】①癫痫、小儿惊风、中风；②头痛、目眩；③不寐。

【操作】平刺0.5~0.8寸。药物外敷、艾灸、按揉。

阳白

【定位】在头部，眉上1寸，瞳孔直上。

【主治】①前头痛；②眼睑下垂、口眼歪斜；③目赤肿痛、视物模糊、眼睑瞤动等目疾。

【操作】平刺0.5~0.8寸。药物外敷、艾灸、按揉。

风池

【定位】在颈后区，枕骨之下，胸锁乳突肌上端与斜方肌上端之间的凹陷中。

【主治】①中风、癫痫、头痛、眩晕、耳鸣、耳聋等内风所致的病证；②感冒、鼻塞、目赤肿痛、口眼歪斜等外风所致的病证；③颈项强痛。

【操作】针尖微下，向鼻尖斜刺0.8~1.2寸；或平刺透风府穴。药物外敷、艾灸、按揉。

【注意】深部中间为延髓，必须严格掌握针刺的角度与深度。

肩井

【定位】在肩胛区，第7颈椎棘突与肩峰最外侧点连线的中点。

【主治】①颈项强痛、肩背疼痛、上肢不遂；②滞产、乳痈、乳汁不下等妇产科及乳房疾患。

【操作】直刺0.3~0.5寸。药物外敷、艾灸、按揉。

【注意】内有肺尖，不可深刺，孕妇禁针。

渊液

【定位】在胸外侧区，第4肋间隙中，在腋中线上。

【主治】①胸满、胁痛；②上肢痹痛、腋下肿。

【操作】斜刺或平刺0.5~0.8寸，药物外敷、艾灸、按揉。

【注意】不可深刺，以免伤及脏器。

辄筋

【定位】在胸外侧区，第4肋间隙中，腋中线前1寸。

【主治】①胸满、气喘；②呕吐、吞酸；③胁痛、腋肿、肩背痛。

【操作】斜刺或平刺0.5~0.8寸，药物外敷、艾灸、按揉。

【注意】不可深刺，以免伤及脏器。

日月

【定位】在胸部，第7肋间隙中，前正中线旁开4寸。

【主治】①黄疸、胁肋疼痛等肝胆病证；②呕吐、吞酸、呃逆等肝胆犯胃病证。

【操作】斜刺或平刺0.5~0.8寸，药物外敷、艾灸、按揉。

【注意】不可深刺，以免伤及脏器。

京门

【定位】在上腹部，当第12肋骨游离端的下际。

【主治】①小便不利、水肿等水液代谢失调病证；②腹胀、肠鸣、腹泻等胃肠病证；③腰痛、胁痛。

【操作】直刺0.5~1寸。药物外敷、艾灸、按揉。

带脉

【定位】在侧腹部，第11肋骨游离端垂线与脐水平线的交点上。

【主治】①月经不调、闭经、赤白带下等妇科病；②疝气；③腰痛、胁痛。

【操作】直刺1~1.5寸。药物外敷、艾灸、按揉。

五枢

【定位】在下腹部，横平脐下3寸，髂前上棘内侧。

【主治】①赤白带下、月经不调、阴挺、小腹痛等；②疝气，少腹痛；③腰胯痛。

【操作】直刺1~1.5寸。药物外敷、艾灸、按揉。

维道

【定位】在下腹部，髂前上棘内下0.5寸。

【主治】①阴挺、赤白带下、月经不调等；②疝气、少腹痛；③腰胯痛。

【操作】直刺或向前下方斜刺1~1.5寸。药物外敷、艾灸、按揉。

居髎

【定位】在臀部，髂前上棘与股骨大转子最凸点连线的中点处。

【主治】①腰腿痹痛、瘫痪；②疝气、少腹痛。

【操作】直刺1~1.5寸。药物外敷、艾灸、按揉。

环跳

【定位】在臀区，股骨大转子最凸点与骶管裂孔连线的外1/3与内2/3交点处。

【主治】腰胯疼痛、下肢痿痹、半身不遂等腰腿疾患。

【操作】直刺2~3寸。药物外敷、艾灸、按揉。

风市

【定位】在股部，直立垂手，掌心贴于大腿时，中指尖所指凹陷中，髂胫束后缘。

【主治】①下肢痿痹、麻木及半身不遂等下肢疾患；②遍身瘙痒、脚气。

【操作】直刺1~1.5寸。药物外敷、艾灸、按揉。

中渎

【定位】在股部，腘横纹上7寸。

【主治】下肢痿痹、麻木及半身不遂等下肢疾患。

【操作】直刺1~1.5寸。药物外敷、艾灸、按揉。

膝阳关

【定位】在膝部，股骨外上髁后上缘，股二头肌腱与髂胫束之间的凹陷中。

【主治】①膝股肿痛、挛急及小腿麻木等下肢、膝关节疾患；②脚气。

【操作】直刺1~1.5寸。药物外敷、艾灸、按揉。

阳陵泉

【定位】在小腿外侧，腓骨头前下方凹陷中。

【主治】①黄疸、胁痛、口苦、呕吐、吞酸等肝胆犯胃病证；②膝肿痛、下肢痿痹及麻木等下肢、膝关节疾患；③小儿惊风；④肩痛。

【操作】直刺1~1.5寸。药物外敷、艾灸、按揉。

阳交

【定位】在小腿外侧，外踝尖上7寸，腓骨后缘。

【主治】①惊狂、癫痫等神志病证；胸胁满痛；下肢痿痹。

【操作】直刺1~1.5寸。药物外敷、艾灸、按揉。

外丘

【定位】在小腿外侧，外踝尖上7寸，腓骨前缘。

【主治】①癫狂；②胸胁胀满；③下肢痿痹；④颈项强痛。

【操作】直刺1~1.5寸。药物外敷、艾灸、按揉。

光明

【定位】在小腿外侧，外踝尖上5寸，腓骨前缘。

【主治】①目痛、夜盲、近视、目花等目疾；②胸乳胀痛、乳少；③下肢痿痹。

【操作】直刺1~1.5寸。药物外敷、艾灸、按揉。

阳辅

【定位】在小腿外侧，外踝尖上4寸，腓骨前缘。

【主治】偏头痛、目外眦痛、咽喉肿痛、腋下肿痛、胸胁满痛等头面躯体痛证；下肢痿痹。

【操作】直刺0.8~1.2寸。药物外敷、艾灸、按揉。

悬钟

【定位】在小腿外侧，外踝尖上3寸，腓骨前缘。

【主治】①痴呆、中风等髓海不足疾患；②颈项强痛、胸胁满痛、下肢痿痹。

【操作】直刺0.5~0.8寸。药物外敷、艾灸、按揉。

丘墟

【定位】在踝区，外踝的前下方，趾长伸肌腱的外侧凹陷中。

【主治】①目赤肿痛、目翳等目疾；②颈项痛、腋下肿、胸胁痛、外踝肿痛等痛证；③足内翻、足下垂。

【操作】直刺0.5~0.8寸。药物外敷、艾灸、按揉。

足临泣

【定位】在足背，第4、5跖骨底结合部的前方，第5趾长伸肌腱外侧凹陷中。

【主治】①偏头痛、目赤肿痛、胁肋疼痛等痛证；②月经不调、乳少、乳痈；③疟疾。

【操作】直刺0.3~0.5寸。药物外敷、艾灸、按揉。

地五会

【定位】在足背，第4、5跖骨间，第4跖趾关节近端凹陷中。

【主治】①头痛、目赤肿痛、胁痛等痛证；②耳鸣、耳聋；③乳痈。

【操作】直刺0.3~0.5寸。药物外敷、艾灸、按揉。

侠溪

【定位】在足背，第4、5趾间，趾蹼缘后方赤白肉际处。

【主治】①惊悸；②头痛、眩晕、颊肿、耳鸣、耳聋、目赤肿痛等头面五官病证；③胁肋疼痛、膝股痛等痛证；④乳痈；⑤热病。

【操作】直刺0.3~0.5寸。药物外敷、艾灸、按揉。

足厥阴肝经

行间

【定位】在足背，第1、2趾间，趾蹼缘后方赤白肉际处。

【主治】①中风、癫痫、头痛、目眩、目赤肿痛、口歪等肝经风热病证；②月经不调、痛经、闭经、崩漏、带下等妇科病；③阴中痛、疝气；④遗尿、五淋等泌尿系病证；⑤胸胁满痛。

【操作】直刺0.5~0.8寸。药物外敷、艾灸、按揉。

太冲

【定位】在足背，第1、2跖骨间，跖骨底结合部前方凹陷中，或触及动脉搏动。

【主治】①中风、癫狂痫、小儿惊风、头痛、眩晕、耳鸣、目赤肿痛、口歪、咽痛等肝经风热病证；②月经不调、痛经、经闭、崩漏、带下、滞产等妇产科病证；③黄疸、胁痛、口苦、腹胀、呕逆等肝胃病证；④遗尿；⑤下肢痿痹、足跟肿痛。

【操作】直刺0.5~1寸。药物外敷、艾灸、按揉。

中封

【定位】在踝区，内踝前，胫骨前肌肌腱的内侧缘凹陷中。

【主治】①疝气；②阴茎痛、遗精；③小便不利；④腰痛、少腹痛、内踝肿痛等痛证。

【操作】直刺0.5~0.8寸。药物外敷、艾灸、按揉。

蠡沟

【定位】在小腿内侧，内踝尖上5寸，胫骨内侧面的中央。

【主治】①月经不调、赤白带下、阴挺、阴痒等；②小便不利；③疝气、睾丸肿痛；④足胫疼痛。

【操作】平刺0.5~0.8寸。药物外敷、艾灸、按揉。

中都

【定位】在小腿内侧，内踝尖上7寸，胫骨内侧面的中央。

【主治】①疝气、小腹痛；②崩漏、恶露不尽；③泄泻；④下肢痿痹。

【操作】平刺0.5~0.8寸。药物外敷、艾灸、按揉。

膝关

【定位】在膝部，胫骨内侧髁的下方，阴陵泉后1寸。

【主治】膝盖肿痛，下肢痿痹。

【操作】直刺1~1.5寸。药物外敷、艾灸、按揉。

曲泉

【定位】在膝部，腘横纹内侧端，半腱肌肌腱内缘凹陷中。

【主治】①月经不调、痛经、带下、阴挺、阴痒、产后腹痛、腹中包块等妇科病；②遗精、阳痿、疝气；③小便不利；④膝盖肿痛、下肢痿痹。

【操作】直刺1~1.5寸。药物外敷、艾灸、按揉。

阴包

【定位】在股前区，髌底上4寸，股薄肌与缝匠肌之间。

【主治】①月经不调；②小便不利，遗尿。

【操作】直刺0.8~1.5寸。药物外敷、艾灸、按揉。

足五里

【定位】在股前区，气冲直下3寸，动脉搏动处。

【主治】①少腹痛；②小便不利、阴挺、睾丸肿痛。

【操作】直刺0.8~1.5寸。药物外敷、艾灸、按揉。

阴廉

【定位】在股前区，气冲直下2寸。

【主治】①月经不调、带下；②少腹痛。

【操作】直刺0.8~1.5寸。药物外敷、艾灸、按揉。

急脉

【定位】在腹股沟区，横平耻骨联合上缘，前正中线旁开2.5寸。

【主治】①少腹痛、疝气；②阴挺、外阴肿痛。

【操作】直刺0.5~1寸。药物外敷、艾灸、按揉。

【注意】避开动脉。

章门

【定位】在侧腹部，在第11肋游离端的下际。

【主治】①腹痛、腹胀、肠鸣、腹泻、呕吐等脾胃病证；②胁痛、黄疸、痞块等肝胆病证。

【操作】直刺0.8~1寸。药物外敷、艾灸、按揉。

期门

【定位】在胸部，第6肋间隙，前正中线旁开4寸。

【主治】①胸胁胀痛、呕吐、吞酸、呃逆、腹胀、腹泻等肝胃病证；②郁病、奔豚气；③乳痈。

【操作】斜刺或平刺0.5~0.8寸，药物外敷、艾灸、按揉。

【注意】不可深刺，以免伤及内脏。

督脉

长强

【定位】在会阴区，尾骨下方，尾骨端与肛门连线的中点处。

【主治】①腹泻、痢疾、便血、便秘、痔疮、脱肛等肠腑病证；②癫狂痫；③腰脊和尾骶部疼痛。

【操作】紧靠尾骨前面斜刺0.8~1寸。药物外敷、艾灸、按揉。

【注意】不宜直刺，以免伤及直肠。

腰俞

【定位】在骶区，正对骶管裂孔，后正中线上。

【主治】①月经不调、经闭等月经病；②腰脊强痛、下肢痿痹；③癫证；④腹泻、痢疾、便血、便秘、痔疮、脱肛等肠腑病证。

【操作】向上斜刺0.5~1寸。药物外敷、艾灸、按揉。

腰阳关

【定位】在脊柱区，第4腰椎棘突下凹陷中，后正中线上。

【主治】①腰脊疼痛、下肢痿痹；②月经不调、赤白带下等；③遗精、阳痿等男科病证。

【操作】直刺或向上斜刺0.5~1寸，多用灸法。

命门

【定位】在脊柱区，第2腰椎棘突下凹陷中，后正中线上。

【主治】①腰脊强痛、下肢痿痹；②月经不调、赤白带下、痛经、经闭、不孕等；③遗精、阳痿、精冷不育、小便频数等男子肾阳不足病证；④小腹冷痛，腹泻。

【操作】直刺或向上斜刺0.5~1寸。多用灸法。药物外敷、艾灸、按揉。

悬枢

【定位】在脊柱区，第1腰椎棘突下凹陷中，后正中线上。

【主治】①腰脊强痛；②腹胀、腹痛、完谷不化、腹泻、痢疾等胃肠疾患。

【操作】直刺或向上斜刺0.5~1寸。药物外敷、艾灸、按揉。

脊中

【定位】在脊柱区，第11胸椎棘突下凹陷中，后正中线上。

【主治】①癫痫；②黄疸；③腹泻、痢疾、痔疮、脱肛、便血等肠腑病证；④腰脊强痛；⑤小儿疳积。

【操作】向上斜刺0.5~1寸。药物外敷、艾灸、按揉。

中枢

【定位】在脊柱区，第10胸椎棘突下凹陷中，后正中线上。

【主治】①黄疸；②呕吐、腹满、胃痛、食欲不振等脾胃病证；③腰背疼痛。

【操作】向上斜刺0.5~1寸。药物外敷、艾灸、按揉。

筋缩

【定位】在脊柱区，第9胸椎棘突下凹陷中，后正中线上。

【主治】①癫狂痫；②抽搐、脊强、四肢不收、筋挛拘急等筋病；③胃痛；④黄疸。

【操作】向上斜刺0.5~1寸。药物外敷、艾灸、按揉。

至阳

【定位】在脊柱区，第7胸椎棘突下凹陷中，后正中线上。

【主治】①黄疸、胸胁胀满等肝胆病证；②咳嗽、气喘；③腰背疼痛、脊强。

【操作】向上斜刺0.5~1寸。药物外敷、艾灸、按揉。

灵台

【定位】在脊柱区，第6胸椎棘突下凹陷中，后正中线上。

【主治】①咳嗽、气喘；②脊痛、项强；③疗疮。

【操作】向上斜刺0.5~1寸。药物外敷、艾灸、按揉。

神道

【定位】在脊柱区，第5胸椎棘突下凹陷中，后正中线上。

【主治】①心痛、心悸、怔忡等；②失眠、健忘、中风不语、痫证等神志病；③咳嗽、气喘；④腰脊强、肩背痛。

【操作】向上斜刺0.5~1寸。药物外敷、艾灸、按揉。

身柱

【定位】在脊柱区，第3胸椎棘突下凹陷中，后正中线上。

【主治】①身热、头痛、咳嗽、气喘等外感病证；②惊厥、癫狂痫等神志病；③腰脊强痛；④疗疮发背。

【操作】向上斜刺0.5~1寸。药物外敷、艾灸、按揉。

陶道

【定位】在脊柱区，第1胸椎棘突下凹陷中，后正中线上。

【主治】①热病、疟疾、恶寒发热、咳嗽、气喘等外感病证；②头痛、背强痛。

【操作】向上斜刺0.5~1寸。药物外敷、艾灸、按揉。

大椎

【定位】在脊柱区，第7颈椎棘突下凹陷中，后正中线上。

【主治】①热病、疟疾、恶寒发热、咳嗽、气喘等外感病证；②骨蒸潮热；③癫狂痫证、小儿惊风等神志病；④项强、脊痛；⑤风疹。

【操作】向上斜刺0.5~1寸。药物外敷、艾灸、按揉。

哑门

【定位】在颈后区，第2颈椎棘突上际凹陷中，后正中线上。

【主治】①暴喑、舌缓不语；②癫狂痫等神志病；③头痛、颈项强痛。

【操作】正坐位，头微前倾，项部放松，向下颌方向缓慢刺入0.5~1寸；药物外敷、艾灸、按揉。

【注意】不可向上深刺，以免刺入枕骨大孔，伤及延髓。

风府

【定位】在颈后区，枕外隆凸直下，两侧斜方肌之间凹陷中。

【主治】①中风、癫狂痫等神志病证；②头痛、眩晕、颈项强痛、咽喉肿痛、失音、目痛等头颈五官病证。

【操作】正坐位，头微前倾，项部放松，向下颌方向缓慢刺入0.5~1寸；药物外敷、艾灸、按揉。

【注意】不可向上深刺，以免刺入枕骨大孔，伤及延髓。

脑户

【定位】在头部，枕外隆凸的上缘凹陷中。

【主治】①头晕、项强；②失音；③癫痫。

【操作】平刺0.5~0.8寸。药物外敷、艾灸、按揉。

素髎

【定位】在面部，鼻尖的正中央。

【主治】①昏迷、惊厥、新生儿窒息、休克、呼吸衰竭等急危重症；②鼻渊等鼻病。

【操作】向上斜刺0.3~0.5寸；或点刺出血，刺血。

水沟

【定位】在面部，人中沟的上1/3与中1/3交点处。

【主治】①昏迷、晕厥、中风、中暑、休克、呼吸衰竭等急危重症，为急救要穴之一；②癔症、癫狂痫、急慢惊风等神志病；③鼻塞、面肿、口歪、齿痛、牙关紧闭等面鼻口部病证；④闪挫腰痛。

【操作】向上斜刺0.3~0.5寸，强刺激，或指甲掐按。

兑端

【定位】在面部，上唇结节的中点。

【主治】①昏迷、晕厥、癫狂等神志病；②口歪、口臭等口疾。

【操作】向上斜刺0.2~0.3寸。

印堂

【定位】在头部，两眉毛内侧端中间的凹陷中。

【主治】①痴呆、痫证、失眠、健忘等神志病证；②头痛，眩晕；③鼻渊等。

【操作】提捏局部皮肤，平刺0.3~0.5寸；或用三棱针点刺出血。

百会

【定位】在头部，前发际正中直上5寸。

【主治】①痴呆、中风、失语、失眠、健忘、癫狂痫症等神志病；②头痛、眩晕、耳鸣；③脱肛、阴挺、胃下垂、肾下垂等气失固摄而致的下陷性病证。

【操作】平刺0.5~0.8寸；升阳举陷可用灸法。药物外敷、艾灸。

任脉

曲骨

【定位】在下腹部，耻骨联合上缘，前正中线上。

【主治】①小便不利、遗尿等前阴病；②遗精、阳痿、阴囊湿痒等男科病；③月经不调、痛经、赤白带下等妇科病。

【操作】直刺1~1.5寸，药物外敷、艾灸、按揉。

【注意】需排尿后进行针刺；孕妇慎用。

中极

【定位】在下腹部，脐中下4寸，前正中线上。

【主治】①遗尿、小便不利、癃闭等前阴病；②遗精、阳痿、不育等男科病证；③月经不调、崩漏、阴挺、阴痒、不孕、产后恶露不尽、带下等妇科病。

【操作】直刺1~1.5寸，药物外敷、艾灸、按揉。

【注意】需排尿后进行针刺；孕妇慎用。

关元

【定位】在下腹部，脐中下3寸，前正中线上。

【主治】①中风脱证、虚劳、羸瘦无力等元气虚损病证；②少腹疼痛、疝气；③腹泻、痢疾、脱肛、便血等肠腑病证；④五淋、尿血、尿闭、尿频等前阴病；⑤遗精、阳痿、早泄、白浊等男科病；⑥月经不调、痛经、经闭、崩漏、带下、阴挺、恶露不尽、胞衣不下等妇科病；⑦保健灸常用穴。

【操作】直刺1~1.5寸，药物外敷、艾灸、按揉。

【注意】需排尿后进行针刺；孕妇慎用。

石门

【定位】在下腹部，脐中下2寸，前正中线上。

【主治】①腹胀、腹泻、痢疾、绕脐疼痛等肠腑病证；②奔豚气、疝气；③水肿、小便不利；④遗精、阳痿等男科病；⑤经闭、带下、崩漏、产后恶露不尽等妇科病证。

【操作】直刺1~1.5寸；药物外敷、艾灸、按揉。

【注意】孕妇慎用。

气海

【定位】在下腹部，脐中下1.5寸，前正中线上。

【主治】①虚脱、形体羸瘦、脏气衰惫、乏力等气虚病证；②水谷不化、绕脐疼痛、腹泻、痢疾、便秘等肠腑病证；③小便不利、遗尿等前阴病；④遗精、阳痿；⑤少腹痛；⑥月经不调、痛经、经闭、崩漏、带下、阴挺、产后恶露不尽、胞衣不下等妇科病；⑦保健常用穴。

【操作】直刺1~1.5寸；药物外敷、艾灸、按揉。

【注意】孕妇慎用。

阴交

【定位】在下腹部，脐中下1寸，前正中线上。

【主治】①腹痛，疝气；②水肿，小便不利；③月经不调、崩漏、带下等妇科病。

【操作】直刺1~1.5寸。药物外敷、艾灸、按揉。

【注意】孕妇慎用。

神阙

【定位】在脐区，脐中央。

【主治】①虚脱、中风脱证等元阳暴脱；②腹痛、腹胀、腹泻、痢疾、便秘、脱肛等肠腑病证；③水肿，小便不利；④保健灸常用穴。

【操作】一般不针，多用艾条灸或艾炷隔盐灸法。药物外敷、艾灸、按揉。

水分

【定位】在上腹部，脐中上1寸，前正中线上。

【主治】①水肿、小便不利等水液输布失常病证；②腹痛、腹泻、反胃吐食等胃肠病。

【操作】直刺1~1.5寸；水病多用灸法。药物外敷、艾灸、按揉。

下脘

【定位】在上腹部，脐中上2寸，前正中线上。

【主治】①腹痛、腹胀、腹泻、呕吐、完谷不化、小儿疳积等脾胃病；②痞块。

【操作】直刺1~1.5寸。药物外敷、艾灸、按揉。

建里

【定位】在上腹部，脐中上3寸，前正中线上。

【主治】①胃痛、呕吐、食欲不振、腹胀、腹痛等脾胃病；②水肿。

【操作】直刺1~1.5寸。药物外敷、艾灸、按揉。

中脘

【定位】在上腹部，脐中上4寸，前正中线上。

【主治】①胃痛、腹胀、纳呆、呕吐、吞酸、呃逆、小儿疳积等脾胃病；②黄疸；③癫狂、脏躁。

【操作】直刺1~1.5寸。药物外敷、艾灸、按揉。

上脘

【定位】在上腹部，脐中上5寸，前正中线上。

【主治】①胃痛、呕吐、呃逆、腹胀等胃腑病证；②癫痫。

【操作】直刺1~1.5寸。药物外敷、艾灸、按揉。

巨阙

【定位】在上腹部，脐中上6寸，前正中线上。

【主治】①癫狂痫；②胸痛、心悸；③呕吐、吞酸。

【操作】向下斜刺0.5~1寸。药物外敷、艾灸、按揉。

【注意】不可深刺，以免伤及肝脏。

鸠尾

【定位】在上腹部，剑胸结合下1寸，前正中线上。

【主治】①癫狂痫；②胸痛；③腹胀、呃逆。

【操作】向下斜刺0.5~1寸。药物外敷、艾灸、按揉。

中庭

【定位】在上腹部，横平第五肋间，前正中线上。

【主治】①胸痛；②腹胀、呃逆。

【操作】向下斜刺0.5~1寸。药物外敷、艾灸、按揉。

玉堂

【定位】在胸部，横平第3肋间隙，前正中线上。

【主治】咳嗽、气喘、胸闷、胸痛、乳房胀痛、呕吐等气机不畅病证。

【操作】平刺0.3~0.5寸。药物外敷、艾灸、按揉。

紫宫

【定位】在胸部，横平第2肋间隙，前正中线上。

【主治】咳嗽、气喘、胸痛。

【操作】平刺0.3~0.5寸。药物外敷、艾灸、按揉。

华盖

【定位】在胸部，横平第1肋间隙，前正中线上。

【主治】咳嗽、气喘、胸痛。

【操作】平刺0.3~0.5寸。药物外敷、艾灸。

璇玑

【定位】在胸部，胸骨上窝下1寸，前正中线上。

【主治】①咳嗽，气喘，胸痛；②咽喉肿痛；③积食。

【操作】平刺0.3~0.5寸。药物外敷、艾灸。

天突

【定位】在颈前区，胸骨上窝中央，前正中线上。

【主治】①咳嗽、哮喘、胸痛、咽喉肿痛、暴喑等肺系病证；②瘿气、梅核气、噎膈等气机不畅病证。

【操作】先直刺0.2~0.3寸，然后将针尖向下，紧靠胸骨柄后方刺入1~1.5寸。药物外敷。

【注意】必须严格掌握针刺的角度和深度，以防刺伤肺和有关动、静脉。

廉泉

【定位】在颈前区，喉结上方，舌骨上缘凹陷中，前正中线上。

【主治】中风失语、暴喑、吞咽困难、舌缓流涎、舌下肿痛、口舌生疮、喉痹等咽喉口舌病证。

【操作】向舌根斜刺0.5~0.8寸。药物外敷。

承浆

【定位】在面部，颏唇沟的正中凹陷处。

【主治】①口歪、齿龈肿痛、流涎等口部病证；②暴喑；③癫狂。

【操作】斜刺0.3~0.5寸。药物外敷。

经外奇穴

四神聪

【定位】在头部，百会前后左右各旁开1寸，共4穴。

【主治】①头痛、眩晕；②失眠、健忘、癫痫等神志病；③目疾。

【操作】平刺0.5~0.8寸。药物外敷。

太阳

【定位】在头部，当眉梢与目外眦之间，向后约一横指的凹陷中。

【主治】①头痛；②目疾；③面瘫。

【操作】直刺或斜刺0.3~0.5寸；或点刺出血。刺血、药物外敷。

颈百劳

【定位】在颈部，第7颈椎棘突直上2寸，后正中线旁开1寸。

【主治】①颈项强痛；②咳嗽、气喘、骨蒸潮热、盗汗、自汗。

【操作】直刺0.5~1寸。药物外敷。

子宫

【定位】在下腹部，脐中下4寸，前正中线旁开3寸。

【主治】阴挺、月经不调、痛经、崩漏、不孕等妇科病。

【操作】直刺0.8~1.2寸。药物外敷。

定喘

【定位】在脊柱区，横平第7颈椎棘突下，后正中线旁开0.5寸。

【主治】①哮喘、咳嗽；②肩背痛、落枕。

【操作】直刺0.5~0.8寸。药物外敷。

夹脊

【定位】在脊柱区，第1胸椎至第5腰椎棘突下两侧，后正中线旁开0.5寸，一侧17穴。

【主治】适应范围较广，其中上胸部的穴位治疗心肺、上肢疾病；胸部的穴位治疗脾胃肝胆疾病；腰部的穴位治疗肾病、腰腹及下肢疾病。

【操作】根据部位的不同直刺0.3~1寸，或用梅花针叩刺。刺血、药物外敷。

腰眼

【定位】在腰区，横平第4腰椎棘突下，后正中线旁开约3.5寸凹陷中。

【主治】①腰痛；②月经不调、带下；③虚劳。

【操作】直刺1~1.5寸。药物外敷。

外劳宫

【定位】在手背，第2、3掌骨间，掌指关节后0.5寸（指寸）凹陷中。

【主治】①落枕；②手臂肿痛；③脐风。

【操作】直刺0.5~0.8寸。药物外敷。

鹤顶

【定位】在膝前区，髌底中点的上方凹陷中。

【主治】膝痛，足胫无力，下肢瘫痪。

【操作】直刺0.8~1寸。药物外敷。

百虫窝

【定位】在股前区，髌底内侧端上3寸。

【主治】①虫积；②风湿痒疹、下部生疮。

【操作】直刺1.5~2寸。药物外敷。

内膝眼

【定位】在膝部，髌韧带内侧凹陷处的中央。

【主治】①膝痛、腿痛；②脚气。

【操作】向膝中斜刺0.5~1寸，或透刺犊鼻。药物外敷。

胆囊

【定位】在小腿外侧，腓骨小头直下2寸。

【主治】①胆囊炎、胆石症、胆道蛔虫症、胆绞痛；②下肢痿痹。

【操作】直刺1~2寸。药物外敷。

虚里穴

【定位】左乳下心尖搏动处。

【主治】补宗气。

【操作】药物外敷。

膻中穴

【定位】两乳头连线中点。

【主治】补宗气。

【操作】药物外敷。

第三节　常用赋形剂

赋形剂是为使药物有黏性方便使用而加入的物质，不仅能够帮助药物附着，而且可以促进药物的渗透吸收。其常用来将研成粉末状的药物混合，以便制备成药糊、药饼、药丸、药锭、药膏剂型进行穴位贴敷。在穴位贴敷时，一般均需要使用赋形剂对所用药物进行调和。赋形剂选用恰当与否，直接关系到保健和治疗的效果。穴位贴敷中常用的赋形剂有：水、盐水、生姜汁、葱汁、蒜汁、醋、酒、蜂蜜、鸡蛋清、麻油或植物油、猪脂膏、凡士林等。此外，还可针对病情应用药物的浸剂作赋形剂，如紫草油或紫草膏。

水

水可将药粉调为散剂、糊剂、饼剂等，既能使贴敷的药物保持一定的湿度，又有利于药物附着和渗透，是最常用的赋形剂之一。

盐水

盐性寒味咸，可软坚散结、清热凉血、解毒、防腐、并能矫味。

生姜汁

生姜性味辛、温，发散而走表。能解表散寒、温中止呕、化痰、解毒。本身也可做贴敷药物使用。

葱汁

葱汁辛、温、滑、无毒。具有通上焦风气、散瘀血、止衄、止痛、治疗头痛耳聋之功。现代研究也认为葱汁有镇痛、抗炎、止血作用。《本草纲目》载："葱汁即葱涕，功同葱白。古方多用葱涎丸药，亦取其通上焦风气也。"

蒜汁

大蒜味辛性温。可解毒杀虫、行滞气、暖脾胃、化癥积、消肿、止痢、杀虫。本身也可作为穴位贴敷药物使用。

醋

醋性温、味酸苦。具有引药入肝、行水消肿、理气、止血、散瘀止痛、解毒、矫味矫臭作用。应用醋调和贴敷药，可起到解毒、化瘀、敛疮等作用。

酒

酒性大热，味甘、辛。能活血通络、祛风散寒、助药势、矫味矫臭。用酒调和贴敷药，可起到行气、通络、消肿、止痛等作用，促使药物更好地渗透吸收以发挥作用。

蜂蜜

蜂蜜性凉味甘，无刺激性，具有缓急止痛，解毒化瘀、收敛生肌功效，对皮肤有润泽作用，并可促进药物吸收，有"天然的吸收剂"之称，不易蒸发，能使药物保持一定湿度。

鸡蛋清

又称鸡子白，能清热解毒，富含蛋白质和凝胶，能增强药物的黏附性，可加速药物释放，缺点是容易干缩和变质。

麻油或植物油

麻油或植物油性平和，安全无刺激，可润肤生肌，调和贴敷药能增强药物的黏附性。

猪脂膏

猪脂性平和，无刺激性，可润泽肌肤，粘合性佳，调和贴敷药可使药物融合性增强，但易变质。

凡士林

医用凡士林，呈半透明状，常常作为医药配制各种软膏、眼膏的基质使用，还可用于皮肤保护油膏。凡士林黏度适宜，穿透性较好，能促进药物的渗透，可与药粉调和为软膏外敷。

透皮剂

透皮剂是近年来新兴的一种制剂，可增加皮肤通透性，促进药物透皮吸收，增强贴敷药物的作用。目前临床常用的透皮剂为氮酮，其为无色至微黄透明油状液体，性质稳定、无毒、无味、无刺激性，且促透效率相当高，是目前理想的促透剂[1]。

［参考文献］

［1］穴位贴敷，中华中医药学会，ZYYXH/T176-2010，风湿病与关节炎，2013，Vol.2，No.6，74-77.

第四节　常见剂型

散剂：将多种药物研粉后混合均匀而成。取药末用水调成团，涂在贴膜中央，贴于穴位处，或直接将药粉撒在穴位处，覆盖贴膜。特点：制备简单，剂量可随意增减，稳定性高，方便存放，疗效迅速。

糊剂：将药粉碎后过筛，一般80~100目细筛，用酒、醋、蛋清等黏合剂调匀，再置于穴位处，外敷贴膜固定。特点：药物释放缓慢，延长治疗时间，缓和药物毒性。根据疾病不同，黏合剂选择不同。

膏剂：分软膏和硬膏。

硬膏是将药粉与香油、蜂蜡等基质混合炼制后涂展于一定规格的布、皮、桑皮纸上而制成的硬膏制剂。用时将膏药烤软，揉搓使药物分布薄厚均匀后贴于患处或相应穴位处。特点：作用持久，用法简单，保存方便。

软膏是将药物粉碎过筛，加醋或酒内上锅加热，熬成膏状，用时贴敷穴位处。或药粉过筛，加葱、姜或蜂蜜，贴敷穴位处。特点：渗透性较强，药物释放慢。

饼剂：将药物研粉过筛，加入适量面粉搅匀，压成饼状，放蒸笼上蒸熟，趁热贴敷于穴位处。特点：加强局部温通效果，便于药物吸收。

丸剂：将药物研粉过筛，配适量的黏合剂而成，用时压扁贴于穴位处。特点：便于携带储存，方法简便，便于操作。

药液剂：将药物放于砂锅内加水浸泡，按中药煎制方法煎煮，去渣取液。用时将脱脂棉或纱布在药液中浸泡，待脱脂棉或纱布吸取足量药液后，敷于患处或相应穴位处，外盖油纸、塑料薄膜，胶布固定。或将新采摘的药物洗净捣碎成泥状倒纱布上，用纱布将药泥包裹后挤压轧汁，用时将脱脂棉或纱布在药汁中浸泡，待脱脂棉或纱布吸取足量药液后，敷于患处或相应穴位处，外盖油纸、塑料薄膜，胶布固定。特点：操作简单方便，应用范围广泛。

鲜药泥剂：将新采集的生药洗净切碎捣烂成泥状，用时将药泥敷于患处或相应穴位上，外盖油纸、塑料薄膜，胶布固定。特点：操作简便，药量容易控制，但需现做现用。

第五节　常用器械

穴位贴膜、油纸、胶布、纱布、塑料薄膜、绷带、100目筛、捣药罐、药杵、不锈钢搅拌片、中药材打粉机、药粉存放罐等。

第六节　操作方法

选穴：根据疾病的病情辨证分型进行选穴，选择合适的剂型。

消毒：所选穴位处，用75%的酒精消毒，若对酒精过敏者，用浓度1%~2%的碘伏进行局部消毒。消毒范围以穴位为中心，周边直径5cm左右。

贴药：将药物涂放在贴膜的中央，贴于所选的穴位处固定，根据要求的贴敷时间取下药物及贴膜。观察贴敷后情况。

第七节　常见不良反应及处理原则

一、不良反应

由于穴位贴敷的药物剂型较多，功效全面，药性广泛，因此使用过程中应注意辨证选药，不可使药性与病症相悖。若贴敷药物或贴膜产生过敏反应，应及时停用并调整药物及外用贴膜，防止过敏加重。对一些有毒的贴敷药物，外用不宜过量，容易中毒。对特殊药物贴敷疗法，如白芥子、斑蝥、大蒜等，可造成局部皮肤充血、发热、皮下渗液，甚至于产生水泡以达到治疗疾病的方法，又叫发泡疗法、天灸疗法。部分患者可出现贴敷部位破损、不易愈合，色素沉着，贴敷处起小水泡，严重者起大泡。一些体质特殊者，可导致永久性瘢痕。

二、处理原则

遵循早发现早治疗的原则，对贴敷部位出现不良反应的，尽早全面干预。本着预防为主，对于瘢痕体质、孕妇尽量不贴，皮肤破损部位不贴，儿童皮肤娇嫩、颜面部、关节部位选药不能选刺激性过强的药物，掌握好不同剂型的温度及软硬程度，以免烫伤患者或药物过燥导致贴敷部位皮肤的裂伤。对可能出现的异常情况可按以下方法处理。

（一）中毒

针对某些外敷药物含有毒成分的，不宜内服，妥善存放，防止误食。外用时，不能过量或长时间使用。

（二）疼痛

某些患者在进行穴位贴敷后，贴敷部位会有明显的红肿、麻木、瘙痒、疼痛等感觉，多于贴药时十几分钟后或取下贴敷药物后出现，这种轻中度的感觉异常属于正常反应，无需处理，一两天后症状自行消失。若贴敷过程中，患者感觉疼痛明显，无法忍受，应立即揭去药物及贴膜，可外涂芦荟胶缓解症状。

（三）过敏

过敏在穴位贴敷过程中也较常见，轻者局部皮肤瘙痒、发红、丘疹，重者全身瘙痒、起皮疹，主要因药物或胶布刺激皮肤所致。对于过敏，必须严格区分属于药物还是贴膜过敏。若过敏以胶布覆盖处整个发红，考虑对胶布过敏，可更换外贴膜，改为纱布或绷带固定。若药物覆盖部位瘙痒，可适当缩短贴敷时间，或调整药物，过敏症状重者给予抗过敏药物内服或外用，比如：氯雷他定片、西替利嗪片口服，或配合自血疗法、中药口服，改善过敏状态。

（四）水泡

穴位贴敷过程中，出现水泡非常常见，主要因药物刺激所致。现代医学研究机制证明：穴位贴敷是通过药物刺激皮肤，使局部发红发泡，这种刺激有较为复杂的神经反射机理，通过激发机体的调节机制，提高免疫功能，从而发挥防病治病的作用。发泡相当于Ⅱ度烧伤，发泡面积不宜过大。若贴敷部位出现水泡，小水泡一般不必处理，保持局部干燥，不吃辛辣发物，注意休息，避免紧张，让其自然吸收；如水泡较大，应消毒局部皮肤，用无菌注射器抽取液体，做好换药工作，预防感染。

第八节 起居及饮食宜忌

在整个贴敷过程中，保持营养均衡，食用营养、清淡、易消化为宜，可多吃富含维生素C的食物，如：西红柿、猕猴桃、橙子等；高蛋白的食物，如淡水鱼、奶、鸡肉等，避免进食羊肉、韭菜、春笋、香椿、头脑、海鲜、辣椒等发物，因为上述食物可加重局部皮肤反应。另外贴敷部位注意保暖，避免局部冷刺激，如吹空调、电扇等。避免饮酒熬夜，保证充足睡眠、充分休息，保持情绪舒畅，避免过度紧张、过度劳累。

第三章　临床篇

第一节　心系疾病

心为十二官之主，主血脉，藏神明，其华在面，开窍在舌，与小肠相表里。心的病理表现主要为血脉运行的障碍和情志思维活动的异常。眩晕作为中医临床常见症状之一，可见于西医的多种疾病，多与心血管系统或神经系统相关；近年来，随着社会发展，竞争压力不断加剧，生活节奏不断加快，人们生存压力逐渐加大，失眠的发病率呈上升趋势，导致医疗成本增加，影响经济社会的正常运转，从而造成重要的经济损失[1]，2017年版的中国成人失眠诊断与治疗指南[2]中指出：在一个随机进行的调查中，有45.4%的被调查者表示：在过去的1个月中，经历了不同程度的失眠，而中医学认为人的睡眠亦与心神密切相关。故为方便临床理解及运用，本节将眩晕、不寐归属为心系疾病进行介绍。

眩晕

一、概念

眩是指眼花或眼前发黑，晕是指头晕甚或感觉自身或外界景物旋转。二者常同时并见，故统称"眩晕"。轻者闭目即止；重者如坐车船，不能站立，或伴有恶心、呕吐、汗出，甚至昏倒等症状。

眩晕是临床常见症状，可见于西医的多种疾病，如高血压病、椎-基底动脉供血不足、贫血、低血压、神经衰弱等，凡是临床以眩晕为主要表现者，均可参考。

二、病因病机

该病的病因多与情志不遂、年高肾亏、病后体虚、饮食不节、跌仆外伤、瘀血内阻相关。病性分虚实两端，偏虚者多，如阴虚易致肝风内动，血虚易致脑失所养，精亏易致髓海不足，上述病因均可致眩晕；属实者则多由痰浊壅滞，或化火上蒙清窍，而成眩晕。

三、诊断要点及鉴别诊断

（一）诊断依据

1. 头晕目眩，视物旋转，轻者闭目即止，重者如坐车船，甚则仆倒。
2. 严重者可伴有头痛、项强、恶心呕吐、眼球震颤、耳鸣耳聋、汗出、面色苍白等。
3. 患者多有情志不遂、年高体虚、饮食不节、跌仆损伤史等。

（二）鉴别诊断

与中风鉴别　中风以猝然昏倒，不省人事，口舌歪斜，半身不遂，失语等为特征。中风昏仆与眩晕甚者相似，眩晕甚者也可仆倒，但无半身不遂及不省人事、口眼歪斜等症。也有中风患者以眩晕、头痛为先兆，临床应注意鉴别。

与厥证鉴别　厥证以突然昏仆，不省人事，四肢厥冷为特征，发作后短时间内苏醒。严重者可一厥不复而死亡。眩晕甚者亦可出现欲仆或晕眩仆倒的表现，但眩晕患者无昏迷、不省人事。

四、辨证论治

（一）肝阳上亢证

症状： 眩晕，耳鸣，头目胀痛，口苦，失眠多梦，遇烦劳郁怒而加重，甚则仆倒，颜面潮红，急躁易怒，肢麻震颤，舌红苔黄，脉弦或数。

治法： 滋阴潜阳、平肝熄风。

常用药物： 天麻、钩藤、石决明、牛膝、杜仲、桑寄生、白芥子、丁香、细辛、肉桂等。

配穴： 悬钟、肝俞、肾俞、太冲、太溪。

操作方法： 药物研磨细粉，姜汁调成糊状，以胶布固定至穴位局部。

病例：

患者王某，女，56岁。头晕半年余。既往诊断"高血压病"1年余，不规律口服"施慧达"2.5mg/日降压，血压控制不稳定，波动在130~170/90~100mmHg左右。就诊时症见：头晕，头痛，烦躁易怒，多汗，舌红，苔黄厚，脉弦数。

治疗： 穴位贴敷取悬钟、肝俞、肾俞、太冲、太溪、涌泉（睡前），于初伏、中伏、末伏用药膏穴位贴敷，配合中药汤剂天麻钩藤饮口服，经治疗后患者血压趋于平稳，基本稳定在140/90mmHg左右。

体会： 患者中老年女性，平素急躁易怒，肝火内扰，日久肝肾精亏，肝风内动，上扰清窍，故出现头晕、头痛，血压波动不稳，治疗以滋阴潜阳，平肝熄风为原则。

（二）痰湿中阻证

症状： 眩晕，头重昏蒙，或伴视物旋转，胸闷恶心，呕吐痰涎，食少多寐，舌苔白腻，脉濡滑。

治法： 健脾和中、化痰祛湿。

常用药物： 陈皮、半夏、天麻、白术、茯苓、白芥子、丁香、细辛、肉桂等。

配穴： 悬钟、肝俞、脾俞、中脘、内关、丰隆。

操作方法： 药物研磨细粉，姜汁调成糊状，以胶布固定至穴位局部。

病例：

患者赵某，男，67岁。发作性眩晕、恶心、呕吐1天。上症患者曾反复发作，于西医院诊断"美尼尔综合征"，本次为求中医治疗就诊。症见：眩晕、恶心、就诊时呕吐1次，呕吐物为胃内容物，纳差，乏力，舌暗淡，苔白腻，脉滑数。

治疗： 穴位贴敷取悬钟、肝俞、脾俞、中脘、水分、丰隆、内关，以药膏穴位贴敷，隔日一次，配合中药汤剂半夏白术天麻汤，调理1周后症状明显缓解，嘱患者三伏天继续行穴位贴敷治疗以健脾和胃，预防再发。

体会： 患者老年男性，眩晕、恶心、呕吐反复发作，因其脾胃虚弱，健运失司，水湿内停，聚而生痰，痰浊上扰，则发眩晕呕吐。治疗当以健脾和胃，燥湿化痰为主。

（三）气血亏虚证

症状： 眩晕动则加剧，劳累即发，面色苍白，神疲乏力，少气懒言，心悸少寐，纳少腹胀，舌淡红，苔薄白，脉细弱。

治法： 益气补血，健脾养心。

常用药物： 党参、黄芪、当归、白术、茯神、远志、白芥子、丁香、细辛、肉桂等。

配穴： 悬钟、气海、血海、足三里、脾俞、心俞。

操作方法： 药物研磨细粉，姜汁调成糊状，以胶布固定至穴位局部。

病例：

患者张某，女，39岁。头晕半年。患者既往血压低，血压在90/60mmHg左右波动，就诊时见：患者头晕眼花，神疲乏力，自诉平时工作健忘、易疲劳，精神差，纳呆，手足发凉，月经量少，舌淡，苔薄白，脉细弱。

治疗： 穴位贴敷取穴气海、血海、足三里、脾俞、心俞、悬钟，隔日一次，配合中药归脾丸口服，调理1月余，患者头晕眼花乏力等症状明显改善。

体会： 患者脾虚气弱，失于健运，气血生化乏源，气血不足以上荣于头面，治疗上以健脾养心，益气养血为主。

（四）肾精不足证

症状： 眩晕日久不愈，精神萎靡不振，腰膝酸软，多梦少寐，健忘，两目干涩，视力减退，或遗精滑泄，耳鸣齿摇，或颧红咽干，五心烦热，舌红少苔，脉细数，或面色㿠白，形寒肢冷，舌淡嫩，苔白，脉弱尺部甚。

治法： 滋养肝肾，益精填髓。

常用药物： 熟地、山药、山萸肉、杜仲、牛膝、白芥子、丁香、细辛、肉桂等。

配穴： 悬钟、肝俞、肾俞、太溪、脾俞、足三里。

操作方法： 药物研磨细粉，姜汁调成糊状，以胶布固定至穴位局部。

病例：

患者李某，男，78岁。头晕耳鸣10年。症见：患者双耳发作性隆隆样耳鸣，夜尿5~6次，小便清长，平素健忘、四肢冷，双眼视力减退，眼干涩，舌淡，苔薄白，脉沉细弱。

治疗： 穴位贴敷取穴肝俞、肾俞、太溪、悬钟、脾俞、足三里，配合中药左归丸加减口服，患者头晕肢冷等症状改善。

体会： 患者年老体衰，气血亏虚，肝肾不足，髓海失养，使得脑主宰生命活动、精神思维、感觉运动等功能失调，治疗以滋养肝肾，益精填髓为原则。

（五）瘀血阻络证

症状： 眩晕、头痛，兼见健忘，失眠，心悸，精神不振，耳鸣耳聋，面唇紫暗，舌暗有瘀斑，脉细涩。

治法： 通窍活血，祛瘀生新。

常用药物： 川芎、赤芍、桃仁、红花、白芷、菖蒲、当归、白芥子、丁香、细辛、肉桂等。

配穴： 悬钟、血海、膈俞、太冲、肝俞。

操作方法： 药物研磨细粉，姜汁调成糊状，以胶布固定至穴位局部。

病例：

患者郭某，男，60岁。头痛1年。患者曾有跌倒史，致颅骨骨折。症见：患者持续性头痛，阵发加重，痛处固定，伴健忘，失眠，心悸，精神差，患者舌暗红，舌边有瘀斑，脉涩。

治疗：穴位贴敷取穴悬钟、血海、膈俞、太冲、肝俞，于初伏、中伏、末伏用药膏穴位贴敷，配合中药汤剂通窍活血汤加减口服，头痛症状明显缓解。

体会：患者有外伤史，致脑络受损，瘀血内停，阻滞经络，不通则痛，治疗以通窍、活血、祛瘀为原则。

不寐

一、概念

不寐是以经常不能获得正常睡眠为特征的一类病症，主要表现为睡眠时间、深度不足，轻者入睡困难，或寐而不酣，时寐时醒，或醒后不能再寐，重则彻夜不寐，常影响人们的正常工作、生活、学习和健康。

西医学的神经官能症、更年期综合征、慢性消化不良、贫血、动脉粥样硬化症等以不寐为主要临床表现时，可参考本节内容辨证论治。

二、病因病机

人之寤寐，由心神控制，而营卫阴阳的正常运作是保证心神调节寤寐的基础。常因饮食不节、情志失常、劳倦失调、病后体虚等因素导致心神不安，神不守舍，不能由动转静而致不寐。该病总属阳盛阴衰，阴阳失交，或为阴虚不能纳阳，或为阳盛不得入阴，病位主要在心，与肝、脾、肾密切相关。

三、诊断要点及鉴别诊断

（一）诊断要点

1.轻者入寐困难或寐而易醒，醒后不寐，连续3周以上，重者彻夜难眠。

2.常伴有头痛、头昏、心悸、健忘、神疲乏力、心神不宁、多梦等症。

3.本病常有饮食不节，情志失常，劳倦思虑过度，病后，体虚等病史。

（二）鉴别诊断

该病注意与一过性失眠、生理性少寐、其他病痛苦引起的失眠相鉴别。不寐是指单纯以失眠为主症，表现为持续性的、严重的睡眠困难。若因一时性情志影响或生活环境改变引起的暂时性失眠不属于病态。至于老年人少寐早醒，属于生理状态。若因其他疾病痛苦引起的失眠者，则应以去除相关病因为主。

四、辨证论治

（一）肝火扰心

症状： 不寐多梦，甚则彻夜不眠，急躁易怒，伴头晕头胀，目赤耳鸣，口干口苦，不思饮食，便秘溲赤，舌红，苔黄，脉弦数。

治法： 疏肝泻火，镇心安神。

常用药物： 黄芩、栀子、生地、龙骨、牡蛎、白芥子、丁香、细辛、肉桂等。

配穴： 内关、太冲、太溪、心俞、行间。

操作方法： 药物研磨细粉，姜汁调成糊状，以胶布固定至穴位局部。

病例：

患者李某，43岁，入睡困难1月余。患者自诉因与家属争吵后出现入睡困难。症见：患者心情烦躁易怒，伴头胀，口干口苦，大便干，小便黄，舌红，苔黄，脉弦数。

治疗： 穴位贴敷取穴内关、太冲、太溪、心俞、行间。于初伏、中伏、末伏用药膏穴位贴敷，配合中药汤剂龙胆泻肝汤加减口服，症状明显缓解。

体会： 患者平素情绪急躁易怒，肝失疏泄，肝火上扰，阴不制阳，则发不寐。治疗以泻火平肝，镇心安神为原则。

（二）痰热扰心

症状： 心烦不寐，胸闷脘痞，泛恶嗳气，伴口苦，头重，目眩，舌红，苔黄腻，脉滑数。

治法： 清热化痰，安神和中。

常用药物： 半夏、茯苓、陈皮、枳实、磁石、珍珠母、黄连、竹茹、白芥子、丁香、细辛、肉桂等。

配穴： 内关、脾俞、肝俞、丰隆、中脘。

操作方法： 药物研磨细粉，姜汁调成糊状，以胶布固定至穴位局部。

病例：

患者赵某，女，54岁，间断入睡困难1年。症见：患者精神差，自觉周身沉重，烦躁，头昏沉，入睡困难，口苦，纳呆，时觉恶心、反酸、烧心，大便黏滞，小便黄。

治疗： 穴位贴敷取穴内关、脾俞、肝俞、丰隆、中脘。于初伏、中伏、末伏用药膏穴位贴敷，配合中药汤剂黄连温胆汤口服，症状缓解。

体会： 脾为生痰之源，患者脾虚，湿困于内，水湿不化，久则生痰，痰浊与肝火上扰于脑窍，则见夜寐不宁。治疗以清热化痰，安神和中为原则。

（三）心脾两虚

症状：不易入睡，多梦易醒，心悸健忘，神疲食少，伴头晕目眩，四肢倦怠，腹胀便溏，面色少华，舌淡苔薄白，脉细弱。

治法：补益心脾，养血安神。

常用药物：当归、黄芪、远志、酸枣仁、茯神、白芥子、丁香、细辛、肉桂等。

配穴：心俞、脾俞、三阴交、内关。

操作方法：药物研磨细粉，姜汁调成糊状，以胶布固定至穴位局部。

病例：

患者罗某，女，70岁，间断入睡困难伴头晕10年。患者平素血压低，就诊时症见：精神差，面色苍白，神疲懒言，语声低，头晕眼花，入睡难，纳呆，腹胀，便溏。

治疗：穴位贴敷取穴心俞、脾俞、三阴交、内关、足三里。于初伏、中伏、末伏用药膏穴位贴敷，配合中药汤剂归脾汤口服，症状缓解。

体会：患者年老体弱，脾虚血亏，心神失养，神不安舍，治疗以健脾养心，补血安神为原则。

（四）心肾不交

症状：心烦不寐，入睡困难，心悸多梦，伴头晕耳鸣，腰膝酸软，潮热盗汗，五心烦热，咽干少津，男子遗精，女子月经不调，舌红少苔，脉细数。

治法：滋阴降火，交通心肾。

常用药物：熟地、山萸肉、山药、茯苓、丹皮、泽泻、黄连、肉桂、白芥子、丁香、细辛等。

配穴：心俞、肾俞、内关、太溪、太冲、涌泉。

操作方法：药物研磨细粉，姜汁调成糊状，以胶布固定至穴位局部。

病例：

患者周某，男，76岁，间断入睡困难10年。症见：患者入睡困难，夜间心悸、多梦、盗汗，平素心烦，头晕耳鸣，五心烦热，口干咽干，夜尿3~4次，小便清长，舌红，苔少，脉细。

治疗：穴位贴敷取穴心俞、肾俞、内关、太溪、太冲、涌泉（睡前）。于初伏、中伏、末伏用药膏穴位贴敷，配合中药汤剂交泰丸口服，症状改善。

体会：患者年老体弱，肾水亏虚，不能上济于心，心火炽盛，不能下交于肾，治疗主要以滋阴降火，交通心肾为原则。

（五）心胆气虚

症状：虚烦不寐，触事易惊，终日惕惕，心悸胆怯，可伴气短自汗，倦怠乏力，舌淡，苔薄白，脉弦细。

治法：益气镇惊，安神定志。

常用药物：茯神、远志、石菖蒲、龙齿、知母、白芥子、丁香、细辛、肉桂等。

配穴：心俞、胆俞、丘墟、内关。

操作方法：药物研磨细粉，姜汁调成糊状，以胶布固定至穴位局部。

病例：

患者刘某，女，37岁，入睡困难伴心悸半年。患者自诉生性胆小，半年前因受到惊吓后出现入睡苦难，伴心悸。症见；患者精神差，心悸胆怯，气短，郁郁微烦，疲倦乏力，入睡困难，易惊醒，舌淡，苔薄白，脉弦细。

治疗：穴位贴敷取穴心俞、胆俞、丘墟、内关。于初伏、中伏、末伏用药膏穴位贴敷，配合中药汤剂安神定志丸合酸枣仁汤口服，症状明显改善。

体会：患者素体虚弱，心胆虚怯，心神失养，则神魂不安。治疗以益气镇惊，安神定志为原则。

［参考文献］

［1］科技部"十一五"国家科技支撑计划重点课题心理疾患防治研究与示范项目研究课题组. 基于个体化的失眠症中医临床实践指南［J］. 世界睡眠杂志，2016，3（2）：65-79.

［2］中华医学会神经病学分会，中华医学会神经病学分会睡眠障碍学组. 中国成人失眠诊断与治疗指南（2017版）［J］. 中华神经科杂志，2018，51（5）：324-335.

第二节　肺系疾病

咳嗽

一、概念

咳嗽是肺系疾病的主要症状之一，又是独立的一种疾患，是以发出咳声或伴有咳痰为主症的一种肺系病症。有声无痰为咳，有痰无声为嗽，临床上一般痰声并见，难以分开，故以咳嗽并称。慢性气管炎、急性气管－支气管炎、慢性咳嗽、咳嗽变异性哮喘等以咳嗽为主症的疾病均可参照此篇辨证论治。

二、病因病机

咳嗽根据病因分外感、内伤两大类。外感咳嗽为六淫外邪侵袭肺系；内伤咳嗽为脏腑功能失调，内邪干肺。不论外感、内伤，均可引起肺失宣降，肺气上逆而发生咳嗽。

外感 多因肺的卫外功能减退或失调，以致在天气冷热失常、气候突变的情况下，六淫（风寒暑湿燥火）外邪或从口鼻而入，或从皮毛而受，侵袭肺系，郁闭肺气，肺失宣肃，而致肺气上逆作咳，咳吐痰液。正如《河间六书·咳嗽论》论述："寒、暑、燥、湿、风、火六气，皆令人咳"。风为六淫之首，易夹其他外邪侵袭人体，因此外感咳嗽以风为先导，夹杂其他病邪相合为病，如风寒、风热、风燥等，但以风寒为多。

内伤 因脏腑功能失调，内邪干肺导致。可分为其他脏腑病变涉及于肺和肺脏自病两种。他脏及肺的咳嗽，可因情志刺激，郁怒伤肝，肝失条达，气郁化火，气火循经上逆犯肺，发为咳嗽；或由饮食不当，嗜烟好酒，熏灼肺胃，酿生痰热；过食肥厚辛辣，或脾失健运，痰浊内生，上干于肺，肺气上逆，则咳嗽。因肺脏自病者，常因肺系多种疾病迁延不愈，肺脏虚弱，阴伤气耗，肺主气司呼吸功能失常，肃降无权，肺气上逆，则咳嗽。

咳嗽的主要病机是邪犯于肺，肺失宣降，肺气上逆作咳嗽。病变部位在肺，涉及肝、脾、肾等多个脏腑。肝郁化火，木火偏旺或金不制木，木火刑金，则气火上逆犯肺则咳。脾为肺之母，如饮食不节，内伤于脾，脾失运化，痰浊内生，上渍犯肺，则肺失宣降，肺气上逆则咳。肺为气之主，肾为气之根，肺主呼吸，肾主纳气，久咳肺虚，金不生水，则肺病及肾，肾虚气逆犯肺而咳嗽。

外感咳嗽属于邪实，为外邪犯肺，肺气壅遏不畅所致。若不能及时使邪外达，可发生演变转化，表现为风寒化热、风热化燥，或肺热蒸液成痰等情况。内伤咳嗽多属邪实与正虚并见。病理因素为"痰"与"火"。痰有寒热之别，火有虚实之分；痰可郁而化火，火能灼津为痰。他脏及肺，多因邪实导致正虚，如肝火犯肺每见气火耗伤肺津，炼液为痰，痰湿犯肺者，多因脾失健运，水谷不能化为精微上输养肺，反而聚为痰浊，上贮于肺，肺气壅塞，上逆而咳。若久延肺脾两虚，气不化津，痰浊更易滋生，即"脾为生痰之源，肺为贮痰之器"的道理。甚则病久及肾，由咳至喘。如痰湿蕴肺，遇感引触，转从热化，则为痰热咳嗽。肺脏自病的咳嗽多因虚致实。如肺阴不足，虚火上炎，灼津为痰，肺失濡养，气逆作咳，或肺气亏虚，肃降无权，气不化津，津聚成痰，气逆于上，则咳嗽。

外感咳嗽与内伤咳嗽可以相互影响为病，久延则邪实转正虚，外感咳嗽迁延失治，邪气伤肺，易反复外感，咳嗽经久不愈，肺气伤，则转为内伤咳嗽；肺脏有病，卫外不强，易受外邪引发或加重，特别在气候转寒时尤为明显。咳嗽迁延不愈，日久则由实转虚，肺脾肾等脏腑亏虚，痰浊、水饮、血瘀、气滞互结而演变成肺胀。

三、诊断要点及鉴别诊断

（一）诊断

1.咳而有声，或伴咳痰。

2.由外感引发者，多起病急、病程短，常伴恶寒发热等表证；由外感反复发作或其他脏腑功能失调引发者，多病程较长，可伴喘及其他脏腑失调的症状。

3.肺部影像学、肺功能、诱导痰细胞学检查等有助于进一步明确本病的诊断。

（二）鉴别诊断

1.**肺痨**　因感染痨虫所致，以咳嗽、咯血、潮热、盗汗、消瘦为主症，而咳嗽以发出咳声或伴有咳痰为主要临床表现，多不伴有咯血、消瘦等。

2.**肺胀**　多见于老年人，有慢性肺系疾患病史，以咳嗽、咳痰、喘息气促、胸部膨满、憋闷如塞、面色晦暗为特征，或见唇舌紫绀，颜面四肢浮肿，症状反复发作，时轻时重，经久不愈。咳嗽则不同年龄均可罹患，症状以咳嗽、咳痰为主，病程可长可短，但咳嗽日久可发展为肺胀。

四、辨证论治

（一）外感咳嗽

1.风寒袭肺证

症状： 咳嗽声重，气急，咽痒，咳痰稀薄色白，常伴鼻塞，流清涕，头痛，肢体酸楚，恶寒，发热，无汗等表证，舌苔薄白，脉浮或浮紧。

治法： 疏风散寒，宣肺止咳。

常用药物： 麻黄、细辛、甘草各等份。

配穴： 神阙、风门（双）

操作方法： 上三药研为细末，葱白与上述药末共同捣烂成糊状，取适量涂于穴位处，贴膜固定，每2日更换1次。

病例：

患者刘某，男，50岁。咳嗽6天。症见：咳嗽，咽痒，咳痰稀薄色白，鼻塞，流清涕，恶寒，无汗，舌苔薄白，脉浮紧。

治疗：以上药研粉，葱白调成糊状，穴位贴敷取神阙、风门，每2日更换一次，配合中药汤剂口服，经治疗4日后患者痊愈。

体会：患者感受风寒之邪，肺失宣肃，肺气上逆则咳嗽。属外感咳嗽之风寒证，治疗以疏风散寒，宣肺止咳为治则。

2. 风热犯肺证

症状：咳嗽频繁，气粗或咳声嘶哑，喉燥咽痛，咳痰不爽，痰黏稠或稠黄，咳时汗出，常伴鼻流黄涕，口渴，头痛，肢体酸楚，恶寒，身热等表证，舌苔薄黄，脉浮数或浮滑。

治法：疏风清热，宣肺止咳。

常用药物：栀子、桃仁各20g，炒苦杏仁6g，糯米、胡椒各1g。

配穴：涌泉穴（双）、足背涌泉穴对应位置（双）。

操作方法：上药共研细末，用鸡蛋清调成膏，敷两涌泉穴、及足背对应位置，覆盖薄膜，绷带固定，12小时更换1次。

病例：

患者李某某，女，45岁。咳嗽8天。症见：咳嗽，音哑，咽痛，痰黄欠利，咳时汗出，鼻流黄涕，口干喜饮，舌尖稍红，舌苔薄黄，脉浮数。

治疗：以上药研粉，鸡蛋清调成糊状，穴位贴敷取涌泉穴及足背对应位置，每12小时更换一次，配合中药汤剂口服，经治疗5日后患者痊愈。

体会：患者感受风热之邪，肺失宣肃，肺气上逆则咳嗽。因为感受风热邪气，故兼有咽痛、鼻流黄涕、口干，舌尖红，苔薄黄等表热证的体现。属外感咳嗽之风热证，治疗以疏风清热，宣肺止咳为治则。

3. 风燥伤肺证

症状：干咳无痰，或痰少而黏，不易咳出，或痰中带血丝，喉痒，咽喉干痛，唇干鼻燥，口干，初起或伴鼻塞、头痛、微寒、身热等表证，舌苔薄白或薄黄，质红、干而少津，脉浮数或小数。

治法：疏风清热，润燥止咳。

常用药物：桑叶、炙枇杷叶、炒苦杏仁、南沙参等量，蜂蜜适量。

配穴：肺俞（双）、天突。

操作方法：上药共研细末，用蜂蜜调成膏状，贴敷于双肺俞穴、天突穴，外用穴位贴敷贴膜覆盖，每日更换1次。

病例：

患者王某，女，38岁。2019年10月9日来诊，咳嗽1月。既往体健。症见：干咳无痰，咽痒干痛，唇干鼻燥，口干，大便干，小便稍黄，舌质红而干，舌苔薄白。脉浮数。

治疗：以上药研粉，蜂蜜调成膏状，穴位贴敷取双肺俞穴及天突穴，每日更换一次，配合中药汤剂口服，经治疗7日后患者痊愈。

体会：正直秋季，燥令当邪，风燥犯肺，肺失宣肃，肺气上逆则咳嗽。鼻干、口唇干、大便干、舌红而干等均为燥邪犯肺的表现。属外感咳嗽之风燥证，治疗以疏风清热，润燥止咳为治则。

（二）内伤咳嗽

1.痰湿蕴肺证

症状：咳嗽反复发作，咳声重浊，痰多，因痰而嗽，痰出咳平，痰黏腻或稠厚成块，色白或带灰色，每于晨起或食后咳甚痰多，进甘甜油腻食物加重，胸闷，脘痞，呕恶，食少，体倦，大便时溏，舌苔白腻，脉滑。

治法：燥湿化痰，理气止咳。

常用药物：天南星、半夏、苏子、莱菔子各10g，明矾适量。

配穴：神阙、天突

操作方法：将上述药物研为细末，明矾水调成糊膏状，贴于穴位处，上覆纱布，外用胶布固定，每日更换1次。

病例：

患者赵某，女，27岁。2018年10月28日来诊，反复咳嗽3年，加重1周。既往患慢性支气管炎。症见：咳嗽，痰多，色白，因痰而嗽，食后咳甚，胸闷，脘痞，食少，胃寒，乏力，大小便正常，舌淡红，苔白腻，脉滑。

治疗：以上药研粉，明矾水调成糊状，穴位贴敷取神阙穴、天突穴，每日更换一次，配合中药汤剂口服，经治疗5日后患者痊愈。

体会：患者进食后咳嗽加重，提示患者脾胃功能失常，脾失健运，不能输布水谷精微，酿生痰湿，壅遏肺气，肺气不利，升降失常，发为咳嗽。痰多、进食加重、舌苔白腻、脉滑为痰湿内阻的表现。属内伤咳嗽之痰湿蕴肺证，治疗以燥湿化痰，理气止咳为治则。

2.痰热郁肺证

症状：咳嗽气息粗促，或喉中痰鸣声，痰多、质黏厚或稠黄，咯吐不利，或有热腥味，或吐血痰，胸肋胀满，咳时引痛，面赤，或有身热，面赤，口干欲饮，舌苔薄黄腻，质红，脉滑数。

治法： 清热化痰，肃肺止咳。

常用药物： 鱼腥草15g，青黛、蛤壳各10g，冰片0.3g，葱白适量。

配穴： 神阙、丰隆（双）

操作方法： 鱼腥草、青黛、蛤壳研为细末，冰片、葱白与上述药末共同捣烂成糊状，填于脐中，穴位贴敷贴膜固定。每日更换1次。

病例：

患者王某，男，20岁。2018年5月20日来诊，咳嗽、咳痰1月余。既往体健，平素喜食辛辣之品。症见：咳嗽，痰多、色黄质黏欠利，胸闷，呼吸时觉胸痛，面赤，手心热，口干欲饮，舌质红，苔黄腻，脉滑数。

治疗： 以上药研粉，冰片、葱白调成糊状，穴位贴敷取神阙穴、双丰隆穴，每日更换一次，配合中药汤剂口服，经治疗7日后患者痊愈。

体会： 患者平素喜食辛辣，蕴湿蒸痰生热，熏灼于肺，肺气不利，发为咳嗽。痰多、色黄质黏稠、舌质红、苔黄腻、脉滑数为痰热内盛的表现。属内伤咳嗽之痰热郁肺证，治疗以清热化痰，肃肺止咳为治则。

3.肝火犯肺证

症状： 上气咳逆阵作，咳时面赤，咽干口苦，常感痰滞咽喉，咯之难出，量少质黏，或痰如絮条，胸胁胀痛，咳时引痛。症状随情绪波动而增减。舌红，苔薄黄少津，脉弦数。

治法： 清肺泻肝，化痰止咳。

常用药物： 青黛、蛤壳、桑白皮、知母各10g，冰片0.3g，葱白适量。

配穴： 肺俞（双）、三阴交（双）、鱼际（双）。

操作方法： 以上药研粉，冰片、葱白与上述药末共同捣烂成糊状，穴位贴敷取双肺俞穴、双三阴交、双鱼际穴，穴位贴敷贴膜固定。每日更换1次。

病例：

患者李某，女，54岁。2017年3月12日来诊，反复咳嗽、咳痰3个月。既往有高血压病。症见：咳嗽阵发，咳时面赤，咽干，口干口苦，咽部异物感，痰少欠利，胁胀，因紧张或生气时加重。舌红，苔薄黄，脉弦。

治疗： 以上药研粉，冰片、葱白与上述药捣烂成糊状，穴位贴敷取双肺俞穴、双三阴交、双鱼际穴。每日更换一次，配合中药汤剂口服，经治疗10日左右患者痊愈。

体会： 患者情绪欠畅，肝失条达，郁而化热，上逆侮肺，肺失宣降而咳嗽。

肝火上炎，则口干口苦，痰气阻咽，则咽部异物感，胁胀、胸闷、舌红、苔薄黄、脉弦为肝火犯肺的表现。属内伤咳嗽之肝火犯肺证，治疗以清肺泻肝，化痰止咳为治则。

4.肺阴亏耗证

症状：干咳，咳声短促，痰少黏白，或痰中夹血，或声音逐渐嘶哑，口干咽燥，或午后潮热颧红，手足心热，夜寐盗汗，起病缓慢，日渐消瘦，神疲乏力，舌红、少苔，脉细数。

治法：养阴清热，润肺止咳。

常用药物：瓜蒌50g，贝母50g，青黛15g，蜂蜜120g。

用法：先将上药混合研为细末，蜂蜜入锅内加热，炼去浮沫，加入药粉，调和成膏。

配穴：肺俞（双）、大杼（双）、后溪（双）

操作方法：取药膏分别敷贴穴位上，用纱布覆盖，胶布固定，每日1次或2日1次。

病例：

患者王某，女，28岁。咳嗽数月不愈。既往体健。症见：痰少而黏，口干咽燥，手足心热，夜寐盗汗，乏力。舌红、少苔，脉细数。

治疗：以上药穴位贴敷，取穴：肺俞、大杼、后溪，每日更换一次，同时配合肺阴虚辨证选药内服，半月后症状好转，1个月后痊愈。

体会：患者肺病日久，伤阴耗气，肺宣降失调，肺气上逆，故发为咳嗽。治疗以养阴清热，润肺止咳为治则。

哮喘

一、概念

哮喘在中医叫哮病，是一种发作性痰鸣气喘的疾患。以发作时喉中痰鸣有声、呼吸气促困难，甚则喘息不得卧为特征。该病是一种常见的、慢性呼吸系统疾病，西医的支气管哮喘可参照此篇辨证论治。

二、病因病机

哮喘发生，为宿痰内伏于肺，复加外感、饮食、情志、劳倦等因素，以致痰阻气道，肺气上逆所致。

（一）外邪侵袭

外感风寒或风热之邪，未能及时表散，邪蕴于肺，气不布散津液，聚液成痰。或因吸入花粉、烟尘、异味等，影响肺气的宣降，津液凝聚，痰浊内蕴，也可导致哮喘发生。

（二）饮食不当

贪食生冷，寒饮内停，或嗜食酸咸甘肥，积痰蒸热，或因进食海鲜发物，而致脾失健运，饮食不归正化，痰浊内生，上犯于肺，壅阻肺气，亦可发生哮喘。

（三）情志刺激

忧郁恼怒、思虑过度等情志刺激，使肝失条达，气机不畅，气郁化火，气火循经上逆犯肺；或肝郁，疏泄失常，津液失布，凝结而成痰，或肝郁化火，郁火灼津，炼液为痰；或肝病及脾，脾失健运，酿生痰湿，上贮于肺，肺失宣肃，发为哮喘。

（四）体虚病后

素体不强，或病后体弱，如幼年患麻疹、顿咳，或反复感冒，咳嗽日久等，以致肺气耗损，气不化津，痰饮内生；或阴虚火旺，热蒸液聚，痰热胶固。素体不强多以肾不足为主，而病后导致者多以肺脾虚为主。

可知，哮喘的病位在肺，与脾肾密切相关。病机是痰阻气道，肺失宣降。病理因素以痰为主，痰的产生在于肺不布散津液，脾不运输精微，肾不能蒸化水液，以致津液凝聚成痰，伏藏在肺，成为发病的"夙根"。此后每因气候突变、饮食不当、情志失调、劳累等多种诱因，导致发作。

发作期病理变化为"伏痰"遇感引触，痰随气升，气因痰阻，相互搏结，壅塞气道，肺管狭窄，通畅不利，肺气宣降失调，引动停积之痰，而致痰鸣如吼，气息喘促。

若长期反复发作，寒痰伤及脾肾之阳，痰热耗灼肺肾之阴，可从实转虚，在平时表现为肺、脾、肾等脏器虚弱。肺虚不能主气，气不化津，则痰浊内蕴，肃降无权，因卫外不固，而更易感受外邪而诱发；脾虚不能运化水谷为精微，上输养肺，反而积湿生痰，上贮于肺，影响肺气的升降；肾虚精亏，摄纳失常，阳虚水泛成痰，或阴虚虚火灼津成痰，上干于肺，肺气出纳失司。由于三脏之间的交互影响，导致合并同病，表现为肺脾肾的气虚及阳虚，或肺肾的阴虚。间歇期表现为气短、乏力，或轻度哮喘发作，一旦大发作，每每持续不解，邪实正虚错综并见，肺肾两虚，痰浊壅盛，严重者因肺不能治理调节心血，命门火不能上济于心，心阳受损，而出现"喘脱"危候。

三、诊断要点及鉴别诊断

（一）诊断

1.发作时喉中痰鸣有声，呼吸困难，甚则张口抬肩，不能平卧，或口唇指甲紫绀。

2.呈反复发作性，常因气候突变、饮食不当、情志失调、劳累等因素而诱发，发作前多有鼻痒、喷嚏、咳嗽、胸闷等症状。

3.有过敏史或家族史。

血嗜酸性粒细胞及肺功能检查，有助于本病的诊断。

（二）鉴别诊断

1.**喘证** 哮病和喘证都有呼吸急促的表现。哮必兼喘，喘未必兼哮。哮指声响言，以发作时喉中哮鸣有声为主要临床特征；喘指气息言，以呼吸气促困难为主要临床特征。哮是一种反复发作的独立性疾病，喘证是并发于多种急慢性疾病的一个症状。

2.**支饮** 支饮为饮留胸膈，虽然也可表现痰鸣气喘的症状，但多由慢性咳嗽经久不愈，逐渐加重而成咳喘，病势时轻时重，发作与间歇的界限不清，以咳嗽和气喘为主。如《金匮要略·痰饮咳嗽病脉证并治第十二》说："咳逆倚息，短气不得卧，其形如肿，谓之支饮。"哮病间歇发作，突然起病，迅速缓解。

四、辨证论治

（一）发作期

1.寒哮证

症状：呼吸急促，喉中痰鸣有声，胸膈满闷如塞，咳不甚，痰少咯吐不爽，面色晦滞带青，口不渴或渴喜热饮，天冷或受寒易发，形寒怕冷，舌苔白滑，脉弦紧或浮紧。

治法：温肺散寒，化痰平喘。

常用药物：细辛、半夏、甘遂、延胡索、肉桂、橘红各5g，白芥子10g。姜汁适量。

配穴：大椎、肺俞（双）

操作方法：上药共研粉末，生姜汁调药末成糊状，贴敷于大椎、双肺俞穴上，外用穴位贴敷贴膜固定，每次贴2小时，每年盛夏初伏、中伏、末伏各贴1次。

病例：

患者王某，女，35岁。每年秋冬季节天气转凉后则出现喉中痰鸣、气喘，伴咳嗽，痰白欠利，身冷背凉，舌淡红，苔白稍腻，脉弦紧。

治疗：以上药研粉，葱白调成糊状，穴位贴敷取双肺俞、大椎穴，于三伏天贴敷，一伏贴一次，一次贴2小时，患者贴敷后症状较前减轻，连续3年，症状很少复发。

体会：患者感受风寒之邪，未能及时表散，邪气内蕴于肺，壅遏肺气，气不布津，聚液生痰成哮喘，每因感寒而诱发。属哮喘之寒哮证，治疗以温肺散寒，化痰平喘为治则。

2.热哮证

症状：气粗息涌，喉中痰鸣如吼，胸高胁胀，咳呛阵作，咳痰色黄或白，黏浊稠厚，咳吐不利，烦闷不安，汗出，面赤，口苦，口渴喜饮，不恶寒，舌苔黄腻，质红，脉滑数或弦滑。

治法：清热宣肺，化痰定喘。

常用药物：白果、桑白皮、黄芩各10g，麻黄6g，冰片0.3g，葱白适量。

配穴：膻中、定喘（双）。

操作方法：以上药研粉，冰片、葱白与上述药末共同捣烂成糊状，穴位贴敷取双定喘穴、膻中穴，穴位贴敷贴膜固定。每日更换1次。

病例：

患者李某，男，35岁。患者哮喘2年，每年夏季天气炎热时复发，发时喉中痰鸣，咳嗽，痰黄黏稠，咳吐不利，烦闷不安，汗出，口苦口干，舌质红，苔黄腻，脉滑数。

治疗：以上药研粉，冰片、葱白与上述药末共同捣烂成糊状，穴位贴敷取双定喘穴、膻中穴，每日更换1次。配合口服中药，1周后症状改善。

体会：患者感受风热之邪，未能表散，邪蕴于肺，壅阻肺气，气不布津，聚液生痰而发哮喘，每因受热而诱发，故属哮喘之热哮证，治疗以清热宣肺，化痰定喘为治则。

（二）缓解期

1.肺虚证

症状：喘促气短，语声低微，自汗，怕风，常易感冒，每因气候变化而诱发，发前打喷嚏，鼻塞流清涕，或喉中常有轻度哮鸣音，咳痰清稀色白，舌苔薄白，质淡，脉细弱或虚大。

治法： 补肺益气。

常用药物： 白芥子、延胡索各20g，甘遂、细辛各10g，黄芪20g，白术10g，防风10g，姜汁适量。

配穴： 颈百劳（双）、膏肓（双）、肺俞（双）。

操作方法： 把上药混合后粉碎成末过筛，以姜汁调和药末，调成稠膏状，制成像蚕豆大小的丸药备用。夏季初伏、中伏、末伏的时候敷贴药，药膏放穴位上，外敷贴膜，每次2~4小时，一伏贴1次。

病例：

患者秦某，男，52岁。反复喉中痰鸣10年，活动后稍气喘，乏力，自汗，怕风怕冷，易反复感冒，感冒时容易诱发哮喘，咳白色泡沫样痰，舌质淡，苔薄白，脉细弱。

治疗： 以上药研粉，姜汁调成膏状，制成丸，使用时压成饼状，穴位贴敷取双肺俞、双颈百劳、双膏肓，于三伏天贴敷，一伏贴一次，一次贴2小时，患者贴敷后症状好转，连续贴敷3年，症状很少复发。

体会： 患者哮病日久肺气虚，肺不主气，气不布津，则痰浊内盛，随气上逆则咳痰，肺气虚，卫表不固，故怕冷怕风，容易反复感冒，多汗。属哮喘之肺气虚证，治疗以补肺益气为治则。

2.脾虚证

症状： 倦怠无力，食少便溏，面色萎黄无华；痰多而黏，咳吐不利，脘痞，纳呆，或食油腻容易腹泻，往往因饮食失当而诱发，气短不足以息，舌苔薄腻或白滑，质淡，脉细弱。

治法： 健脾益气。

常用药物： 白芥子、延胡索各20g，甘遂、细辛各10g，白术20g、茯苓20g，姜汁适量。

配穴： 肺俞（双）、膏肓（双）、定喘（双）、脾俞（双）。

操作方法： 把上药混合后粉碎成末过筛，以姜汁调和药末，调成稠膏状，制成像蚕豆大小的丸药备用。夏季初伏、中伏、末伏的时候敷贴药，药膏放穴位上，外敷贴膜，每次2~4小时，一伏贴1次。

病例：

患者庞某，女，50岁。反复喉中痰鸣20年，平素进食不当则气喘容易复发，精神差，面色萎黄，食少便溏，痰多，白黏欠利，多食则腹胀，稍活动则气短，舌淡、苔白稍腻，脉细。

治疗：以上药研粉，姜汁调成膏状，制成丸，使用时压成饼状，穴位贴敷取双肺俞、双定喘、双膏肓、双脾俞，于三伏天贴敷，一伏贴一次，一次贴2小时，患者贴敷后症状好转，连续贴敷5年，痊愈。

体会：患者哮病日久肺气虚，肺病及脾，脾虚中气不足，故气短不足以息，因进食不当则脾虚运化无权，哮喘容易复发。脾虚不能运化水谷，则生痰湿，随气上逆则咳痰，面色萎黄、腹胀、便溏、舌淡、苔白稍腻、脉细为脾虚的表现。属哮喘之脾气虚证，治疗以健脾益气为治则。

3.肾虚证

症状：平素短气息促，动则为甚，呼多吸少，咳痰质黏起沫，心慌，脑转耳鸣，腰酸腿软，劳累后哮喘易复发。或畏寒，肢冷，自汗，面色苍白，舌苔淡白，质胖嫩，脉沉细；或颧红，烦热，汗出粘手，舌质红少苔，脉细数。

治法：补肾纳气。

常用药物：白芥子、延胡索各20g，甘遂、细辛各10g，补骨脂24g，仙灵脾18g，姜汁适量。

配穴：肺俞（双）、膏肓（双）、定喘（双）、肾俞（双）。

第二节　脾胃系统疾病

脾主运化，主升清，主统血，主肌肉、四肢，胃与脾同属中焦，主收纳、腐熟水谷，主通降，与脾相表里，共有"后天之本"之称，五脏六腑、四肢百骸皆赖以所养，脾胃的病理表现主要是受纳、运化、升降、统摄等功能异常。

胃痛作为中医临床一大常见病，近年来发病率呈逐渐上升趋势；随着人民生活水平的提高，饮食多元化，故由饮食不慎引发的泄泻及呕吐的发病率呈明显上升趋势，已经成为脾胃科门诊的主要疾病，同时也是中医门诊最常见的临床症状之一；故为方便临床理解及运用，本节将胃痛、泄泻、呕吐归属为脾胃系疾病进行介绍。

胃痛

一、概念

胃痛是以上腹胃脘部近心窝处发生疼痛为主症的病证，亦称"胃脘痛"[1]。

二、病因病机

胃痛的病因广泛复杂，主要包括：外邪犯胃、饮食不节、情志失调、脾胃虚弱及药物损害等。

（一）病因

1.外邪犯胃

外感寒邪、湿邪、热邪，邪气由表及里，皆可导致脾胃气机不畅，不通则痛。其中以寒邪为甚，寒性收引，易使气机阻滞，从而导致胃气不和，发为胃痛。

2.饮食不调

胃为水谷之海，主受纳和腐熟水谷。如长期过食或长期食用生冷食物，耗伤中焦阳气；或饮酒无节，损伤胃体；或偏食辛辣，蕴热伤阴；或进食肥甘厚腻，日久积滞难消，酿生湿热；或饥饱无常，特别是空腹过劳或饱餐后用力过度而损伤胃气等，均可导致气机阻滞，发生胃痛。

3.情志失调

由于工作压力大，精神紧张，日久可导致肝气郁滞，中医认为肝为刚脏，喜调达，主疏泄，情志不畅导致肝郁气滞，导致肝失疏泄，横逆犯胃，引起胃痛[2]。

4.脾胃虚弱

脾主运化，脾气充足可以促进食物的消化及吸收，胃主受纳腐熟水谷，可以促进食物的初步消化，脾主升，胃主降，两者互为表里，共同作用于食物的消化及水谷精微的吸收。若素体脾胃虚弱，则脾胃运化失职，气机不畅；或中焦虚寒，失其温养；或胃阴亏虚，胃失濡养，则均可导致胃痛。

（二）病机

胃痛的基本病机胃气郁滞，失于和降，不通则痛。

胃痛的病变部位在胃，与肝、脾密切相关。肝主疏泄，调畅气机，协调脾胃升降，促进脾胃对食物的消化及对水谷精微的吸收，若情志失调，致肝气郁滞，横逆犯胃，导致胃痛；脾与胃同居中焦，互为表里，共主升降，故脾病多涉及胃，胃病亦可侵犯脾。若外感寒邪、偏食辛辣、进食肥甘厚腻、饥饱无常等，均能引起脾气虚弱，运化失职，气机不畅而为胃痛。

三、诊断要点及鉴别诊断

（一）辨证要点

胃痛的辨证以虚、寒、热、气、血为纲。胃寒证、食滞证、气滞证、血瘀证和胃热证属实，虚证多见于年老体弱或胃痛日久者，以虚寒证和阴虚证为主[3]。胃痛的病机演变复杂多异，归纳起来，主要是虚实、寒热、气血之间的演变和转化。日久易出现虚实兼夹、寒热错杂、气滞 血瘀的复杂病理变化，甚至导致危重病证的发生。

（二）鉴别诊断

1.胃痛与胁痛

胃痛与胁痛主要从病位、主症及兼症方面进行鉴别。胁痛病位在肝胆，与脾胃有关，以胁肋部疼痛为主，多伴有胸闷太息、口苦，或发热恶寒等症。胃痛病位在胃，与肝脾有关，以胃脘部疼痛为主，常伴有脘腹痞闷胀满、吞酸嘈杂等症。肝气犯胃的胃痛有时亦可攻痛连胁，但仍以胃脘部疼痛为主症。

2.胃痛与腹痛

两者疼痛部位不同。腹痛是以胃脘部以下，耻骨毛际以上疼痛为主症。胃痛是以上腹胃脘部近心窝处疼痛为主症。胃痛与腹痛在病变脏腑、临床特点等方面亦有区别。但胃处腹中，与肠相连，因而胃痛可以影响及腹，而腹痛亦可牵连于胃。

3.胃痛与真心痛

真心痛是胸痹心痛的严重证候，多见于老年人，常有胸痹病史，一般为胸部闷痛、刺痛或绞痛，疼痛剧烈，痛引肩背，常伴心悸气短、汗出肢冷、唇甲紫绀等症状，病情危急。其病史、病机要点、病变脏腑、临床特征及其预后等方面，与胃痛有明显区别。心电图、心肌酶谱等检查有助于鉴别诊断。

四、辨证论治

（一）寒邪客胃证

症状：胃痛暴作，拘急冷痛，恶寒喜暖，得温痛减，遇寒加重，口不渴，喜热饮，舌苔薄白，脉弦紧。

治法：温胃散寒，理气止痛。

常用药物：附子、干姜、川椒、香附、木香、高良姜。

配穴：上脘、中脘、天枢、足三里、关元、气海、胃俞、脾俞、肾俞、神阙，隔日1次或每日1次。

操作方法：药物研磨细粉，姜汁调成糊状，以胶布固定至穴位局部。

病例：

患者胡某，男，50岁。胃脘部疼痛2月余。既往行胃镜检查确诊"十二指肠溃疡"。症见胃痛，夜间尤甚，呈冷痛，得温痛减，遇寒加重，纳食不消，舌苔薄白，脉弦紧。

治疗：穴位贴敷取上脘、中脘、天枢、足三里、关元、气海、胃俞、脾俞、肾俞、神阙，用药膏穴位贴敷，隔日1次，配合良附丸口服，经治疗后患者胃痛症状明显缓解，饮食明显改善。

体会：患者寒邪阻滞，寒积于胃，寒凝气滞，发病迅速，使胃的贮纳及脾的运化功能受损。治疗以温胃散寒为治则。

（二）饮食伤胃证

症状：胃脘疼痛，胀满拒按，嗳腐吞酸，或呕吐不消化食物，其味腐臭，吐后痛减，不思饮食，大便不爽，得矢气及便后稍舒，有暴饮暴食病史，舌苔厚腻，脉滑。

治法：消食导滞，和中止痛。

常用药物：山楂、木香、香附、莱菔子、炒鸡内金。

配穴：上脘、中脘、足三里、胃俞、脾俞、梁门、天枢。

操作方法：药物研磨细粉，姜汁调成糊状，以胶布固定至穴位局部，隔日1次。

病例：

患者王某，女，58岁。胃脘疼痛3天，聚餐后出现胃脘部疼痛，呕吐，呕吐物为胃内容物，嗳腐吞酸，烧心反酸，伴腹泻，水样便，1日3~5次，不思饮食，舌苔白厚腻，脉沉滑。

治疗：穴位贴敷取上脘、中脘、足三里、胃俞、脾俞、梁门、天枢，用药膏穴位贴敷，隔日1次，配合保和丸口服，经治疗后患者胃痛症状缓解，无呕吐及烧心反酸，大便正常，1日1次。

体会：患者宿食不化，胃中气机阻塞，浊气上逆，胃失和降，气逆于上，食积下迫，大肠传导失司。治疗以消食导滞、和胃止痛为治则。

（三）肝气犯胃证

症状：胃脘胀痛，或攻撑窜动，牵引背胁，遇情志不畅则痛作或痛甚，嗳气、矢气则舒，胸闷叹息，大便不畅，舌苔薄白，脉弦。

治法： 疏肝理气，和胃止痛。

常用药物： 当归、丹参、乳香、没药。

配穴： 上脘、中脘、足三里、胃俞、脾俞、期门、太冲。

操作方法： 药物研磨细粉，姜汁调成糊状，以胶布固定至穴位局部，隔日1次。

病例：

患者张某，女，45岁。间断胃脘疼痛1年，患者于情绪激动后出现胃脘胀痛，牵引背胁，每遇情志不畅则痛作，嗳气、矢气则舒，胸闷叹息，舌苔薄白，脉弦。

治疗： 穴位贴敷取上脘、中脘、足三里、胃俞、脾俞、期门、太冲，用药膏穴位贴敷，隔日1次，配合柴胡疏肝散汤剂口服，经治疗后患者胃痛症状缓解，嗳气减轻。

体会： 患者肝气犯胃，气机阻滞，胃气上逆，气机不利。治疗以疏肝解郁、理气止痛为治则。

（四）湿热中阻证

症状： 胃脘灼痛，吐酸嘈杂，脘痞腹胀，纳呆恶心，口渴不欲饮水，小便黄，大便不畅，舌红，苔黄腻，脉滑数。

治法： 清化热湿，理气和胃。

常用药物： 青黛、雄黄、轻粉。

配穴： 上脘、中脘、足三里、胃俞、脾俞、阿是穴。

操作方法： 药物研磨细粉，姜汁调成糊状，以胶布固定至穴位局部，隔日1次。

病例：

患者田某，女，26岁。胃脘疼痛2年，患者胃脘痛，烧心反酸，上腹部胀满不适，时恶心欲呕，不思饮食，小便黄，大便黏腻，舌红，苔黄腻，脉滑数。

治疗： 穴位贴敷取上脘、中脘、足三里、胃俞、脾俞，用药膏穴位贴敷，隔日1次，配合清中汤汤剂口服，经治疗后患者胃痛症状缓解，饮食量明显增加，无恶心呕吐。

体会： 患者外感湿热，湿热内蕴于脾胃，气机阻滞，治疗以清热化湿、理气和胃为治则。

（五）瘀血停胃证

症状： 胃脘刺痛，痛有定处，按之痛甚，疼痛延久，食后加剧，入夜尤甚，甚或出现黑便或呕血，舌质紫暗或有瘀斑，脉涩。

证机概要：瘀停胃络，脉络壅滞。

治法：化瘀通络，理气和胃。

常用药物：三七、红花、丹参、当归、元胡等

配穴：中脘、足三里、胃俞、脾俞、膻中、膈俞、内关、胆俞、肝俞。

操作方法：药物研磨细粉，姜汁调成糊状，以胶布固定至穴位局部，隔日1次。

病例：

患者王某，男，55岁。间断胃脘疼痛2年，患者平素急躁易怒，症见：胃脘痛，夜间尤甚，伴烧心反酸，口干口苦，既往行胃镜检查确诊"胃溃疡"。治疗：穴位贴敷取中脘、足三里、胃俞、脾俞、膻中、膈俞、内关、胆俞、肝俞，用药膏穴位贴敷，隔日1次，配合失笑散汤剂口服，经治疗后患者胃痛症状缓解，无烧心反酸。

体会：患者气滞日久，瘀血阻滞，脉络不通。治疗以化瘀通络、理气和胃为治则。

（六）脾胃虚寒证

症状：胃脘隐痛，绵绵不休，空腹痛甚，得食则缓，喜温喜按，劳累或受凉后发作或加重，泛吐清水，食少纳呆，大便溏薄，神疲倦怠，四肢不温，或便血，舌淡苔白，脉虚弱或迟缓无力。

治法：温中健脾，和胃止痛。

常用药物：附子、干姜、白芥子、丁香、细辛、肉桂。

配穴：上脘、中脘、天枢、足三里、关元、气海、胃俞、脾俞、肾俞，隔7~10日1次。

操作方法：药物研磨细粉，姜汁调成糊状，以胶布固定至穴位局部。

病例：

患者刘某，男，49岁。胃脘部疼痛8年余。既往行胃镜检查确诊"胃溃疡"。症见胃部胀满，食后加重，饮食以流食为主，症见面色㿠白，气短声低，形体消瘦，形寒肢冷，舌淡，苔薄白，脉细弱。

治疗：穴位贴敷取上脘、中脘、天枢、足三里、关元、气海、胃俞、脾俞、肾俞，于初伏、中伏、末伏用药膏穴位贴敷，配合中药汤剂口服，经治疗后患者饮食明显增加，大便成形，症状明显改善。

体会：患者病久体虚，脏腑虚衰，气血亏损，脾阳虚衰，肝失疏泄，使胃的贮纳及脾的运化功能受损。治疗以温肾健脾，补血益气为治则。

［参考文献］

［1］周仲瑛.中医内科学［M］.北京：中国中医药出版社，2012.

［2］黄更珍等.胃痛的中医治疗体会［J］.中西医结合心血管病电子杂，2020，8（21）：139-171.

［3］肖绮玲等.胃痛的病因病机及治疗［D］.1986，01（38）：564-565.

泄泻

一、概念

泄泻是以排便次数增多，粪便稀薄，甚至泻出如水样为主症的病证，泄者，泄漏之意，大便稀薄，时作时止，病势较缓；泻者，倾泻之意，大便如水倾注而直下，病势较急[1]。

二、病因病机

（一）病因

导致泄泻的原因众多，主要有外邪侵袭、情志失司、脾胃虚弱等，终其原因，主要由脾虚湿盛，脾胃运化功能失调引起。

1.外邪侵袭

风、寒、暑、湿、燥、火等邪气入侵人体，均可导致泄泻，但以湿邪为甚，湿性重浊，易损伤阳气，易阻遏气机，故湿邪伤脾，易导致脾阳亏虚，运化失司，使水湿停聚，发为泄泻。

2.饮食失司

胃为水谷之海，主受纳和腐熟水谷，为脾的运化提供前提，脾主运化，消化食物，为胃的正常运转提供条件与能量，两者密切合作，才能保证饮食物的消化及吸收，故脾胃与饮食的关系密切，凡饱食过量，或过食肥甘，或过食生冷，或误食不洁之物，均可导致脾胃运化功能失司，从而发生泄泻。

3.情志失调

郁怒伤肝，或忧思伤脾，若素体脾虚湿盛，复因情志刺激、精神紧张，或于怒时进食者，更易形成泄泻。

4.脾胃虚弱

素体脾胃虚弱，加之饮食不慎，日久均可导致脾阳亏虚，运化水湿功能失调，致水湿内停，导致泄泻。

（二）病机

主要病机是脾虚湿盛，脾胃运化功能失调，肠道分清泌浊、传导功能失司。

泄泻病因虽然复杂，但其基本病机为脾胃受损，湿困脾土，肠道功能失司。泄泻的主要病变在脾胃与大小肠，病变主脏在脾，脾失健运是关键，同时与肝、肾密切相关。脾主运化，喜燥恶湿；大小肠司泌浊、传导；肝主疏泄，调节脾运；肾主命门之火，能暖脾助运，腐熟水谷。若脾运失职，小肠无以分清泌浊，大肠无法传化，发生泄泻。病理因素主要是湿，湿为阴邪，易困脾阳，脾受湿困，则运化不健，故脾虚湿盛是导致泄泻最关键病机。

四、诊断要点及鉴别诊断

（一）辨证要点

1.辨暴泻与久泻

暴泻者起病较急，病程较短，泄泻次数频多，以湿盛为主；久泻者起病较缓，病程较长，泄泻呈间歇性发作，以脾虚多见。

2.辨虚实

急性暴泻，泻下腹痛，痛势急迫拒按，泻后痛减，多属实证；慢性久泻，病程较长，反复发作，腹痛不甚，喜温喜按，神疲肢冷，多属虚证。

3.辨寒热

大便清稀，或完谷不化者，多属寒证；大便色黄褐而臭，泻下急迫，肛门灼热者，多属热证。

（二）鉴别诊断

泄泻与霍乱：二者都有大便稀薄，腹痛，肠鸣等症状。但是霍乱临床症状以呕吐与泄泻并见，起病急，变化快，病情凶险。起病时突然腹痛，后吐泻交作，呕吐物为未消化的食物，气味酸腐热臭；所泻之物多为夹有大便的黄色粪水，或如米泔，气味臭秽，常伴恶寒、发热。而泄泻仅以排便异常为主要表现，粪质稀薄，便次频多，其发生有急有缓，伴有腹痛，一般不著，且常与肠鸣同时并见。

四、辨证论治

（一）寒湿证

症状： 泻下清稀，甚至如水样，腹痛肠鸣，食少，或兼有恶寒发热，鼻塞头痛，肢体酸痛，舌苔薄白或白腻，脉濡缓。

治法： 芳香化湿，疏表散寒。

常用药物： 干姜、白胡椒、吴茱萸、木香、苍术、藿香、厚朴、姜半夏、紫苏等。

配穴： 足三里、气海、神阙、天枢、关元、脾俞、中脘、上脘、下脘、水分。

操作方法： 药物研磨细粉，姜汁调成糊状，以胶布固定至穴位局部，隔日1次或每日1次。

病例：

患者王某，男，55岁。腹泻1周。外感风寒后出现下腹泻，1日3~5次，腹部疼痛，纳食少，恶寒发热，鼻塞头痛，舌苔薄白，脉缓。

治疗： 穴位贴敷取足三里、气海、神阙、天枢、关元、脾俞、中脘、上脘、下脘、水分，用药膏穴位贴敷，隔日1次，配合藿香正气散汤剂口服，经治疗后患者腹痛大减，大便正常，1日1次，饮食较前明显改善。

体会： 患者寒湿困脾，清浊不分，胃肠功能气机受损，脾阳被遏，健运失司。治疗以散寒化湿为治则。

（二）湿热证

症状： 腹痛即泻，泻下急迫，或泻而不爽，粪色黄褐而臭，烦热口渴，小便短赤，肛门灼热，舌质红，苔黄腻，脉濡数或滑数。

治法： 清热利湿。

常用药物： 苦参、滑石、车前子、木香、黄连、苍术、厚朴、姜半夏、干姜等。

配穴： 足三里、脾俞、胃俞、神阙、大肠俞、天枢、中脘、上脘、下脘、内庭、曲池、阴陵泉。

操作方法： 药物研磨细粉，姜汁调成糊状，以胶布固定至穴位局部，隔日1次。

病例：

患者张某，男，33岁。突发腹泻1日，1日7~8次，腹痛即泻，泻粪色黄褐而臭，口干，小便短赤，肛门灼热，舌质红，苔黄腻，脉滑数。

治疗： 穴位贴敷取足三里、脾俞、胃俞、神阙、大肠俞、天枢、中脘、上脘、下脘、内庭、曲池、阴陵泉，用药膏穴位贴敷，隔日1次，配合葛根黄芩黄连汤汤剂口服，经治疗后患者腹痛大减，大便正常，1日1次。

体会： 患者湿热困脾，清浊不分，胃肠功能气机受损，健运失司。治疗以清热利湿为治则。

（三）食滞证

症状： 腹痛肠鸣，泻后痛减，泻下粪便臭如败卵，夹有不消化之物，脘腹痞满，嗳腐酸臭，不思饮食，舌苔厚腻，脉滑。

治法： 消食导滞。

常用药物： 山楂、木香、苍术、厚朴、姜半夏、莱菔子、山药、大腹皮、桔梗、紫苏叶、柴胡等。

配穴： 足三里、脾俞、胃俞、神阙、大肠俞、天枢、中脘、上脘、下脘。

操作方法： 药物研磨细粉，食醋调成糊状，以胶布固定至穴位局部，隔日1次或每日1次。

病例：

患者李某，男，52岁。腹泻2天，参加聚会后出现腹泻，1日10余次，泻后痛减，泻下粪便臭如败卵，上腹部胀满不舒，嗳腐酸臭，不思饮食，舌苔白厚腻，脉滑。

治疗： 穴位贴敷取足三里、脾俞、胃俞、神阙、大肠俞、天枢、中脘、上脘、下脘，用药膏穴位贴敷，隔日1次，配合保和丸口服，经治疗后患者腹痛大减，大便正常，1日1次，饮食较前明显改善。

体会： 患者食滞胃肠，传化失常，宿食不化，浊气上逆，导致脾胃功能传化失常。治疗以消食导滞为治则。

（四）脾胃虚弱证

症状： 大便时止时泻，反复发作，稍有饮食不慎，大便次数即增多，夹见水谷不化，饮食减少，脘腹胀闷不舒，面色少华，肢倦乏力，舌质淡，苔白，脉细弱。

治法： 健脾益气，渗湿止泻。

常用药物： 党参、木香、苍术、厚朴、姜半夏、山药、紫苏叶、茯苓、陈皮、白术等。

配穴： 足三里、脾俞、胃俞、神阙、中脘、上脘、下脘。

操作方法： 药物研磨细粉，姜汁调成糊状，以胶布固定至穴位局部，隔日1次，或配合三伏贴使用。

病例：

患者赵某，女，23岁。腹泻5年余，腹泻时发时止，曾口服多种药物未愈，白天大便二三次，夜间一二次，便前肠鸣，腹胀作痛，矢气频，便后则舒，舌质淡，边有齿痕，苔白，脉沉。

治疗：穴位贴敷取足三里、脾俞、胃俞、神阙、中脘、上脘、下脘，用药膏穴位贴敷，隔日1次，配合参苓白术散口服，经治疗后患者大便正常，晨起1日1次。

体会：患者脾胃虚弱，运化失司，导致湿邪阻滞，气机不畅，治疗以健脾益气、化湿止泻为治则。

（五）肝气乘脾证

症状：肠鸣攻痛，腹痛即泻，泻后痛缓，每因抑郁恼怒或情绪紧张而诱发，平素多胸胁胀闷，嗳气食少，矢气频作，舌苔薄白或薄腻，脉细弦。

治法：抑肝扶脾

常用药物：丹参、当归、木香、苍术、厚朴等。

配穴：肝俞、太冲、足三里、脾俞、胃俞、神阙、中脘、上脘、下脘、阴陵泉、三阴交。

操作方法：药物研磨细粉，食醋调成糊状，以胶布固定至穴位局部，隔日1次。

病例：

患者马某，男，56岁。腹泻5年余，腹泻，1日2~3次，腹痛即泻，泻后痛缓，胁肋部胀满，嗳气，不思饮食，苔薄白，脉弦。

治疗：穴位贴敷取肝俞、太冲、足三里、脾俞、胃俞、神阙、中脘、上脘、下脘、阴陵泉、三阴交，用药膏穴位贴敷，隔日1次，配合痛泻要方汤剂口服，大便正常，1日1次，饮食较前明显改善。

体会：患者七情所伤，肝失疏泄，肝郁乘脾，脾失健运，传化失司。治疗以抑肝扶脾为治则。

（六）肾阳虚衰证

症状：每于黎明之前，脐腹作痛，继则肠鸣而泻，完谷不化，泻后则安，形寒肢冷，腹部喜暖，腰膝酸软，舌质淡，苔白，脉沉细。

治法：温肾健脾，涩肠止泻。

常用药物：肉豆蔻、升麻、五味子、干姜、肉桂、木香、苍术、厚朴、柴胡、附子等。

配穴：足三里、脾俞、胃俞、神阙、中脘、上脘、下脘、肾俞、关元、命门。

操作方法：药物研磨细粉，陈醋调成糊状，以胶布固定至穴位局部，隔日1次、每日1次或配合三伏贴使用。

病例：

患者韩某，男，60岁。腹泻8年余，患者于晨起6点左右出现腹泻，四肢乏力，形体消瘦，精神萎靡，腰膝酸软，舌质淡，苔白，脉沉细。

治疗： 穴位贴敷足三里、脾俞、胃俞、神阙、中脘、上脘、下脘、肾俞、关元、命门，取用药膏穴位贴敷，隔日1次，配合四神丸汤剂口服，大便正常，精神可。

体会： 患者肾阳亏虚，阴寒内盛，导致脾阳亏虚，运化失司。治疗以温肾运脾、固涩止泻为治则。

[参考文献]

（1）周仲瑛. 中医内科学［M］. 北京：中国中医药出版社，2012.

呕吐

一、概念

呕吐是指胃失和降，气逆于上，迫使胃内容物从口而出的病证。有物有声谓之呕，有物无声谓之吐，无物有声谓之干呕。临床呕吐常多兼见，统称为"呕吐"[1]。

二、病因病机

（一）病因

导致呕吐的病因主要包括以下几点：外感时邪、饮食所伤、情志失调、素体脾胃虚弱。

1.外邪犯胃

六淫邪气中的风、寒、暑、湿等邪气侵犯脾胃，导致脾失健运，胃失和降，均可导致呕吐，因寒邪最易损耗阳气，阻遏气机，故寒邪致病者居多。

2.饮食不节

饮食无度，过饱或过饥，过食生冷油腻，可导致食滞不化，脾胃功能失司，胃失和降，发为呕吐；或进食不洁，或误食异物、毒物等，致清浊混杂，胃气上逆发为呕吐。

3.情志失调

肝主疏泄，可调节全身气机，促进脾胃运化及胆汁分泌排泄，情志失司，可导致肝郁气结，疏泄失司，横逆犯胃，或气郁化火，气机上逆而致呕吐。《景岳全书·呕吐·实呕证治》[2]云："气逆作呕者，多因郁怒，致动肝气，胃受肝邪，所以作呕。"

4.脾胃虚弱

素体脾胃虚弱，脾阳不足，运化失司，导致中焦气机不畅，胃失和降，胃气上逆，发为呕吐，或胃阴不足，胃失润降，不能承受水谷，亦可发生呕吐。

（二）病机

主要病机主为胃失和降，胃气上逆。

呕吐的病变脏腑在胃，与肝脾二脏关系密切。胃为仓廪之官，主受纳水谷，以降为顺，若外邪侵袭、饮食失常、情志失调、素体脾胃虚弱等原因，均可导致胃气上逆，发为呕吐。

五、诊断要点及鉴别诊断

（一）辨证要点

1.辨虚实

病程短，来势急，吐出物多，属实证，病程较长，来势徐缓，吐出物少，或伴有倦怠乏力等症者，属虚证。

2.辨呕吐特点

病程短，伴有表证者，属于外邪犯胃；呕吐酸腐量多，气味难闻者，为食滞内停；呕吐清水痰涎，属痰饮内停；呕吐泛酸，抑郁善怒者，则多属肝气郁结；呕吐苦水者，多因胆热犯胃；反复发作，纳多即吐者，属脾胃气虚；干呕嘈杂，或伴有口干、似饥而不欲食者，为胃阴不足。

（二）鉴别诊断

1.呕吐与反胃

呕吐与反胃的病机都是胃失和降，气逆于上，两者均有呕吐的临床表现。但是，反胃是脾胃虚寒，胃中无火，难于腐熟，食入不化而致。以朝食暮吐，暮食朝吐，宿食不化，吐后转舒为特征。大多起病缓慢，病情反复，可伴有形体消瘦、面色少华、神倦乏力等。呕吐有虚实之不同，实证呕吐为邪气犯胃所致，多起病急，食入即吐，或不食亦吐；虚证呕吐属胃虚失和，多时吐时止，无规律，或干呕恶心，但多吐出当日之食物。由此看出，反胃属呕吐的一种特殊类型。

2.呕吐与呃逆

两者均为胃气上逆的表现。但呕吐以胃失和降，胃气上逆为病机要点，以胃内容物从口而出为特点。呃逆则以胃气上逆动膈为病机要点，以气冲喉间，呃呃连声，声短而频，不能自制为临床特点。

四、辨证论治

（一）外邪犯胃证

症状： 突然呕吐，频频泛恶，脘腹胀满，伴恶寒发热，头身疼痛，舌苔白腻，脉濡。

治法： 疏邪解表，化浊和中。

常用药物： 砂仁、白芍、木香、苍术、藿香、厚朴、姜半夏、紫苏等。

配穴： 胃俞、内关、足三里、脾俞、中脘、上脘、公孙。

操作方法： 药物研磨细粉，食醋调成糊状，以胶布固定至穴位局部，隔日1次。

病例：

患者胡某，男，33岁。呕吐1天。1天前因外感风寒后突然出现呕吐，呕吐物为胃内容物，脘腹胀满，恶寒发热，头身疼痛，舌苔白腻，脉沉。

治疗： 穴位贴敷取胃俞、内关、足三里、脾俞、中脘、上脘、公孙，用药膏穴位贴敷，隔日更换1次，配合藿香正气散汤剂口服，经治疗后患者呕吐症状消失，脘腹胀满、头身疼痛等症状较前明显减轻。

体会： 患者寒邪阻滞，寒积于胃，浊气上逆，邪束肌表，卫阳被遏，湿阻中焦，气机不畅，治疗以疏邪解表、化浊和中为治则。

（二）饮食停滞证

症状： 呕吐酸腐量多，或吐出带有未消化的食物，嗳气厌食，脘腹胀满，大便秘结或泄泻，舌苔厚腻，脉滑实有力。

治法： 消食化滞，和胃降逆。

常用药物： 山楂、木香、苍术、厚朴、姜半夏、莱菔子、山药、紫苏叶、白术等。

配穴： 梁门、天枢、足三里、脾俞、胃俞、中脘、上脘。

操作方法： 药物研磨细粉，食醋调成糊状，以胶布固定至穴位局部，隔日1次。

病例：

患者郑某，女，21岁。某日进食山芋后，始觉胃脘不适，后出现呕吐，呕吐物为胃内容物，伴上腹部胀满，嗳气，烧心反酸，不思饮食，腹泻，1日4次，水样便，舌苔白厚腻，脉滑。

治疗：穴位贴敷取梁门、天枢、足三里、脾俞、胃俞、中脘、上脘，用药膏穴位贴敷，隔日更换1次，配合保和丸口服，经治疗后患者呕吐症状消失，脘腹胀满、烧心反酸等症状较前明显减轻，大便正常，1日1次。

体会：患者食滞阻滞，浊气上逆，脾失健运，气机阻滞，升降失常，传导失司，治疗以消食导滞、和胃降逆为治则。

（三）痰饮内阻证

症状：呕吐清水痰涎，或胃部如囊裹水，脘痞满闷，纳谷不佳，头眩，心悸，或逐渐消瘦，舌苔白滑而腻，脉沉弦滑。

治法：温化痰饮，和胃降逆。

常用药物：白术、苍术、茯苓、陈皮、吴茱萸、丁香、泽泻、白胡椒、草果、姜半夏等。

配穴：膻中、丰隆、足三里、脾俞、胃俞、中脘、上脘。

操作方法：药物研磨细粉，姜汁调成糊状，以胶布固定至穴位局部，隔日1次。

病例：

患者张某，女，69岁。间断呕吐1年余，间断呕吐，呕吐物为胃内容物，呕吐清水痰涎，上腹部胀满不适，不思饮食，形体消瘦，舌苔白腻，脉沉弦滑。

治疗：穴位贴敷取膻中、丰隆、足三里、脾俞、胃俞、中脘、上脘，用药膏穴位贴敷，隔日更换1次，配合苓桂术甘汤口服，经治疗后患者呕吐，脘腹胀满等症状较前明显减轻，饮食较前明显好转。

体会：患者脾失健运，痰饮内停，胃气上逆。治疗以温中化饮、和胃降逆为治则。

（四）肝气犯胃证

症状：呕吐吞酸，或干呕泛恶，胁肋部胀痛，烦闷不舒，嗳气频频，每遇情志失调而发作或加重，舌边红，苔薄腻或微黄，脉弦。

治法：疏肝和胃，降逆止呕。

常用药物：地龙、白芍、胡椒、葱白、陈皮、木香等。

配穴：肝俞、太冲、足三里、脾俞、胃俞、上脘、涌泉等。

操作方法：药物研磨细粉，与葱白同捣烂调成糊状，以胶布固定至穴位局部，隔日1次。

病例：

患者王某，男，40岁。呕吐1月余。患者与家人吵架后出现呕吐，1~2日1次，呕吐物为胃内容物，恶心，胁肋部胀痛，嗳气，舌红，苔薄黄，脉弦。

治疗：穴位贴敷取肝俞、太冲、足三里、脾俞、胃俞、上脘、涌泉，用药膏穴位贴敷，隔日更换1次，配合柴胡疏肝散汤剂口服，经治疗后患者呕吐，恶心、胁肋部胀痛，嗳气等症状较前明显减轻。

体会：患者肝郁气滞，肝郁乘脾，脾失健运，胃气上逆。治疗以理气降逆为治则。

（五）脾胃虚寒证

症状：饮食稍多即欲呕吐，时发时止，食入难化，不思饮食，面色苍白，倦怠乏力，四肢不温，口干不欲饮，大便稀薄，舌质淡，脉濡弱。

治法：温中健脾，和胃降逆。

常用药物：白芍、紫苏叶、木香、党参、陈皮、半夏、厚朴、砂仁、茯苓、陈皮、附子、炮姜等。

配穴：中脘、足三里、期门、阴陵泉、阳陵泉、太冲、脾俞、神阙、上脘等。

操作方法：药物研磨细粉，食醋调成糊状，以胶布固定至穴位局部，隔日1次，或配合三伏贴使用。

病例：

患者张某，女，56岁。呕吐3月余。患者始暮食朝吐，后呕吐频繁，呕吐物为胃内容物，烧心反酸、倦怠无力，面色苍白，口干，舌质淡，脉濡弱。

治疗：穴位贴敷取中脘、足三里、期门、阴陵泉、阳陵泉、太冲、脾俞、神阙、上脘，用药膏穴位贴敷，隔日更换1次，配合香砂六君子汤口服，经治疗后患者呕吐，烧心反酸、倦怠乏力、口干等症状较前明显减轻。

体会：患者脾胃虚弱，运化无力，升降失司，胃气上逆。治疗以健脾益气、和胃降逆为治则。

［参考文献］

［1］周仲瑛.中医内科学［M］.北京：中国中医药出版社，2012.

［2］张景岳.景岳全书［M］.山西：山西科学教育出版社，2016.

第四节　骨关节疾病

骨关节系统的疾病与内科疾病不同，骨关节系统疾病是研究皮肉、筋骨、气血、经络、脏腑损伤疾患的一门学科。在病因方面不同于内科疾病的七情内因，它常因外伤、工作劳损等引起或加重，另外六淫侵袭、邪毒感染亦可使关节疾病加重，其内因与患者年龄、体质、解剖结构、职业工种等有密切关系，如经常伏案工作的脑力劳动者，容易患颈部损伤，长期弯腰负重工作的工人容易发生慢性腰部劳损疾病，如临床中常见的项痹、腰痹、膝痹等都属于骨关节系统的疾病，从中医角度来讲，均属于"痹证"的范畴，因发病部位的不同，而得以命名。

项痹

一、概念

项痹是由于风寒湿邪等邪气闭阻颈部经络，影响气血运行，导致颈项部僵硬疼痛，上肢疼痛，重者麻木等症状的一种疾病。现代医学称之为"颈椎病"，又称为"颈椎综合征"，是中老年人的多发病，随着现代工作、学习压力的增加，年轻人发病率明显增高，甚至有青少年发病，颈椎病是由于颈椎间盘退行性变，导致颈椎关节失稳引起颈椎骨、关节与颈部软组织等一系列的病理变化，从而刺激、压迫脊神经根、脊髓、交感神经、椎动脉和周围软组织，出现颈肩臂部疼痛、上肢麻木无力、颈部活动受限，或伴有头痛、眩晕、心悸、大小便失禁甚至瘫痪等相应临床表现的一种疾病。

二、病因病机

（一）病因

急性颈椎外伤：颈椎的急性损伤可导致颈椎和椎间盘的损害，诱发颈椎病。

慢性劳损：与长期从事某种职业有关，如会计、刺绣、缝纫、电脑等长期低头工作时，诱发颈部关节囊、韧带等松弛，加速颈椎的退变而逐步发生症状。

肝肾亏虚：年老体衰，肝肾亏虚，筋骨失养，易受外邪侵袭。

风寒湿邪：风寒湿邪气侵袭人体，闭阻经络，气滞血瘀，引起酸困、疼痛、麻木等症状。

先天不足：骨骼发育不良，椎管先天性狭窄，成为颈椎病的易发基础。

（二）病机

人体正气亏虚、肝肾不足之时，外感风寒湿邪，或遭受外伤、劳损，可致风寒湿邪侵袭颈部经络，留于关节，导致气血闭阻不通，不通则痛。

三、诊断要点和鉴别诊断

中医诊断：参照《中华人民共和国中医行业标准－中医病证诊断标准》（ZY/T001.9–94）南京大学出版社，1995年。

（1）有慢性劳损或外伤史，或有颈椎先天性畸形、颈椎退行性病变。

（2）多发于40岁以上中年人，长期低头工作者或习惯于长时间看手机、电脑者，往往呈慢性发病。

（3）颈、肩背疼痛，头痛头晕，颈部板滞僵硬，上肢麻木。

（4）颈部活动功能受限，病变颈椎棘突，患侧肩胛骨内上角常有压痛，可摸到条索状硬结，可有上肢肌力减弱和肌肉萎缩，臂丛牵拉试验阳性。压头试验阳性。

（5）影像检查：某线正位摄片显示，钩椎关节增生，唇状骨刺突出，侧位摄片显示颈椎曲度变直，椎间隙变窄，有骨质增生或韧带钙化，斜位摄片可见椎间孔变小等。CT及磁共振检查对定性定位诊断有意义。

诊断要点：颈椎病常见的基本类型：神经根型颈椎病、脊髓型颈椎病、椎动脉型颈椎病、交感神经型颈椎病。

鉴别诊断：具有典型的根性症状（麻木、疼痛）且范围与脊神经支配的区域相一致，影像学所见与临床表现相符合；痛点封闭无显效；除颈椎外病变（网球肘，腕管综合征，肘管综合征，肩周炎，肱二头肌长头肌腱炎）所致的上肢疼痛疾患。

四、辨证论治

（一）风寒痹阻

症状：颈、肩、上肢窜痛麻木，以痛为主，头有沉重感，颈部僵硬，活动不利，恶寒畏风。舌淡红，苔薄白，脉弦紧。

治法：祛风散寒，祛湿通络。

常用药物：羌活胜湿汤加减。羌活、独活、藁本、防风、炙甘草、川芎、蔓荆子等。

主穴：大椎、颈夹脊穴、肩井、肩中俞、肩外俞、外关、合谷、阿是穴。

配穴：风寒湿型配列缺（双）、风池（双）。

操作方法：上述药物研磨贴敷，根据病情重点选择6~8穴，每次贴敷4小时或自觉微热取下。

病例：患者男，刘某，54岁，颈项部疼痛伴左上肢麻1月就诊，颈椎MRI示颈椎3/4、4/5、5/6间盘膨出，颈椎管狭窄，就诊时患者诉肩颈部怕冷，遇冷疼痛明显加重，热敷可缓解，患者舌红苔薄白，脉紧。

治疗：选用颈百劳（双）、风池（双）、肩井（双）、外关（双）、列缺（双），贴敷，每日2~4小时，隔日1次。

体会：治疗以疏风散寒、通络止痛为治则，配合羌活胜湿汤内服、外用，治疗1周后，患者颈部疼痛明显缓解。

（二）气滞血瘀证

症状：颈肩部、上肢刺痛，痛处固定，伴有肢体麻木。舌质暗，脉弦。

治法：行气活血，通络止痛。

常用药物：桃红四物汤加减。熟地黄、当归、白芍、川芎、桃仁、红花等。

主穴：大椎、颈夹脊穴、肩井、肩中俞、肩外俞、外关、合谷、阿是穴。

配穴：气滞血瘀型配曲池（双）、血海（双）。

操作方法：上述药物研磨贴敷，根据病情重点选择6~8穴，每次贴敷4小时或自觉微热取下。

病例：患者张某，女，45岁，因颈部疼痛1月余就诊，患者颈部疼痛，痛处固定，左上肢麻木、疼痛，夜间加重，患者舌暗红，苔薄白，脉弦。

治疗：穴位贴敷治疗，取穴大椎、肩井（双）、肩中俞、外关、阿是穴、血海（双），药物研磨贴敷，每次贴敷2~4小时，隔日1次。

体会：患者气滞血瘀型疼痛较典型，故以活血化瘀、通络止痛为原则，经5次治疗后患者症状明显减轻。

（三）痰湿阻络证

症状：头晕目眩，头重如裹，四肢麻木不仁，纳呆。舌暗红，苔厚腻，脉弦滑。

治法：祛湿化痰，通络止痛。

常用药物：半夏白术天麻汤加减。白术、天麻、茯苓、橘红、白术、甘草等。或具有同类功效的中成药。

主穴：大椎、颈夹脊穴、肩井，肩中俞、肩外俞、外关、合谷、阿是穴。

配穴：痰湿阻络型配丰隆（双）、足三里（双）。

操作方法：上述药物研磨贴敷，根据病情重点选择6~8穴，每次贴敷4小时或自觉微热取下。

病例：患者王某，女，67岁，肩颈部困痛伴头晕乏力1月余，既往有"颈椎病"病史，本次因劳累后症状复发加重，就诊时患者神疲乏力，肩颈部酸困，自觉头昏沉，右上肢发麻，睡眠差，纳呆，大便便出不爽，小便正常。舌暗红，苔白厚，脉滑。

治疗：穴位贴敷选穴肩井（双），肩中俞（双）、肩外俞（双）、外关（双）、阿是穴、丰隆（双）、脾俞（双），药物研磨贴敷，每次贴敷2~4小时，隔日1次。

体会：患者予健脾化痰，通络止痛为治疗原则，配合中药口服，治疗1周后症状明显缓解。

（四）肝肾不足证

症状：眩晕头痛，耳鸣耳聋，失眠多梦，肢体麻木，面红目赤。舌红少汗，脉弦。

治法：补益肝肾，通络止痛。

常用药物：肾气丸加减。熟地黄、淮山药、山茱萸、丹皮、茯苓、泽泻、桂枝、附子等。

主穴：大椎、颈夹脊穴、肩井、肩中俞、肩外俞、外关、合谷、阿是穴。

配穴：肝肾不足型配肝俞（双）、肾俞（双）。

操作方法：上述药物研磨贴敷，根据病情重点选择6~8穴，每次贴敷4小时或自觉微热取下。

病例：患者李某，男，82岁，间断颈部困痛10年余，加重1周，就诊时患者精神差，头晕耳聋，夜间入睡困难，夜尿3~4次，颈项部困痛隐隐，喜温喜按，舌淡红，少津，少苔，脉沉细。

治疗：穴位贴敷选穴：肩井（双），肩中俞（双）、外关（双）、肝俞（双）、肾俞（双），每次2~4小时，隔日1次。

体会：该患者高龄，且病程长，病情反复，有明显的肝肾不足的表现，治疗上以培补肝肾，温经通络为原则，配合中药内服，调治2周后症状缓解。

（五）气血亏虚证

症状：头晕目眩，面色苍白，心悸气短，四肢麻木，倦怠乏力。舌淡苔少，脉细弱。

治法：益气温经，和血通痹。

常用药物：黄芪桂枝五物汤加减。黄芪、芍药、桂枝、生姜、大枣等。主穴：大椎、颈夹脊穴、肩井，肩中俞、肩外俞、外关、合谷、阿是穴。

配穴：气血亏虚型配脾俞（双）、膈俞（双）。

操作方法：上述药物研磨贴敷，根据病情重点选择6~8穴，每次贴敷4小时或自觉微热取下。

病例：患者女，钟某，35岁，因头晕1月余就诊，颈椎核磁示颈椎间盘膨出，患者就诊时诉头晕目眩，神疲乏力，伴双上肢麻木，夜寐差，睡眠轻浅，纳少，二便正常。舌淡红，苔薄白，脉细弱。查体：颈椎棘突压痛（+），双侧压顶试验（-）。

治疗：穴位贴敷选穴：脾俞（双）、膈俞（双）、肩井（双），肩中俞（双）、肩外俞（双）。每次贴敷2~4小时，隔日1次。

体会：该患者病程短，根据患者症状病性属虚，治疗上以益气养血为主，因脾主肌肉，脾主升清，脾气亏虚，肌肉失养则无力，脾不升清则头目不清，眩晕不止，治疗中配合中药内服，治疗1周后症状明显缓解。

膝痹

一、概念

膝痹是以膝关节局部的疼痛、麻木、肿胀、僵硬、屈伸不利等为主要症状的一类疾病。多数医家认为此病由肢体筋脉、关节、肌肉、经脉气血痹阻不通，"不通则痛"而发病，最后加重骨及软骨的退变，出现疼痛、畸形和功能障碍。西医学"膝关节骨性关节炎""膝关节退行性变""膝关节滑膜炎"等以膝关节疼痛、活动受限为主要表现的，均属于此病的范畴。

二、病因病机

肝肾亏虚：肝藏血，肾养血，故肝合筋也，肾主骨藏精，故肾合于骨也。《素问·脉要精微论》中将膝关节称之为"筋之腑"，故中年以后肝肾亏虚，肝虚血不养筋，筋不能维持骨节之松弛，关节失滑利，膝关节失养而见关节疼痛、屈伸不利。

慢性劳损：长期劳作，过度劳累，筋骨受损，营卫失调，气血受阻，膝关节局部经脉凝滞，筋骨失养，致生本病。

三、诊断要点和鉴别诊断

中医诊断标准

参照中国中医药研究促进会骨科专业委员会、中国中西医结合学会骨伤科专业委员会关节工作委员会《膝骨关节炎中医诊疗专家共识》（2015年版）。

（1）初起膝关节隐隐作痛，屈伸不利，轻微活动稍缓解，气候变化加重，反复缠绵不愈。

（2）起病隐袭，发病缓慢，多常见于中老年人。

（3）膝部可轻度肿胀，活动时关节常有咔嚓声和摩擦声。

（4）X线检查可见骨质疏松，关节间隙变窄，软骨下骨质硬化，边缘唇样改变，骨赘形成。

诊断要点：主要症状为关节疼痛，早期为钝痛，以后逐渐加重。（1）发作期：膝关节中度以上疼痛，或呈持续性，重者疼痛难以入眠；膝关节肿胀，功能受限，跛行，甚至不能行走。（2）缓解期：膝关节轻度疼痛，劳累或天气变化时加重，或以酸胀、乏力为主，或伴膝关节活动受限。

辨证论治：

（一）风寒湿痹证

症状：膝关节酸楚疼痛，痛处固定，有如刀割或有明显重着感，或患处皮肤肿胀感，关节活动欠灵活，畏风寒，得热则舒。舌质淡，苔白腻，脉紧或者濡。

治法：祛风散寒、除湿止痛。

常用药物：防己黄芪汤合防风汤加减。防风、防己、黄芪、羌活、独活、桂枝、秦艽、当归、川芎、木香、乳香、甘草。

主穴：鹤顶、阴陵泉、阳陵泉、内膝眼、犊鼻、足三里。

配穴：风寒湿痹型配风市（双）、关元。

操作方法：上述药物研磨贴敷，根据病情重点选择6~8穴，每次贴敷4小时或自觉微热取下。

病例：患者，段某，男，65岁，因左膝关节疼痛就诊，就诊时患者诉左膝关节酸困重着，疼痛明显，且痛处固定，遇阴雨天气易发作加重，左膝关节活动屈伸不利，膝关节恶风寒，得热则舒。睡眠尚可，纳呆，二便正常，舌质淡红，苔白腻，脉濡。

治疗：选穴：风市（双）、关元、鹤顶、阴陵泉、阳陵泉、犊鼻、足三里，每次2~4小时，隔日1次。

体会：患者治疗以祛风除湿、散寒通络为原则，选用关元、足三里温补正气，助邪外达，治疗1周后，症状缓解。

（二）风湿热痹证

症状：起病较急，病变关节红肿、灼热、疼痛，甚至痛不可触，得冷则舒为特征；可伴有全身发热或皮肤红斑、硬结，舌质红，苔黄，脉滑数。

常用药物：大秦艽汤加减。秦艽、当归、甘草、羌活、防风、白芷、熟地、茯苓、石膏、川芎、白芍、独活、黄芩、生地、白术、细辛等。

主穴：鹤顶、阴陵泉、阳陵泉、内膝眼、犊鼻、足三里。

配穴：膈俞（双）、血海（双）、大椎、曲池（双）

操作方法：上述药物研磨贴敷，根据病情重点选择6~8穴，每次贴敷4小时或自觉微热取下。

病例：患者，武某，男，37岁，因右膝关节红肿疼痛1周就诊，膝关节核磁示右膝关节滑囊炎，少量积液，患者右膝关节红肿、疼痛，屈伸不利，患者大便干，小便黄，舌质红，苔黄，脉滑数。

治疗：穴位贴敷选穴：膈俞（双）、血海（双）、大椎、曲池（双）、阳陵泉、内膝眼、犊鼻，每日2~4小时，隔日1次。

体会：患者起病急，病程短，治疗上以凉血活血，通络止痛为原则，治疗中配合中药内服，治疗2周后，症状明显缓解。

（三）瘀血闭阻证

症状：膝关节刺痛，痛处固定，局部有僵硬感，或者麻木不仁，舌质紫暗，苔白而干涩。

治法：活血化瘀、舒筋止痛

常用药物：身痛逐瘀汤加减。桃仁、红花、当归、五灵脂、地龙、川芎、没药、香附、羌活、秦艽、牛膝、甘草。

主穴：鹤顶、阴陵泉、阳陵泉、内膝眼、犊鼻、足三里。

配穴：气海、三阴交（双）、血海。

操作方法：上述药物研磨贴敷，根据病情重点选择6~8穴，每次贴敷4小时或自觉微热取下。

病例：患者罗某，女，42岁，因车祸致左膝关节疼痛半年就诊，患者左膝关节刺痛，痛处固定，夜间加重，膝关节僵硬，屈伸活动不利，饮食、睡眠正常，二便正常，舌质暗，苔白，脉弦涩。

治疗：穴位贴敷选穴：鹤顶、阴陵泉、阳陵泉、内膝眼、犊鼻、血海、膈俞（双），每日2~4小时，隔日1次。

体会：患者有明确的外伤史，可能致膝关节处经络瘀血内停，阻滞经络，出现痛处固定、刺痛、夜间加重等典型的瘀血阻络的症状，故治疗以活血化瘀、通络止痛为原则，经治疗2周后，症状明显减轻。

（四）肝肾亏虚证

症状：膝关节隐隐作痛，腰膝酸软无力，酸困疼痛，遇劳更甚。舌质红，少苔；脉沉细无力。

治法：补益肝肾，强壮筋骨。

常用药物：熟地、仙灵脾、骨碎补、土茯苓、枸杞子、川牛膝、山药、秦艽、白芍、鸡血藤、鹿衔草、全蝎、蜈蚣。

主穴：鹤顶、阴陵泉、阳陵泉、内膝眼、犊鼻、足三里。

配穴：肝肾不足型配肝俞（双）、肾俞（双）。

操作方法：上述药物研磨贴敷，根据病情重点选择6~8穴，每次贴敷4小时或自觉微热取下。

病例：患者范某，男，79岁，因双膝关节痛10年余就诊，患者诉双膝关节疼痛隐隐，喜温喜按，平素双下肢乏力，精神差，腰膝酸软，不耐劳作，纳呆，夜尿4~5次，大便干，舌质红，少津少苔，脉沉细无力。

治疗：穴位贴敷选穴：鹤顶、阴陵泉、阳陵泉、内膝眼、犊鼻、足三里（双）、肝俞（双）、肾俞（双），每次2~4小时，隔日1次。

体会：患者年龄大，病程长，有明显的肝肾亏虚的表现，治疗以培补肝肾，通络止痛为原则，治疗1月后，症状缓解。

腰痹

一、概念

腰痹是以自觉腰部疼痛、僵硬、活动受限，或伴随有腰、臀、大腿后侧、小腿后外侧以及足外侧疼痛、麻木为主要临床表现的疾病。西医学"腰肌劳损""肌腱韧带损伤""肌肉风湿""腰椎以及腰椎间盘突出"等疾病出现腰部伴或不伴有下肢后外侧疼痛麻木为主症均属于此病的范畴。《素问·刺腰痛篇》"衡络之脉令人腰痛，不可以俯仰，仰则恐仆，得之举重伤腰"，"肉里之脉令人腰痛，不可以咳，咳则筋缩急"，描述了此病因腰部外伤引起，症状为腰痛合并有下肢疼痛，咳嗽时加重，与西医腰椎间盘突出症症状相似。

二、病因病机

肝肾亏虚：肝藏血，肾养血，故肝合筋也。肾主骨藏精，故肾合于骨也。"腰为肾之腑"，故中年以后肝肾亏虚，肝虚血不养筋，筋不能维持骨节之松弛，关节失滑利，膝关节失养而见关节疼痛、屈伸不利。

慢性劳损：长期劳作，过度劳累，筋骨受损，营卫失调，气血受阻，膝关节局部经脉凝滞，筋骨失养，致生本病。

三、诊断要点和鉴别诊断

中医诊断标准

（一）疾病诊断

参照1994年国家中医药管理局发布的中华人民共和国中医药行业标准《中医病证诊断疗效标准》。

1.多有腰部外伤、慢性劳损或寒湿史。大部分患者在发病前多有慢性腰痛史。

2.常发于青壮年。

3.腰痛向臀部及下肢放射，腹压增加（如咳嗽、喷嚏）时疼痛加重。

4.脊柱侧弯，腰椎生理弧度消失，病变部位椎旁有压痛，并向下肢放射，腰活动受限。

5.下肢受累神经支配区有感觉过敏或迟钝，病程长者可出现肌肉萎缩。直腿抬高或加强试验阳性，膝腱反射、跟腱反射减弱或消失，蹴趾背伸力可减弱。

6.X线摄片检查：脊柱侧弯、腰椎生理前凸变浅，病变椎间盘可能变窄，相应边缘有骨赘增生。CT或MRI检查可显示椎间盘突出的部位及程度。

诊断要点：主要症状为关节疼痛，早期为钝痛，以后逐渐加重。

1.急性期：腰腿痛剧烈，活动受限明显，不能站立、行走，肌肉痉挛。

2.缓解期：腰腿疼痛缓解，活动好转，但仍有痹痛，不耐劳。

3.康复期：腰腿病症状基本消失，但有腰腿乏力，不能长时站立、行走。

辨证论治：

（一）血瘀气滞证

症状： 近期腰部有外伤史，腰腿痛剧烈，痛有定处，刺痛，腰部僵硬，俯仰活动艰难，痛处拒按，舌质暗紫，或有瘀斑，舌苔薄白或薄黄，脉沉涩或脉弦。

治法： 行气活血，祛瘀止痛。

常用药物： 身痛逐瘀汤加减。川芎、当归、五灵脂、香附、甘草、羌活、没药、牛膝、秦艽、桃仁、红花、地龙等。

主穴： 大肠俞（双）、阿是穴、气海俞（双）、肾俞（双）。

配穴： 膈俞（双）、血海（双）、气海。

操作方法： 上述药物研磨贴敷，根据病情重点选择6~8穴，每次贴敷4小时或自觉微热取下。

病例： 患者吴某，男，21岁，因运动中，活动不慎出现腰痛1天就诊，患者腰痛剧烈，痛处固定，痛处拒按，腰部僵硬，俯仰活动艰难，表情痛苦，饮食、睡眠、二便正常。患者舌质暗红，舌苔薄黄，脉弦。

治疗： 穴位贴敷选穴：大肠俞（双）、阿是穴、气海俞（双）、肾俞（双）、膈俞（双）、血海（双），每次2~4小时，隔日1次。

体会： 患者起病急，有明显的运动损伤史，考虑"急性腰扭伤"，此时局部肌肉紧张拘挛，穴位贴敷作用温和，患者易于接受，且操作方便，治疗以行气活血为主，治疗1周后基本痊愈。

（二）寒湿痹阻证

症状： 腰腿部冷痛重着，转侧不利，痛有定处，虽静卧亦不减或反而加重，日轻夜重，遇寒痛增，得热则减，舌质胖淡，苔白腻，脉弦紧、弦缓或沉紧。

治法： 温经散寒，祛湿通络。

常用药物： 独活寄生汤加减。独活、桑寄生、杜仲、牛膝、党参、当归、熟地黄、白芍、川芎、桂枝、茯苓、细辛、防风、秦艽、蜈蚣、乌梢蛇等。

主穴： 大肠俞（双）、阿是穴、气海俞（双）、肾俞（双）。

配穴： 阴陵泉（双）、足三里（双）、腰阳关。

操作方法： 上述药物研磨贴敷，根据病情重点选择6~8穴，每次贴敷4小时或自觉微热取下。

病例： 患者朱某，女，51岁，因腰部冷痛，伴左下肢窜痛2年，加重3天就诊。就诊时患者诉既往有"腰椎间盘突出症"，自诉每遇冷或劳累后症状加重，现觉腰部怕冷，冷痛明显，得热痛减，左下肢窜麻、疼痛，转侧不利，舌质淡胖，苔白，脉弦紧。

治疗：穴位贴敷选穴：大肠俞（双）、气海俞（双）、肾俞（双）、阴陵泉（双）、腰阳关，每次2~4小时，隔日1次。

体会：该患者治疗以温经通络、散寒祛湿为原则，经治疗2周后，配合中药内服，经治疗2周后，症状明显缓解。

（三）湿热痹阻证

症状：腰筋腿痛，痛处伴有热感，或见肢节红肿，口渴不欲饮，苔黄腻，脉濡数或滑数。

治法：清利湿热，通络止痛。

常用药物：大秦艽汤加减。川芎、独活、当归、白芍、地龙、甘草、秦艽、羌活、防风、白芷、黄芩、白术、茯苓、生地、熟地等。

主穴：大肠俞（双）、阿是穴、气海俞（双）、肾俞（双）。

配穴：大椎、曲池（双）。

操作方法：上述药物研磨贴敷，根据病情重点选择6~8穴，每次贴敷4小时或自觉微热取下。

病例：患者安某，女，46岁，因腰腿痛半年就诊，就诊时患者诉腰部困痛，痛处伴有热感，口渴不欲饮，纳呆，大便干，小便黄，舌红，苔黄腻，脉滑数。

治疗：穴位贴敷选穴：大肠俞（双）、气海俞（双）、肾俞（双）、大椎、曲池（双），每次2~4小时，隔日1次。

体会：该患者湿热内盛，壅滞经络，治疗以清热利湿、通络止痛为主，经治疗1周后，患者症状缓解。

（四）肝肾亏虚证

症状：腰腿痛缠绵日久，反复发作，乏力、不耐劳，劳则加重，卧则减轻；包括肝肾阴虚及肝肾阳虚证。阴虚证症见：心烦失眠，口苦咽干，舌红少津，脉弦细而数。阳虚证症见：四肢不温，形寒畏冷，筋脉拘挛，舌质淡胖，脉沉细无力等症。

治法：补益肝肾，通络止痛。

常用药物：阳虚证推荐方药：右归丸加减。山药、山萸肉、杜仲、附子、桂枝、枸杞子、鹿角胶、当归、川芎、狗脊、牛膝、川断、桑寄生、菟丝子等。阴虚证推荐方药：虎潜丸加减。知母、黄柏、熟地、锁阳、龟甲、白芍、牛膝、陈皮、当归、狗骨等。

主穴：大肠俞（双）、阿是穴、气海俞（双）、肾俞（双）。

配穴：肝肾不足型配肝俞（双）、肾俞（双）。

操作方法：上述药物研磨贴敷，根据病情重点选择6~8穴，每次贴敷4小时或自觉微热取下。

病例：患者宋某，女，68岁，因反复腰腿痛3年，加重1周就诊。患者既往有"腰椎退行性变"病史，不耐劳，平素腰腿痛常因劳累反复发作，休息可稍缓解，就诊时患者精神差，乏力，怕冷，常觉四肢不温，纳呆，大便无力，小便清长，舌质淡胖，舌苔白，脉沉细无力。

治疗：穴位贴敷选穴：大肠俞（双）、气海俞（双）、肾俞（双）、肝俞（双）、肾俞（双），每次2~4小时，隔日1次。

体会：患者病程较长，以肝肾阳虚为主，治疗以培补肝肾，温肾助阳为主，治疗中配合中药口服，调治1月后，症状改善。

第五节　儿科疾病

咳嗽

一、概念

咳嗽是小儿常见的一种肺系病证。有声无痰为咳，有痰无声为嗽，有声有痰谓之咳嗽。

二、病因病机

小儿咳嗽的发生原因，主要为感受外邪，其中又以感受风邪为主。肺脾虚弱则是本病的主要内因。咳嗽的病变部位主要在肺，病理机制以肺气失宣为主。肺为娇脏，其性清宣肃降，上连咽喉，开窍于鼻，外合皮毛，主一身之气，司呼吸。外邪从口鼻或皮毛而入，邪侵入肺，肺气不宣，清肃失职，而发生咳嗽。小儿咳嗽亦常与脾相关。小儿脾常不足，脾虚生痰，上贮于肺，或咳嗽日久不愈，耗伤正气，可转为内伤咳嗽。

1.感受外邪　主要为感受风邪。风邪致病，首犯肺卫，肺为邪侵，壅阻肺络，气机不宣，清肃失司，肺气上逆，则致咳嗽。风为百病之长，其他外邪多随风侵袭人体。若风夹寒邪，风寒束肺，肺气失宣，则见咳嗽频作，咽痒声重，痰白清稀；若风夹热邪，风热犯肺，肺失清肃，则致咳嗽不爽，痰黄黏稠。

2.痰热蕴肺　小儿肺脾虚弱，气不化津，痰易滋生。若外感邪热稽留，炼液生痰，或素有食积内热，或心肝火盛，痰热相结，阻于气道，肺失清肃，则致咳嗽痰多，痰稠色黄，不易咯出。

3.痰湿蕴肺　小儿脾常不足，易为乳食、生冷所伤，使脾失健运，水谷不能生成精微，酿为痰浊，上贮于肺。肺脏娇嫩，不能敷布津液，化液生痰，痰阻气道，肺失宣降，气机不畅，则致咳嗽痰多，痰色白而稀。

4.肺气亏虚　小儿禀赋不足，素体虚弱者，或外感咳嗽经久不愈耗伤正气后，致使肺气亏虚，脾气虚弱，运化失司，气不布津，痰液内生，蕴于肺络，则致久咳不止，咳嗽无力，痰白清稀。

5.肺阴亏虚　小儿肺脏嫩弱，若遇外感咳嗽日久不愈，正虚邪恋，热伤肺津，阴津受损，阴虚生内热，损伤肺络，或阴虚生燥，而致久咳不止，干咳无痰，声音嘶哑。

小儿咳嗽病因虽多，但其发病机理则一，皆为肺脏受累，宣肃失司而成。外感咳嗽病起于肺，内伤咳嗽可因肺病迁延，或他脏先病，累及于肺所致。

三、诊断要点及鉴别诊断

（一）诊断要点

1.好发于冬春二季，常因气候变化而发病。

2.病前多有感冒病史。

3.咳嗽为主要临床症状。

4.肺部听诊：两肺呼吸音粗，或闻及干啰音及痰鸣音。

5.血常规检查：病毒感染者血白细胞总数正常或偏低；细菌感染者血白细胞总数及嗜中性粒细胞增高。

6.病原学检查：鼻咽或气管分泌物标本作病毒分离或桥联酶标法检测，可作病毒学诊断。冷凝集试验可作为肺炎支原体感染的过筛试验，一般病后1~2周开始上升，滴度≥1：32为阳性，可持续数月，50%~76%的肺炎支原体感染儿可呈阳性。痰细菌培养，可作细菌学诊断。

7.X线检查：胸片显示正常，或纹理增粗，肺门阴影增深。

（二）鉴别诊断

1.百日咳（顿咳）：以阵发性痉挛性咳嗽为主证，咳后常伴鸡鸣样回声，并咯出痰涎，病程迁延日久。

2.急性支气管肺炎（肺炎喘嗽）：以发热、咳嗽、痰壅、气促、鼻煽为主证；肺部听诊有细湿啰音；胸部X线检查可见斑片状阴影。

3.原发型肺结核（肺痨）：以低热，咳嗽，盗汗为主证；多有结核接触史；结核菌素试验≥20mm；气道排出物中可找到结核杆菌；胸部X线检查显示活动性原发型肺结核改变；纤维支气管镜检查可见明显的支气管结核病变。

四、辨证论治

（一）风寒咳嗽

症状： 咳嗽频作，声重，咽痒，痰白清稀，鼻塞流涕，恶寒无汗，发热头痛，全身酸痛，舌苔薄白。脉浮紧或指纹浮红。

治法： 疏风散寒，宣肺止咳。

常用药物： 细辛、炙麻黄、前胡、炒白芥子。

配穴： 肺俞、大椎、膻中

操作方法： 药物研磨成细粉，姜汁调成糊状，以胶布固定至穴位局部，每日1次或隔日1次。

病例： 患儿，男，4岁。咳嗽3天。症见：咳嗽，痰白，流清涕，鼻塞，舌淡红、苔薄白。

治疗： 穴位贴敷肺俞、大椎、膻中，每日1次，配合汤药口服，经治疗5天后患儿痊愈。

体会： 患儿感受风寒外邪，肺卫被束，肺之宣发肃降失调，故出现咳嗽、流涕等症状，治疗以疏风解热、宣肺止咳。

（二）风热咳嗽

症状： 咳嗽不爽，痰黄黏稠，不易咯出，口渴，咽痛，鼻流浊涕，伴有发热恶风，头痛，微汗出，舌质红，苔薄黄，脉浮数或指纹浮紫。

治法： 疏风解热，宣肺止咳。

常用药物： 连翘、杏仁、桑叶、炒白芥子。

配穴： 缺盆、肺俞、肩中俞、膻中、尺泽、列缺。

操作方法： 药物研磨成细粉，姜汁调成糊状，以胶布固定至穴位局部，每日1次或隔日1次。

病例： 患儿，男，3岁。咳嗽2天。症见：咳嗽、痰黄不利、咽痛、流浊涕、低热、舌红、苔黄、指纹泛紫。

治疗： 穴位贴敷缺盆、肺俞、肩中俞、膻中、尺泽、列缺，每日1次，配合汤药口服，经3天治疗后患儿痊愈。

体会： 患儿感受风热外邪，肺卫被束，肺之宣发肃降失调，热邪致病，肺热，故咳嗽、痰黄、流浊涕，治疗以疏风解热、宣肺止咳。

（三）痰热咳嗽

症状： 咳嗽痰多，色黄黏稠，难以略出，甚则喉间痰鸣，或有发热口渴，烦躁不宁，尿少色黄，大便干结，舌质红，苔黄腻，脉滑数或指纹紫。

治法： 清肺化痰止咳。

常用药物： 桑白皮、黄芩、浙贝、杏仁、炒白芥子。

配穴： 缺盆、肺俞、肩中俞、膻中、丰隆、阴陵泉、乳根。

操作方法： 药物研磨成细粉，姜汁调成糊状，以胶布固定至穴位局部，每日1次或隔日1次。

病例： 患儿，女，5岁，咳嗽5天。症见咳嗽，痰黄不利，不易流出，口渴，大便干结，3日1次，舌红、苔黄腻、脉滑数。

治疗： 穴位贴敷缺盆、肺俞、肩中俞、膻中、丰隆、阴陵泉、乳根，隔日1次，配合汤药口服，1周后患儿痊愈。

体会： 患儿素有食积内热，外感风热，内外热邪相加，炼液成痰，痰热阻肺，出现咳嗽、痰黄黏。治以清热化痰止咳。

（四）痰湿咳嗽

症状： 咳嗽重浊，痰多壅盛，色白而稀，喉间痰声辘辘，胸闷纳呆，神乏困倦，舌淡红，苔白腻，脉滑。

治法： 燥湿化痰止咳。

常用药物： 炙麻黄、杏仁、姜半夏、炒白芥子。

配穴： 缺盆、肺俞、肩中俞、膻中、足三里、脾俞。

操作方法： 药物研磨成细粉，姜汁调成糊状，以胶布固定至穴位局部，每日1次或隔日1次。

病例： 患儿，男，6岁，咳嗽5天。症见咳嗽，痰多，色白，纳差，大便偏稀，每日1次，舌淡红，苔白，脉滑。

治疗： 穴位贴敷缺盆、肺俞、肩中俞、膻中、足三里、脾俞，每日1次，配合汤药口服，经过治疗后患儿痊愈。

体会： 患儿素体脾气虚弱，脾失健运，水谷不能生成精微，酿为痰浊，上贮于肺，肺失宣降，则咳嗽、痰白、大便稀。治以健脾燥湿，化痰止咳。

（五）气虚咳嗽

症状： 咳而无力，痰白清稀，面色苍白，气短懒言，语声低微，自汗怕冷，舌淡嫩，边有齿痕，脉细无力。

治法： 健脾补肺，益气化痰。

常用药物： 蜜百部、炒白术、姜半夏、炒白芥子。

配穴： 缺盆、肺俞、肩中俞、膻中、气海、膏肓。

操作方法： 药物研磨成细粉，姜汁调成糊状，以胶布固定至穴位局部，每日1次或配合三伏贴使用。

病例： 患儿，女，8岁，咳嗽1月余。症见：咳嗽，痰白清稀，声音无力，汗多，舌淡红，苔薄白，脉细。

治疗： 穴位贴敷缺盆、肺俞、肩中俞、膻中、气海、膏肓，每日1次，配合汤药口服，1周后患儿痊愈。

体会： 患儿咳嗽日久，肺脾气虚，脾失健运，故而出现痰白、咳声无力等气虚症状。治疗应以健脾补肺，益气化痰。

（六）阴虚咳嗽

症状： 干咳无痰，或痰少而黏，或痰中带血，不易咯出，口渴咽干，喉痒，声音嘶哑，午后潮热或手足心热，舌红，少苔，脉细数。

治法： 养阴润肺，兼清余热。

常用药物： 桑白皮、麦冬、款冬花、炒白芥子。

配穴： 缺盆、肺俞、肩中俞、膻中、涌泉、膏肓、三阴交。

操作方法： 药物研磨成细粉，姜汁调成糊状，以胶布固定至穴位局部，每日1次或隔日1次。

病例： 患儿，女，10岁，咳嗽10余天。症见：咳嗽，干咳为主，声音嘶哑，手足心热，舌淡，苔少，脉细数。

治疗： 穴位贴敷缺盆、肺俞、肩中俞、膻中、涌泉、膏肓、三阴交，每日1次，配合中药汤剂口服，经5天治疗后患者咳嗽痊愈。

体会： 患儿咳嗽日久，由痰热咳嗽转化而来，热伤阴亏，故出现干咳为主的阴虚咳嗽症状，治以养阴清热为主。

哮喘

一、概念

哮喘是由多种原因引起的小儿时期常见的肺系疾病。哮指声响言，喘指气息言，哮必兼喘，故通称哮喘。临床以反复发作，发作时喘促气急，喉间哮鸣，呼吸困难，呼气延长，张口抬肩，摇身撷肚为主要特征。

二、病因病机

小儿哮喘发生的原因，主要有内因和外因两大类。内因责之于肺、脾、肾三脏功能不足，导致痰饮留伏，隐伏于肺窍，成为哮喘之夙根。外因责之于感受外邪，接触异物、异味以及嗜食咸酸等。哮喘的病变部位主要在肺，病机关键为痰饮内伏，遇外来因素感触而发，反复不已。

1.**寒性哮喘**　本证多由外感风寒而诱发，外寒内饮为其基本病因。小儿外感风寒之邪，内伤生冷，或素体阳虚，寒痰内伏，易引动伏邪壅阻肺气，宣降失职，气道受阻，则咳嗽气喘，痰稀有沫；痰浊留伏于肺，气道受其阻遏，因而痰气相搏，则呼吸急迫，喉间可闻及哮鸣声；痰邪内郁，阳气不能宣畅，故面色晦滞，四肢不温。

2.**热性哮喘**　本证多为外感风热，引动伏痰，痰热相结，阻于气道而发作。小儿素体阳盛，感受热邪，或因肥甘积滞，热自内生，痰因热动。痰热交阻，壅盛于肺，肺气不利，肃降失司，故咳嗽喘促，喉间可闻哮鸣声；气盛有余，故胸闷膈满，呼气延长；肺气上逆，腑气不通，故大便干燥；肺胃热甚，故发热面红，渴喜冷饮；肺失通调，热蒸津液，故小便黄赤。

3.**外寒内热**　本证之外寒多由外感风寒所致；内热常因外邪入里化热和素蕴之痰饮郁遏而化热，或常为平素体内有热邪蕴积，被外邪引动而诱发。外感风寒重，则见气急，喉间哮鸣，恶寒怕冷，鼻塞流清涕；若表寒未解，邪已入里化热时，则见喘促，喉间哮鸣，发热，口渴引饮，咯痰黏稠色黄，大便秘结。

4.**肺实肾虚**　本证多因先天禀赋不足或久病不愈，痰饮壅肺未消，肾阳虚衰已现，正虚邪恋，虚实夹杂。上盛肺实，则见喘促胸满，喉间痰吼；下虚肾亏，则见喘息无力，动则尤甚，畏寒肢冷。

5.**肺脾气虚**　本证的基本病机是肺气虚而卫表不固，脾气虚而运化失健。肺主表，卫表不固则多汗，易感冒；肺主一身之气，肺虚则气短，咳嗽无力；脾主运化，脾虚运化失健则食欲不振，大便溏，失于充养则形瘦。

6.**脾肾阳虚**　本证由脾肾两脏阳气虚衰，运化失司，摄纳无权所致。小儿脾常不足，寒痰伤及脾，脾阳虚弱，运化失司，则致腹胀纳差，大便溏薄；寒痰伤及肾，肾阳虚不能运化敷布全身，则致面色苍白，形寒肢冷，脚软无力，动则气短；肾气不固，则遗尿或夜尿增多。

7.**肺肾阴虚**　本证由久病不愈肺气耗散，痰热耗灼肺肾二阴所致。肺娇易病，久病痰热耗灼肺阴，余邪留恋不去，则致咳嗽时作，喘促乏力，气短，干咳少痰；肾虚易损，久病痰热耗灼肾阴，虚火内生，则致形瘦，夜尿多，或大便秘结。阴虚生内热，则致面色潮红，夜间盗汗，手足心热。

三、诊断要点及鉴别诊断

（一）诊断要点

1.多有婴儿期湿疹史，过敏史，家族哮喘史。

2.有反复发作的病史。发作多与某些诱发因素有关，如气候骤变，受凉受热，进食或接触某些过敏物质。发作之前多有喷嚏、鼻塞、咳嗽等先兆。

3.常突然发作，发作时咳嗽阵作，喘促，气急，喉间痰鸣，甚至不能平卧，烦躁不安，口唇青紫。

4.肺部听诊两肺可闻及哮鸣音，以呼气时明显，呼气延长。若支气管哮喘有继发感染，可闻及湿啰音。

5.血常规检查：外周血嗜酸粒细胞增高（$>300 \times 10^9/L$），若在病人接受肾上腺皮质激素治疗后取血标本，可出现白细胞假性增高。

6.X线检查：肺过度充气，透明度增高，肺纹理可增多；并发支气管肺炎或肺不张时，可见沿支气管分布的小片状阴影。

7.肺功能测定：显示换气率和潮气量降低，残气容量增加。血气分析呈PaO_2减低，病初血$PaCO_2$可能降低，当病情严重时血$PaCO_2$上升，后期还可出现pH值下降。发作间歇期只有残气容量增加，而其他肺功能正常。每天检测呼气峰流速（PEF）及其一天的变异率是判断亚临床型哮喘的良好指标。

8.皮肤试验：用可疑的抗原作皮肤试验有助于明确过敏原，皮肤挑刺法的结果较为可靠。

9.不同类型哮喘的诊断：婴幼儿哮喘的诊断：凡年龄<3岁，喘息反复发作者，可按计分法进行诊断。计分方法为：喘息发作＝3次，3分；肺部出现哮鸣音，2分；喘息症状突然发作，1分；有其他特异性病史，1分；一二级亲属有哮喘病史，1分。评分标准为：总分≥5分者诊断婴幼儿哮喘；哮喘发作只有2次，或总分≤4分者初步诊断为婴幼儿哮喘（喘息性支气管炎）。如肺部有哮鸣音可作以下试验：①1‰肾上腺素0.01ml/kg皮下注射，15~20分钟后若喘息缓解或哮鸣音明显减少者加2分；②予以沙丁胺醇气雾剂或其水溶液雾化吸入后，观察喘息或哮鸣音改变情况，如减少明显者可加2分。3岁以上儿童哮喘的诊断：诊断依据为：①喘息呈反复发作；②发作时肺部出现哮鸣音；③平喘药物治疗有显效。

咳嗽变异性哮喘的诊断：又称过敏性咳嗽。诊断依据为：①咳嗽持续或反复发作≥1个月，常伴夜间或清晨发作性咳嗽，痰少，运动后加重；②临床无感染征象，或经较长时间抗生素治疗无效；③用支气管扩张剂可使咳嗽发作缓解，是诊断本症的基本条件；④有个人或家族过敏史，气道反应性测定、变应原检测等可作辅助诊断。

（二）鉴别诊断

1.毛细支气管炎：多由呼吸道合胞病毒感染所致。常见于2岁以下婴幼儿，尤以2~6个月婴儿最为多见。发病季节以寒冷时为多发。常于上呼吸道感染后2~3天出现咳嗽，发热，呼吸困难，喘憋来势凶猛，但中毒症状轻微。肺部听诊可闻及多量哮鸣音、呼气性喘鸣，当毛细支气管接近完全梗阻时，呼吸音可明显减低，往往听不到湿啰音。本病过敏史不明显，病程短，恢复快。胸部X线常见不同程度梗阻性肺气肿和支气管周围炎，有时可见小点片状阴影或肺不张。

2.支气管肺炎（肺炎喘嗽）：以发热，咳嗽，痰壅，气急，鼻扇为主症。肺部听诊可闻及细湿啰音，以脊柱两旁及肺底部为多。无过敏史及反复发作的病史。胸部X线可见点片状阴影。

四、辨证论治

发作期

（一）寒性哮喘

症状： 咳嗽气喘，喉间哮鸣，痰白清稀或有沫，形寒肢冷，鼻流清涕，面色淡白，恶寒无汗，舌淡红，苔白滑，脉浮滑。

治法： 温肺散寒，化痰定喘。

常用药物： 炙麻黄、细辛、杏仁、炒白芥子。

配穴： 膻中、列缺、肺俞、尺泽、风门。

操作方法： 药物研磨成细粉，姜汁调成糊状，以胶布固定至穴位局部，每日1次或隔日1次。

病例： 患儿，男，3岁，咳嗽伴气喘2天。症见：咳嗽，气喘，喉间痰鸣，痰白质清，流清涕，面色苍白，舌淡红，苔白滑，脉数。

治疗： 穴位贴敷膻中、列缺、肺俞、尺泽、风门，隔日1次，配合中药汤剂口服。2周后患者咳嗽痊愈。

体会： 患儿素有哮喘病史，寒痰内伏，今感受风寒外邪，引动内在寒痰，阻塞肺气，宣降失职而出现咳嗽气喘、痰白质清等外寒内饮症，治疗以温肺散寒，化痰定喘。

（二）热性哮喘

症状： 咳嗽喘息，声高息涌，喉间哮吼痰鸣，咯痰稠黄，胸膈满闷，身热，面赤，口干，咽红，尿黄，大便秘结，舌质红，苔黄腻，脉滑数。

治法： 清肺涤痰，止咳平喘。

常用药物： 炙麻黄、黄芩、杏仁、地龙。

配穴： 膻中、列缺、肺俞、尺泽、风门、丰隆。

操作方法： 药物研磨成细粉，姜汁调成糊状，以胶布固定至穴位局部，每日1次或隔日1次。

病例： 患儿，女，5岁，咳嗽气喘3天。症见：咳嗽，气喘，痰黄黏稠，口干，咽红，大便干，舌红，苔黄腻，脉滑数。

治疗： 穴位贴敷膻中、列缺、肺俞、尺泽、风门、丰隆，隔日1次，配合中药汤剂口服。经治疗后患者咳嗽痊愈。

体会： 患儿外感风热，引动伏痰，痰热互结，阻于气道而发作，治疗以清肺涤痰，止咳平喘。

（三）外寒内热

症状： 喘促气急，咳嗽痰鸣，喷嚏，鼻塞流清涕，或恶寒发热，咯痰黏稠色黄，口渴，大便秘结，尿黄，舌红，苔白，脉滑数或浮紧。

治法： 解表清里，定喘止咳。

常用药物： 炙麻黄、生石膏、杏仁。

配穴： 膻中、列缺、肺俞、尺泽、风门、丰隆。

操作方法： 药物研磨成细粉，姜汁调成糊状，以胶布固定至穴位局部，每日1次或隔日1次。

病例： 患儿女，6岁，咳嗽、喘息4天。症见：咳嗽、气喘、流清涕、鼻塞、痰黄、口渴、大便干、舌红、苔白、脉滑数。

治疗： 穴位贴敷膻中、列缺、肺俞、尺泽、风门、丰隆，隔日1次，配合中药汤剂口服。经2周治疗后患者咳嗽痊愈。

体会： 患儿素食肥甘厚腻之品，使机体痰热内生，今感受风寒之邪、风寒外闭，痰热内动而出现咳、喘、痰黄、流涕、鼻塞等外寒内热之症，治疗以解表清里，定喘止咳。

（四）肺实肾虚

症候： 哮喘持续不已，喘促胸满，动则喘甚，面色不华，咳嗽痰多，喉间痰鸣，畏寒肢冷，神疲纳呆。小便清长，舌淡，苔薄腻，脉细弱。

治法： 泻肺补肾，标本兼顾。

常用药物： 肉桂、苏子、杏仁。

配穴： 天突、定喘、肾俞、关元、膻中、列缺、肺俞、尺泽。

操作方法： 药物研磨成细粉，姜汁调成糊状，以胶布固定至穴位局部，每日1次或隔日1次。

病例： 患儿男10岁，咳嗽、气喘10余天。症见：气喘，动后尤甚，面色白，舌淡、苔白。

治疗： 穴位贴敷天突、定喘、肾俞、关元、膻中、列缺、肺俞、尺泽、穴位贴敷6天，配合中药汤剂口服。

体会： 患儿哮喘日久，肾阳虚衰，然痰饮肃肺未消而出现肺实肾虚之候，治疗以补虚泻实为主。

缓解期

（一）肺脾气虚

症候： 多反复感冒，气短自汗，咳嗽无力，面白少华，神疲懒言，形瘦纳差，大便溏，舌质淡，苔薄白，脉细软。

治法： 健脾益气，补肺固表。

常用药物： 防风、黄芪、炒白术。

配穴： 肺俞、脾俞、肾俞、足三里、太渊、太溪、气海、膏肓。

操作方法： 药物研磨成细粉，姜汁调成糊状，以胶布固定至穴位局部，配合三伏贴使用（7~10日1次）。

病例： 患儿，男，12岁，反复呼吸道感染数年。症见：反复呼吸道感染、自汗、面白少华、纳差、大便先干后稀，日2次，舌质淡，苔薄白，脉细。

治疗： 在初伏、中伏、末伏分别穴位贴敷肺俞、脾俞、肾俞、足三里、太渊、太溪、气海、膏肓，配合中药汤剂，连贴3年，咳喘症状好转。

体会： 患儿长期哮喘，致肺脾气虚，肺气虚则表虚不固，出现感冒反复；脾气虚则纳差、大便溏，治疗补益肺脾。

（二）脾肾阳虚

症候： 面色苍白，形寒肢冷，脚软无力，动则气短心悸，腹胀纳差，大便溏泄，舌质淡，苔薄白，脉细弱。

治法： 健脾温肾，固摄纳气。

常用药物： 肉桂、附子、山茱萸。

配穴： 肺俞、脾俞、肾俞、足三里、太渊、太溪、关元、命门。

操作方法： 药物研磨成细粉，姜汁调成糊状，以胶布固定至穴位局部，配合三伏贴使用（7~10日1次）。

病例： 患儿，女，13岁。症见：手脚冷凉，面色㿠白，动则气短，舌淡，苔薄白，脉细弱。

治疗： 在初伏、中伏、末伏分别穴位贴敷肺俞、脾俞、肾俞、足三里、太渊、太溪、关元、命门，配合中药汤剂，连贴3年，咳喘症状好转。

体会： 本症乃寒痰内伏日久，伤及脾肾元阳，而致阳虚，治以温补脾肾。

（三）肺肾阴虚

症候： 咳嗽时作，喘促乏力，面色潮红，夜间盗汗，消瘦气短，手足心热，夜尿多，舌质红，苔花剥，脉细数。

治法： 养阴清热，补益肺肾。

常用药物： 熟地、麦冬、五味子。

配穴： 肺俞、脾俞、肾俞、足三里、太渊、太溪、涌泉。

操作方法： 药物研磨成细粉，姜汁调成糊状，以胶布固定至穴位局部，配合三伏贴使用（7~10日1次）。

病例： 患儿，女，8岁，反复咳嗽2月余，患者素有哮喘病史，入秋以来，咳嗽频发，时好时坏，时而无力、盗汗、舌红，苔花剥、脉细数。

治疗： 在初伏、中伏、末伏分别穴位贴敷肺俞、脾俞、肾俞、足三里、太渊、太溪、关元、命门，配合中药汤剂，连贴3年，咳喘症状好转。

体会： 此类患儿平素喜食肥甘厚味，痰热之症明显，日久伤及肺肾二阴，出现阴虚之证，治疗以清补肺肾阴虚为主。

<h1 style="text-align:center">呕吐</h1>

一、概念

呕吐是因胃失和降，气逆于上，以致乳食由胃中上逆经口而出的一种病证。古人将有声有物谓之呕，有物无声谓之吐，有声无物谓之哕。因呕与吐常同时出现，故多称呕吐。本证发病无年龄及季节限制，但临床以婴幼儿和夏秋季节为多见。

二、病因病机

呕吐病变部位主要在胃，亦与肝脾二脏密切相关。其基本病理改变为胃失和降，气机上逆。

1.外邪犯胃 小儿脏腑娇嫩，肌肤薄弱，若调护失宜，六淫之邪乘虚而入，客于胃肠，扰动气机，胃失和降，胃气上逆则作呕。其中以外感风寒、暑湿犯胃所致者最为常见。正如《古今医统·呕吐门》说："热吐则头额温，或有黄涎，五心热，小便赤少，或唇干而烦渴，多是暑月伤暑。"

2.乳食积滞 小儿胃小而弱，容物不多，功能亦属不足，且小儿智识未开，乳食不知自节，若喂养不当，乳食过多，或进食过急，较大儿童恣食肥甘厚味、生冷难化食物，使乳食停留，蓄积中焦，脾胃失健，气机升降失调，胃气上逆则生呕吐。故《素问·脉解篇》曰："所谓食则呕者，物盛满而上溢，故呕也。"

3.胃中积热 胃为阳土，性喜清凉，如乳母喜食辛辣炙煿之品，乳汁蕴热，儿食母乳。致热积于胃；或小儿过食辛热、膏粱厚味，或乳食积滞化热，热积胃中；或感受暑热、湿热之邪，邪热蕴结。热积胃中，胃热气逆而呕吐。故《医宗金鉴·幼科杂病心法要诀·吐证门》曰："热吐之证，或因小儿过食煎煿之物，或因乳母过食厚味，以致热积胃中，遂令食入即吐"。如热病之后，或过食香燥，耗伤胃阴，胃失濡润，和降失司而致呕吐。

4.脾胃虚寒 先天禀赋不足，脾胃素虚，中阳不振；或乳母平时喜食生冷寒凉食物。乳汁寒薄，儿食其乳，脾胃受寒；或小儿恣食生冷瓜果，寒积于胃；或患病后苦寒克伐太过，损伤脾胃，皆可致脾胃虚寒，中阳不运，胃气失于和降而呕吐。故《诸病源候论呕诸侯·呕吐候》曰："呕吐者，皆由脾胃虚弱，……胃内有久寒，则呕而吐。"

5.肝气犯胃 较大儿童如遇环境不适，所欲不遂，情志失和，或遭受打骂，郁怒忧虑均可致肝气郁结，横逆犯胃，胃失和降，气逆于上而呕吐。亦可因肝胆热盛，火热犯胃，致突然呕吐。故《景岳全书·呕吐·实呕证治》说；"气逆作呕者，多因郁怒，致动肝气，胃受肝邪，所以作呕。"若小儿心虚胆怯，素蕴痰热，偶然跌扑惊恐，一时气血逆乱，痰热上涌，亦可发为夹惊呕吐。《小儿卫生总微论方·吐泻论》说："心热则生惊，故睡卧不安而神不宁也，心神不宁，则气血逆乱而吐也。"

三、诊断要点及鉴别诊断

（一）诊断要点

1.有乳食不节，饮食不洁，情志不畅等病史。

2.乳食水液等从胃中上涌，经口而出。

3.常伴嗳腐食臭，恶心纳呆，胃脘胀闷等症。

4. 重症呕吐者　有阴伤液竭之象，如饮食难进，形体消瘦，神萎烦渴，皮肤干瘪，囟门及目露回陷，啼哭无泪，口唇干红，呼吸深长，甚至尿少或无尿，神昏抽搐，脉微细欲绝等。

（二）鉴别诊断

1.溢乳　又称漾奶。为小婴儿哺乳后，乳汁自口角溢出，但别无所苦，纳食如常。这是由于小婴儿胃小且发育不健全，贲门括约肌松弛，如哺乳过量、过急，吞咽过多空气所致，并非病态。如改进哺乳方法，或随着年龄的增长，可逐渐自愈。

2.其他疾病　小儿呕吐，可见于多种疾病，如先天性畸形、各种急腹症、颅脑疾病、药物、食物中毒等，应注意鉴别。

四、辨证论治

（一）外邪犯胃

症候：卒然呕吐，吐物清冷，胃脘不适或疼痛，伴发热恶寒，鼻塞流涕，全身不适，舌淡红，苔白，脉浮紧，指纹红。

治法：疏风散寒，化湿和中。

常用药物：丁香、藿香。

配穴：中脘、内关、足三里、公孙、上脘、大椎、神阙。

操作方法：药物研磨成细粉，姜汁调成糊状，以胶布固定至穴位局部，隔日1次。

病例：患儿，男，3岁，呕吐1天。症见：呕吐，呕吐物清冷，味气不重，伴发热、流涕、舌淡红苔白，脉浮数。

治疗：穴位贴敷中脘、内关、足三里、公孙、上脘、大椎、神阙3次，配合中药汤剂治疗后痊愈。

体会：患儿感受风寒外邪，束肺卫的同时，因肺与大肠相表里，胃肠受累，导致胃失和降而致呕吐，治疗以疏风散寒，化湿和中。

（二）乳食积滞

症候：呕吐乳食，吐物为酸臭乳块或不消化食物，不思乳食，口气臭秽，脘腹胀满，吐后觉舒，大便秘结或泻下酸臭，舌质红，苔厚腻，脉滑数有力，指纹紫滞。

治法： 消乳消食，和胃降逆。

常用药物： 鸡内金、炒麦芽、焦山楂、姜半夏。

配穴： 中脘、内关、足三里、公孙、下脘。

操作方法： 药物研磨成细粉，姜汁调成糊状，以胶布固定至穴位局部。

病例： 患儿，男，5岁，呕吐半天。症见：呕吐，呕吐物为胃内容物，胃酸臭，口气重，纳差，大便干，3日一行，舌红苔厚腻，脉滑数。

治疗： 穴位贴敷中脘、内关、足三里、公孙、下脘，配合中药汤剂，治疗后痊愈。

体会： 患儿脾胃虚弱，呕吐前数日饮食无节制，暴饮暴食，使饮食蓄积中焦，脾胃失健，气机升降失调，则生呕吐，治以消食降逆。

（三）胃热气逆

症候： 食入即吐，呕吐频繁声响，吐物量多臭秽，气热喷人，口渴多饮，面赤唇红，或伴发热，烦躁不安，大便秘结，小便短赤，舌红苔黄，脉滑数，指纹紫滞。

治法： 清热泻火，和胃降逆。

常用药物： 黄连、竹茹。

配穴： 中脘、内关、足三里、公孙、合谷。

操作方法： 药物研磨成细粉，姜汁调成糊状，以胶布固定至穴位局部，隔日1次。

病例： 患儿，男，4岁，呕吐2天，症见：食入即吐，吐物臭秽，口渴喜饮，面赤唇红，大便干，舌红苔黄，脉滑数。

治疗： 穴位贴敷中脘、内关、足三里、公孙、合谷，隔日1次，配合中药汤剂，1周后患儿痊愈。

体会： 患儿素喜食肥甘厚腻，积于肠胃日久化热，形成积热，阻碍胃气升降，故而出现热吐，治以清热泻火，和胃降逆。

（四）脾胃虚寒

症候： 起病缓慢，病程较长，食久方吐，时作时止，食少不化，吐物多为清稀痰水或乳食残渣，色淡少味。伴面色苍白，精神疲倦，四肢欠温，腹痛绵绵，得温较舒，大便稀溏，舌淡苔白，脉迟缓无力，指纹淡。

治法： 温中散寒，和胃降逆。

常用药物： 干姜、丁香、吴茱萸。

配穴：中脘、内关、足三里、公孙、胃俞、脾俞。

操作方法：药物研磨成细粉，姜汁调成糊状，以胶布固定至穴位局部，隔日1次。

病例：患儿，女，6岁，呕吐10天。症见：食久方吐，朝食暮吐，吐物清稀，面色苍白，四肢欠温，大便稀，日3次，舌淡苔白，脉缓迟。

治疗：穴位贴敷中脘、内关、足三里、公孙、胃俞、脾俞，隔日1次，配合中药汤剂，治疗1周后痊愈。

体会：患儿脾胃素虚，属久病未痊，中阳不足，胃气通降无力而呕吐，治以温中散寒，和胃降逆。

（五）肝气犯胃

症候：呕吐酸水或食物，嗳气频频，每因情志刺激加重，胸胁胀痛，精神郁闷，易怒多啼，舌边红，苔薄腻，脉弦，指纹紫。

治法：疏肝理气，和胃降逆。

常用药物：柴胡、苏梗、姜半夏。

配穴：中脘、内关、足三里、公孙、太冲。

操作方法：药物研磨成细粉，姜汁调成糊状，以胶布固定至穴位局部，隔日1次。

病例：患儿，女，14岁，呕吐2天。症见：呕吐为胃内容物，学习压力大时呕吐明显，易怒，舌红，苔薄，脉弦。

治疗：穴位贴敷中脘、内关、足三里、公孙、胃俞、脾俞，隔日1次，配合中药汤剂，治疗10天后痊愈。

体会：患儿因学习压力大，肝气郁结，横逆犯胃，胃失和降而发呕吐，治疗以疏肝解郁。

腹痛

一、概念

腹痛是小儿时期常见的一种临床症候，以胃脘以下、脐之四旁以及耻骨以上部位发生疼痛为主要症状。疼痛发生于胃脘以下、脐部以上部位者为大腹痛；发生于脐周部位者为脐腹痛；发生于小腹两侧或一侧者为少腹痛；发生于脐下腹部正中者为小腹痛。

二、病因病机

引起小儿腹痛的原因，以感受寒邪、乳食积滞、热结胃肠、脏腑虚冷、气滞血瘀为多见。其病变部位主要在肝、脾、六腑及经脉。

1.感受寒邪 小儿脏腑筋骨柔弱，寒暖不知自调，若护理不当，衣被单薄，腹部为风冷寒气所侵；或饮食当风，或过食生冷瓜果，寒邪凝滞中焦，搏结肠间，中焦阳气受损。寒主收引，寒凝则气滞而血泣，气血不畅，经络不通而发生腹痛。故《素问·举痛论》说"寒气客于肠胃之间，膜原之下，血不得散，小络急引，故痛。"因小儿稚阳未充，寒易伤阳，故寒凝气滞腹痛者多见。

2.乳食积滞 乳贵有时，食贵有节。若乳食不节，暴饮暴食，或饱食强食、临卧多食；或过食坚硬、滋腻难消之物，则可致脾胃受损，食停中焦，气机壅塞不通，而发生腹痛。故《幼科发挥·积痛》曰："小儿腹痛，属食积者多。"

3.热结胃肠 如积滞不消，郁而化热，热积胃肠；或平素妄加滋补，过食辛辣香燥、膏粱厚味，胃肠积热；或外感时邪，入里化热，热灼肠津，致燥屎闭结，腑气不通，则发生腹痛。故《素问·举痛论》曰："热气留于小肠，肠中痛，瘅热焦渴，则坚干不得出，故痛而闭不通矣。"

4.脏腑虚冷 禀赋不足，脾阳素虚，或病中过用苦寒攻伐损伤脾阳。脾阳不能运展，水谷停而不行，壅遏气机，失于温煦，则腹部绵绵作痛。故《证治准绳·幼科·腹痛》说："小儿腹痛，口中气冷，不思饮食，脾土虚寒也。"

5.气滞血瘀 小儿起居不慎，跌仆损伤；或因暴力，损伤腹部；或腹部手术损伤脉络，瘀血内留；或腹部脏腑内伤，久病积瘀以致瘀血内停，脏腑气机不得宣通，而形成腹痛。此外亦有因小儿情志忧郁，肝失条达，克侮脾土，或进食啼哭，气食相结，肝脾不和，气机阻滞而发生腹痛者。

三、诊断要点及鉴别诊断

（一）诊断要点

1.病史 因小儿腹痛病因复杂，病情常诉说不清，或反常的叫扰哭闹，给诊断带来了一定困难。临证时，应详细向家长及病儿询问有关发病年龄，腹痛的发病情况，腹痛的部位、性质、持续时间及程度，诱发因素以及伴随症状等，以及时明确诊断。

（1）发病年龄：不同年龄小儿的常见腹痛原因有所不同，如新生儿期以肠痉挛最为多见，但也可见于先天性消化道畸形等；婴儿期多由肠炎、肠套叠、嵌顿疝所致；幼儿及儿童期则以再发性腹痛、肠蛔虫、胆道蛔虫、肠炎、阑尾炎、胃炎、溃疡病等为多见。

（2）发病情况：起病急骤，病程短或阵发性加重者，常为外科疾病所致，如肠套叠等；起病缓慢，病程长而疼痛持续者，多由内科疾病引起，如溃疡病等。

（3）腹痛性质：轻度钝痛或隐痛，短期内减弱或消失者，多为内科性疾病；持续性剧痛者，多见于肠胃穿孔、腹膜炎；阵发性剧烈绞痛多见于肠道蛔虫、胆道蛔虫、肠套叠、尿路结石等；而在持续性钝痛基础上出现阵发性绞痛时，常提示炎症并梗阻存在，如肠蛔虫并感染等。

（4）腹痛部位：不同部位的疼痛，可提示相关部位脏器发生了病变，如：中上腹部疼痛时，腹内疾病多见于胃、十二指肠、膈部病变，腹外疾病多为心脏病变等；右上腹部疼痛时，腹内疾病多为肝、胆、膈下病变，腹外疾病多为右下大叶性肺炎、右下胸膜炎、右侧肾结石、右侧肾盂肾炎等；左上腹部疼痛时，腹内疾病可见于胰腺炎、脾肿大，腹外疾病见于左下大叶肺炎、左下胸膜炎、左肾结石、左肾盂肾炎等；右下腹部疼痛时常见于回肠、肠系膜、阑尾、卵巢、疝、髂窝及输尿管的病变；左下腹部疼痛时，多见于结肠、疝、卵巢、髂窝、输尿管的病变及顽固性便秘等；脐周围疼痛时，腹内疾病多为再发性腹痛，也见于肠蛔虫症、肠炎、食物过敏、坏死性肠炎、结核性腹膜炎、肠系膜淋巴结炎、回肠远端憩室炎、局限性肠炎、溃疡性结肠炎、肠梗阻、肠套叠、肠穿孔、腹膜炎等，腹外疾病见于上呼吸道炎、过敏性紫癜、腹型癫痫、急性溶血、传染性单核细胞增多症、结节性多动脉炎、癔病、糖尿病、铅中毒等；腰腹部疼痛时，见于肾盂肾炎、泌尿系结石、肾结核等。

（5）其他伴随症状：如伴有发热，多提示炎症性疾病。先发热后腹痛者，多属内科性腹痛，反之则属外科性腹痛；伴有呕吐、腹胀与肛门不排气者，提示为肠梗阻；伴有便血者应注意肠套叠、绞窄性肠梗阻与坏死性小肠炎，伴有尿频、尿急、尿痛者，大多为泌尿道疾患；伴有寒战、高热、咳嗽者，应考虑大叶性肺炎；伴有休克者需注意急性胰腺炎、急性坏死性肠炎；腹痛前有外伤史者，要考虑内脏出血或挫伤；腹痛后迅速入睡且反复发作者，见于腹型癫痫。

2.体检 体检时，除注意神志、面色、呼吸、脉搏、血压、体温、皮肤，以及咽、胸、神经、脊柱等方面的情况外，尤其要注意腹部的检查。

（1）腹部望诊：如腹式呼吸运动受限时，提示有腹内炎症存在；全腹膨胀时，常见于肠梗阻、肠麻痹及晚期腹膜炎；中上腹部胀满时，见于急性胃扩张；胆囊扩张时，可见到随呼吸上下移动的右上腹梨形包块；见有肠型与肠蠕动波时，提示肠梗阻。此外，还要注意有腹股沟疝及腹部静脉曲张等。

（2）腹部触诊：全腹部平软，无压痛、反跳痛或压迫后腹痛减轻者，基本可排除外科性腹痛（某些外科疾病的早期也可见有上述情况，必须密切随访）；反之，如腹部膨胀，腹肌紧张，有压痛（特别是固定性压痛）时，多提示疼痛部位即病变部位，如同时合并反跳痛者提示有腹膜炎存在或有阑尾炎、溃疡病、憩室炎穿孔；腹痛伴有肿块者，应考虑肠套叠、肠扭转、炎症包块、肿瘤等；腹痛缓解时如扪及多数不规则、部位不定的条索肿块，可能为蛔虫性肠梗阻。

（3）腹部叩诊：鼓音明显者示肠充气，有肠梗阻存在；移动性浊音则提示为腹水。

（4）腹部听诊：肠鸣音减弱或消失是肠麻痹的征象，常见于急性腹膜炎；反之，肠鸣音亢进，有气过水声及金属音，则应注意肠梗阻等。

3.实验室检查

（1）血、尿、粪常规检查：血红蛋白及红细胞逐渐下降，需警惕有内脏出血；白细胞升高为炎症的表现；尿内有红细胞、白细胞、脓细胞提示有泌尿系感染；粪便有黏液、脓细胞、巨噬细胞时多为肠炎或痢疾。

（2）肛指检查：穹隆触痛提示有腹膜炎、髂窝脓肿；血便应考虑肠套叠；有肿块应怀疑卵巢囊肿扭转等。

（3）X线检查：肠梗阻时肠内有梯形液平面，肠内充气较多；腹膜炎时肠间隙加宽；钡灌肠或肠腔充气见有杯形气影或缺损时，为肠套叠表现；腹腔内见有游离气体时，应考虑胃肠穿孔。

（二）鉴别诊断

1.鉴别腹痛为内科性与外科性 有以下情况者多考虑外科性疾病：（1）急骤起病、剧痛，特别是疼痛持续超过3小时者；（2）先腹痛，后发热者；（3）先腹痛后频繁呕吐，但无腹泻，尤其伴有便秘、肛门不排气、腹胀等更提示梗阻性疾病可能；（4）有压痛及腹肌紧张；⑤摸到包块。

2.区别腹痛为腹内病变与腹外病变 腹内病变：（1）胃肠道感染：如急性胃肠炎、痢疾、急性坏死性肠炎、肠系膜淋巴结炎、肠寄生虫病时，除有腹痛外，还有饮食不调史及感染病史，粪、血常规检查异常等；（2）肝胆系统疾病：如胆道蛔虫、肝炎、胆囊炎、胆结石症时，常有右上腹疼痛和压痛，肝功能及B超检查异常等；（3）泌尿系疾病：如感染、结石、尿路畸形、急性肾炎时，常有腰痛、下腹痛、尿道刺激症状，尿检异常、X线检查异常等；（4）下腹痛对少女要注意是否为卵巢囊肿蒂扭转、痛经。腹外病变：（1）呼吸系统疾病引起的腹痛常有咳嗽，或扁桃体红肿，肺部听诊有啰音等；（2）心血管系统疾病引起的腹痛常伴有心悸，心脏杂音，心电图异常；（3）神经系统疾病引起的腹痛常反复发作，脑电图异常，腹型癫痫口服抗癫痫药有效；（4）变态反应性疾病如腹型紫癜、荨麻疹，腹痛部位不固定，患儿可有便血、尿血，和皮肤紫癜、皮疹等；（5）血液系统疾病引起的腹痛常伴有血及骨髓象异常；（6）代谢性疾病引起的腹痛，如糖尿病有血糖、尿糖增高，铅中毒有指甲、牙齿黑染，卟啉病有尿呈红色，曝光后色更深等可助诊断。

3.再发性腹痛　又称肠痉挛或肠绞痛。是由肠壁平滑肌突发强烈收缩引起的阵发性腹痛，在小儿腹痛中最为常见。上呼吸道感染、暴饮暴食、局部受凉、奶中糖分含量较高、便秘、哭闹等因素均可诱发。其临床特点有（1）腹痛突然发作，持续时间不一，多能自行缓解，发作间歇一切正常；（2）腹痛以脐周为主，但腹部柔软，无固定压痛；（3）无伴随的病灶器官症状，如发热、吐泻、咳喘、尿急、尿痛等，无全身阳性体征；（4）有反复发作的特点，每次发作症状相似，疼痛轻重程度不等。

四、辨证论治

（一）腹部中寒

症候：突发腹痛，疼痛剧烈，阵阵发作，痛处喜暖，得温则舒，遇寒痛甚，肠鸣辘辘，面色苍白，痛甚者，额冷汗出，唇色紫暗，肢冷，或兼吐泻，小便清长，舌淡红，苔白滑，脉沉弦紧，指纹红。

治法：温中散寒，理气止痛。

常用药物：丁香、吴茱萸、木香。

配穴：天枢、中脘、足三里、神阙、关元。

操作方法：药物研磨成细粉，姜汁调成糊状，以胶布固定至穴位局部，隔日1次。

病例：患儿，女，5岁，腹痛1天。症见：腹痛，得温而舒，遇寒痛甚，纳差，二便调，脉弦。

治疗：穴位贴敷天枢、中脘、足三里、神阙、关元3次，配合中药汤剂，治疗后痊愈。

体会：患儿吃生冷之物后，腹部中寒，寒凝气滞，不通则痛，腹痛剧烈，得温痛减，治疗当以温中行气为治则。

（二）乳食积滞

症候：脘腹胀满，疼痛拒按，不思乳食，嗳吐酸腐，或腹痛欲泻，泻后痛减，或时有呕吐，吐物酸腐，矢气频作，粪便臭秽，夜卧不安，舌质偏红，苔厚腻，脉象沉滑，指纹紫滞。

治法： 消食导滞，行气止痛。

常用药物： 厚朴、枳实、焦山楂。

配穴： 天枢、中脘、足三里、神阙、上脘、下脘。

操作方法： 药物研磨成细粉，姜汁调成糊状，以胶布固定至穴位局部，隔日1次。

病例： 患儿，男，8岁，腹痛2天。症见：腹痛，拒按，腹胀，泻后痛减，舌红，苔黄腻，脉滑。

治疗： 穴位贴敷天枢、中脘、足三里、神阙、上脘、下脘3次，配合中药汤剂治疗后痊愈。

体会： 患儿饮食不节，乳食积滞，胃肠气机不畅，不通则痛，故腹痛，治疗当以消食行气为法。

（三）胃肠结热

症候： 腹痛胀满，疼痛拒按，烦躁口渴，喜冷饮，面赤唇红，手足心热，大便秘结，小便黄赤，舌质红，苔黄燥，脉滑数，指纹紫滞。

治法： 通腑泄热，行气止痛。

常用药物： 大黄、厚朴、枳实。

配穴： 天枢、中脘、足三里、神阙、阑尾、曲池。

操作方法： 药物研磨成细粉，姜汁调成糊状，以胶布固定至穴位局部，每日1次。

病例： 患儿，男，8岁，腹痛2天。症见：腹痛，拒按，烦躁，口渴，大便干，舌红，苔黄腻，脉滑数。

治疗： 穴位贴敷天枢、中脘、足三里、神阙、阑尾、曲池3天，配合中药汤剂，治疗后痊愈。

体会： 患儿喜食肉面，而素来不喜果蔬，时日久，则肠燥津干，而出现里实证，治以通腑行气为法。

（四）脾胃虚寒

症候： 腹痛绵绵，时作时止，痛处喜温喜按，得食稍缓，面白少华，精神倦怠，手足欠温，乳食减少，食后腹胀，大便稀溏，唇舌淡白，脉沉缓，指纹淡红。

治法： 温中理脾，缓急止痛。

常用药物：白芍、桂枝、干姜、炒白术。

配穴：天枢、中脘、足三里、神阙、关元、脾俞、肾俞。

操作方法：药物研磨成细粉，姜汁调成糊状，以胶布固定至穴位局部，每日1次。

病例：患儿，女，10岁，腹痛10余天。症见：腹痛，喜按，神疲倦怠，纳差，大便稀，脉沉缓。

治疗：穴位贴敷天枢、中脘、足三里、神阙、关元、脾俞、肾俞10天，配合中药汤剂，治疗后较前好转。

体会：患儿素体脾胃阳虚，中阳受损，脏腑血脉失于温养，气血不畅而腹痛绵绵，喜温喜按，治以温补脾阳为主。

（五）气滞血瘀

症候：腹部刺痛或胀痛，经久不愈，痛有定处，按之痛剧，或腹部有癥瘕结块拒按，肚腹硬胀，青筋显露，舌紫黯或有瘀点，脉涩，指纹紫滞。

治法：活血化瘀，行气止痛。

常用药物：元胡、川芎。

配穴：天枢、中脘、足三里、神阙、膈俞、气门。

操作方法：药物研磨成细粉，姜汁调成糊状，以胶布固定至穴位局部，每日1次。

病例：患儿，男，6岁，腹痛10余天。症见：腹部刺痛，痛有定处，拒按，舌紫黯，脉弦。

治疗：穴位贴敷天枢、中脘、足三里、神阙、膈俞、气门10天，配合中药汤剂，治疗后较前好转。

体会：患儿1年前行鞘膜积液手术，因有形之瘀血结聚，血瘀气滞而腹痛，治疗以行气活血为法。

泄泻

一、概念

泄泻是由多种外感、内伤因素引起，以大便次数增多，粪质稀薄或如水样为特征的一种小儿常见病。《内经》已有泄、濡泄等记载，宋以后著作多称为泄泻，如《幼科金针·泄泻》说："泄者，如水之泄也，势犹纷绪；泻者，如水之泻也，势惟直下。为病不一，总名泄泻。"

二、病因病机

小儿泄泻发生的原因，以感受外邪、伤于饮食、脾胃虚弱为多见。其主要病位在脾胃。因胃主受纳，腐熟水谷，脾主运化水湿和水谷精微，若脾胃受病，则水谷不化，精微不布，清浊不分，合污而下，致成泄泻。

1.感受外邪 小儿脏腑柔嫩，肌肤薄弱，冷暖不知自调，易为外邪侵袭而发病。外感风、寒、暑、热诸邪常与湿邪相合而致泻，盖因脾喜燥而恶湿，湿困脾阳，运化失职，湿盛则濡泻，故前人有"无湿不成泻"、"湿多成五泻"之说。由于时令气候不同，长夏多湿，故外感泄泻以夏秋多见，其中又以湿热泻最常见，风寒致泻及伤食致泻则四季皆有。

2.伤于饮食 小儿脾常不足，运化力弱，饮食不知自节，若调护失宜，乳哺不当，饮食失节或不洁，过食生冷瓜果、污染食品或难以消化之食物，皆能损伤脾胃，发生泄泻。如《素问·痹论》所说："饮食自倍，肠胃乃伤。"小儿易为食伤，发生伤食泻，在其他各种泄泻证候中亦常兼见伤食证候。

3.脾胃虚弱 小儿素体脾虚，或久病迁延不愈，脾胃虚弱。胃弱则腐熟无能，脾虚则运化失职，因而水反为湿，谷反为滞，不能分清别浊，水湿水谷合污而下，而成脾虚泄泻。亦有暴泻实证，失治误治，迁延不愈，如风寒、湿热外邪虽解而脾胃损伤，转成脾虚泄泻者。

4.脾肾阳虚 脾虚致泻者，一般先耗脾气，继伤脾阳，日久则脾损及肾，造成脾肾阳虚。阳气不足，脾失温煦，阴寒内盛，水谷不化，并走肠间，而致澄澈清冷、洞泄而下的脾肾阳虚泻。由于小儿稚阳未充、稚阴未长，患泄泻后较成人更易于损阴伤阳发生变证。重症泄泻患儿，泻下过度，易于伤阴耗气，始则气阴两伤。甚则阴伤及阳，导致阴竭阳脱的危重变证。若久泻不止，脾气虚弱。肝旺而生内风，可成慢惊风；脾虚失运，生化乏源，气血不足以荣养脏腑肌肤，久则形成疳证。

三、诊断要点及鉴别诊断

（一）诊断要点

1.有乳食不节、饮食不洁，或冒风受寒、感受时邪等病史。

2.大便次数较该儿平时明显增多。粪呈淡黄色或清水样；或夹奶块、不消化物，如同蛋花汤；或黄绿稀溏，或色褐而臭，夹少量黏液。可伴有恶心、呕吐、腹痛、纳减、发热、口渴等症。

3.本病按病情分为轻型、重型。轻型：起病可急可缓，以胃肠道症状为主。食欲不振，偶有溢乳或呕吐，大便次数增多，一般在10次以下，大便性状变稀，无脱水及全身中毒症状，多在数日内痊愈。重型：常急性起病，也可由轻型加重转化而成。大便每日达10次以上，除有较重的胃肠道症状外，还有较明显的脱水、电解质紊乱及全身中毒症状，如发热、烦躁、精神萎靡、嗜睡甚至昏迷、休克。

4.本病按病程分为：急性腹泻，病程<2周；迁延性腹泻，病程2周~2个月；慢性腹泻，病程>2个月。

5.大便镜检：可有脂肪球或少量白细胞、红细胞。

6.大便病原学检查：可有轮状病毒等病毒检测阳性，或致病性大肠杆菌等细菌培养阳性。

（二）鉴别诊断

细菌性痢疾：急性起病，便次频多，大便稀，有黏冻脓血，腹痛明显，里急后重。大便常规检查脓细胞、红细胞多，可找到吞噬细胞；大便培养有痢疾杆菌生长。

四、辨证论治

（一）湿热泻

症候：大便水样，或如蛋花汤样，泻势急迫，量多次频，气味秽臭，或夹少许黏液，腹痛阵哭，发热烦闹，口渴喜饮，食欲不振，或伴呕恶，小便短黄，舌质红，苔黄腻，脉滑数，指纹紫。

治法：清肠解热，化湿止泻。

常用药物：葛根、黄芩、黄连。

配穴：中脘、天枢、足三里、阴陵泉、曲池。

操作方法：药物研磨成细粉，姜汁调成糊状，以胶布固定至穴位局部，1日1次。

病例：患儿，男，2岁，腹泻3天。症见：大便次数增多，水样便，口渴，纳差，小便量少，舌红、苔黄腻、脉滑数。

治疗：穴位贴敷中脘、天枢、足三里、阴陵泉、曲池7天，配合中药汤剂，治疗后痊愈。

体会：长夏季节易患此型病症，长夏多湿，外感风热之邪，与湿夹杂，形成湿热之邪困于脾阳，脾运化功能失职，而形成泄泻，治疗以清热化湿为法。

（二）风寒泻

症候： 大便清稀，夹有泡沫，臭气不甚，肠鸣腹痛，或伴恶寒发热、鼻流清涕、咳嗽，舌质淡，苔薄白，脉浮紧，指纹淡红。

治法： 疏风散寒，化湿和中。

常用药物： 藿香、苍术、苏叶。

配穴： 中脘、天枢、足三里、阴陵泉、神阙。

操作方法： 药物研磨成细粉，姜汁调成糊状，以胶布固定至穴位局部，1日1次。

病例： 患儿女，2岁，大便稀溏3天。症见：大便稀溏，气味不臭，肠鸣，口渴、纳差、小便量少，舌淡，苔白，脉浮。

治疗： 穴位贴敷中脘、天枢、足三里、阴陵泉、神阙7天，配合中药汤剂治疗后痊愈。

体会： 患儿感受风寒之邪，与湿相夹，形成寒湿之邪困于脾阳，脾运化功能失职，而形成泄泻，治疗以疏风散寒，化湿和中为法。

（三）伤食泻

症候： 大便稀溏，夹有乳凝块或食物残渣，气味酸臭，或如败卵，脘腹胀满，便前腹痛、泻后痛减，腹部胀痛拒按，嗳气酸馊，或有呕吐，不思乳食，夜卧不安，舌苔厚腻，或微黄，脉滑实，指纹滞。

治法： 运脾和胃，消食化滞。

常用药物： 连翘、焦山楂、焦槟榔。

配穴： 中脘、天枢、足三里、阴陵泉、下脘。

操作方法： 药物研磨成细粉，姜汁调成糊状，以胶布固定至穴位局部，1日1次。

病例： 患儿，男，6岁，大便稀溏5天。症见：大便稀溏，气味酸臭，便前腹痛，泻后痛减，纳差，小便量少，舌红，苔黄腻，脉滑实。

治疗： 穴位贴敷中脘、天枢、足三里、阴陵泉、下脘7天，配合中药汤剂治疗后痊愈。

体会： 患儿饮食不节，饮食自倍，脾胃乃伤，脾运化功能失职，而形成泄泻，治疗以运脾和胃，消食化滞为法。

（四）脾虚泻

症候： 大便稀溏，色淡不臭，多于食后作泻，时轻时重，面色萎黄，形体消瘦，神疲倦怠，舌淡苔白，脉缓弱，指纹淡。

治法：健脾益气，助运止泻。

常用药物：山药、炒白术、茯苓。

配穴：中脘、足三里、脾俞、章门、气海、神阙。

操作方法：药物研磨成细粉，姜汁调成糊状，以胶布固定至穴位局部，1日1次。

病例：患儿，女，8岁，大便稀溏10天。症见：大便稀溏，气味不重，食后则泻，纳差，小便量少，舌淡，苔白，脉弱。

治疗：穴位贴敷中脘、足三里、脾俞、章门、气海、神阙7天，配合中药汤剂，治疗后痊愈。

体会：患儿泄泻迁延日久，损伤脾胃，致使脾胃虚弱，泄泻迁延难愈，治疗以补脾气为法。

（五）脾肾阳虚泻

症候：久泻不止，大便清稀，澄澈清冷，完谷不化，或见脱肛，形寒肢冷，面白无华，精神萎靡，寐时露睛，小便色清，舌淡苔白，脉细弱，指纹色淡。

治法：温补脾肾，固涩止泻。

常用药物：附子、吴茱萸。

配穴：中脘、足三里、脾俞、章门、关元、命门。

操作方法：药物研磨成细粉，姜汁调成糊状，以胶布固定至穴位局部，1日1次。

病例：患儿，女，9岁，大便稀溏半月。症见：久泻不止，大便清稀，夹杂不消化食物，面色㿠白，纳差，舌淡，苔白，脉弱。

治疗：穴位贴敷中脘、足三里、脾俞、章门、关元、命门10天，配合中药汤剂，治疗后痊愈。

体会：患儿泄泻迁延日久，损伤脾阳，久则及肾阳，使脾肾阳虚，治疗以补脾肾阳气为法。

厌食

一、概念

厌食是小儿时期的一种常见病症，临床以较长时期厌恶进食，食量减少为特征。本病可发生于任何季节，但长夏暑湿当令之时，常使症状加重。各年龄儿童均可发病，临床尤以1~6岁小儿为多见。城市儿童发病率远高于农村。患儿除食欲不振外，一般无其他明显不适。病程迁延不愈者，可使气血生化不足，抗病能力下降，而易罹患他症，甚或影响生长发育转化为疳证。

二、病因病机

本病病位在脾胃。盖胃司受纳，脾主运化，脾胃调和，则知饥欲食，食而能化。诚如《灵枢·脉度》所言："脾气通于口，脾和则口能知五谷矣。"若喂养不当、他病伤脾、禀赋不足、情志失调等均可损伤脾胃正常纳化功能，致脾胃失和，纳化失职，而成厌食。

（一）喂养不当

为小儿厌食最为多见的病因。小儿脾常不足，乳食不知自节。若家长缺乏育婴保健知识，婴儿期未按时添加辅食；或片面强调营养而过食肥甘厚味、煎炸炙博之品，超越了小儿脾胃的正常纳化功能；或过于溺爱，纵其所好，恣意零食、偏食、冷饮；或饥饱无度；或滥服补品等，均可损伤脾胃，产生厌食。正如《素问·痹论》所说："饮食自倍，肠胃乃伤。"

（二）他病伤脾

脾为阴土，喜燥恶湿，得阳则运；胃为阳土，喜润恶燥，得阴则和。若罹患他病，误用攻伐，峻加消导；或过用苦寒损脾伤阳；或过食香燥、辛辣耗伤胃阴；或病后未能及时调理；或夏伤暑湿，脾为湿困，均可使受纳运化失常，形成厌食。

（三）先天不足

胎禀怯弱，元气不足，脾胃薄弱之儿，往往生后即表现不欲吮乳。若后天失于调养，则脾胃益虚，食欲难以增进。

（四）情志失调

小儿神气怯弱，易思念、惊恐伤脾。若举受惊吓或打骂；或环境突变：或所欲不遂；或家长期望值过高，超越其承受能力等，均可致情志抑郁，肝失调达，气机不畅，乘脾犯胃，形成厌食。

三、诊断要点

（一）诊断要点

1.有喂养不当、病后失调、先天不足或情志失调史。
2.长期食欲不振，厌恶进食，食量明显少于正常同龄儿童。

3.面色少华，形体偏瘦，但精神尚好。活动如常。

4.除外其他外感、内伤慢性疾病。

（二）鉴别诊断

疰夏：为季节性疾病，只发生于夏季，有"春夏剧，秋冬瘥"的发病特点，临床表现除食欲不振外，可见精神倦怠，大便不调，或有发热等症。

四、辨证论治

（一）脾失健运

症候：食欲不振，食而乏味，甚则厌恶进食，偶尔多食或强迫进食后可致脘腹饱胀或嗳气泛恶，大便不调，形体正常或偏瘦，精神正常，舌淡红，苔薄白或薄腻，脉尚有力。

治法：调和脾胃，运脾开胃。

常用药物：苍术、枳壳。

配穴：中脘、足三里、梁门、健里、膻中、下脘、期门、太冲。

操作方法：药物研磨成细粉，姜汁调成糊状，以胶布固定至穴位局部，隔日1次。

病例：患儿，男，4岁，食欲不振数月。症见：食欲不振，大便稀，舌淡，苔白，脉弱。

治疗：穴位贴敷中脘、足三里、梁门、健里、膻中、下脘、期门、太冲，隔日1次，配合中药汤剂，治疗1月后患儿痊愈。

体会：患儿长期暴饮暴食，损伤脾胃，纳化失职，本证属厌食初期，治疗以运脾开胃为法。

（二）脾胃气虚

症候：不思进食，食而不化，大便偏稀夹不消化食物，面色少华，形体偏瘦，神倦乏力，舌质淡，苔薄白，脉缓无力。

治法：健脾益气，佐以助运。

常用药物：炒白术、茯苓、砂仁。

配穴：中脘、足三里、梁门、健里、膻中、气海、脾俞。

操作方法：药物研磨成细粉，姜汁调成糊状，以胶布固定至穴位局部，隔日1次。

病例：患儿，男，8岁，食欲不振数月。症见：食欲不振，口干，形体消瘦。

二便调，舌淡，脉弱。

治疗：穴位贴敷中脘、足三里、梁门、健里、膻中、气海、脾俞，隔日1次，配合中药汤剂，治疗3周后患儿痊愈。

体会：患儿长期暴饮暴食，损伤脾胃，纳化失职，本证属厌食初期，治疗以健脾益气为法。

（三）脾胃阴虚

症候：不思进食，食少饮多，口舌干燥，皮肤欠润，形体偏瘦，小便短黄，大便干结，甚或烦躁少寐，手足心热，舌红少津，苔少或花剥，脉细数。

治法：滋脾养胃，佐以助运。

常用药物：麦冬、乌梅、白芍

配穴：中脘、足三里、梁门、健里、膻中、气海、胃俞、三阴交、阴陵泉。

操作方法：药物研磨成细粉，姜汁调成糊状，以胶布固定至穴位局部，隔日1次。

病例：患儿，男，8岁，食欲不振数月。症见：不思进食，食少饮多，口干，形体消瘦，二便调，舌红，苔少，脉细数。

治疗：穴位贴敷中脘、足三里、梁门、健里、膻中、气海、胃俞、三阴交、阴陵泉，隔日1次，配合中药汤剂，治疗1月后患儿痊愈。

体会：患儿自患肺炎痊愈后，则出现不思饮食的症状，考虑为热病后伤胃阴所致，治疗以滋养胃阴为法。

第六节 耳鼻喉科疾病

鼻鼽

一、概念

鼻鼽是指以突然和反复发作的鼻痒、打喷嚏、流清涕、鼻塞等为主要表现的鼻病。《刘河间医学六书·素问玄机原病式》曰："鼽者，鼻出清涕也"，"嚏，鼻中因痒而气喷作于声也"。本病为临床常见疾病，患者可常年性发病，亦可呈季节性发作。西周《礼记·月令》记载："季秋行夏令，则其国大水，冬藏殃败，民多鼽嚏"，反映了季节气候反常对该病也有一定的影响。西医学的变应性鼻炎、血管运动性鼻炎、嗜酸性粒细胞增多性非变应性鼻炎等疾病可参考鼻鼽进行诊疗。

二、病因病机

本病多因肺气不足，卫表不固而成，腠理疏松，风、寒、湿邪乘虚而入，上犯于肺及鼻窍，风邪善行，寒邪凝结，湿邪黏滞，正邪相搏，肺气升降不通，故见鼻痒、喷嚏；邪气阻滞，津液停聚而致鼻塞、流涕。古代诸多医典对该病病因亦有相关探讨。《证治要诀》曰："清涕者，脑冷肺寒所致"。《杂病源流犀烛》卷二十三载："又有鼻鼽者，鼻流清涕不止，由肺经受寒而成也"。《秘传证治要诀及类方》卷十载："鼻塞流涕不止，有冷热不同，清涕者，脑冷肺寒所致，宜细辛、乌附干姜之属"。

脾乃后天之本，肺气的充实有赖于脾气的疏布，气之根在肾，肾虚摄纳无权，气不归元，阳气耗散，则外邪易于侵犯机体致病。《素问·宣明五气论》曰："五气所病……肾为欠，为嚏"，故本病主要责之于肺，亦与脾肾密切相关。

三、诊断要点及鉴别诊断

诊断要点：鼻痒、打喷嚏、流清涕、鼻塞为该病的典型症状，往往晨起或接触过敏原后较重，喷嚏较多而连续，清涕量多，起病急，常反复发作或每年特定季节发病，病程一般较长。检查时可见鼻黏膜肿胀，呈苍白或粉红色，下鼻甲尤为明显，鼻腔内常见水样分泌物。

鉴别诊断：本病应与伤风鼻塞（风寒鼻塞）相鉴别。风寒鼻塞为感受风寒之邪而起，其有鼻塞、喷嚏、流涕之症，但常伴有发热、恶寒、头身疼痛等全身表现，涕可清亦可浊，常常病程较短，数日可愈；而鼻鼽常症状发作突然，有反复发作史，一般不难鉴别。

四、辨证论治

该病各证型主证均可见：发作突然，鼻痒、喷嚏频作、涕清稀量多、鼻塞不通，可见嗅觉减退，不闻香臭；检查可见鼻黏膜肿胀，下鼻甲尤为明显，黏膜色呈苍白、灰白或粉红色，鼻腔内常见水样分泌物。全身症状各证可见不同表现：

（一）肺气虚寒证

症状： 除主证之外全身辨证可见平素畏寒怕冷，恶风头痛，倦怠懒言，音低气短，或有自汗乏力，面色㿠白，舌淡苔薄白，脉虚弱。

治法： 温肺益气，祛风散寒。

常用药物： 干姜、细辛、肉桂、麻黄、炒白芥子、小茴香、丁香等。

配穴： 风池、迎香、身柱、膏肓、肺俞、列缺、鱼际、神阙、尺泽等。

操作方法： 药物研磨细粉，姜汁或葱汁调和成糊状或软膏状，以穴贴膜固定至穴位局部，配合三伏贴使用（7~10日1次）。

病例：

患者徐某，女，37岁。鼻中痒，流清涕，打喷嚏1月余。劳累后发病，平素畏寒怕冷，四肢不温，现乏力，恶风，倦怠懒言。患者体瘦，舌淡红，苔薄白，脉细。局部检查时见鼻黏膜肿胀，呈苍白色，鼻腔内水样分泌物较多。诊断为"变应性鼻炎"。

治疗： 温肺益气，祛风散寒。取干姜、细辛、肉桂、麻黄、炒白芥子、小茴香、丁香研末，姜汁调和成泥状，穴位贴敷取风池、身柱、膏肓、肺俞、神阙。于初伏、中伏、末伏时贴敷穴位，留时约2小时，神阙半小时。配合温肺益气祛寒中药汤剂口服。治疗后患者鼻痒，打喷嚏，流清涕，怕冷、乏力症状均有减轻。

体会： 根据患者诸症分析为肺气虚寒，卫表不固，腠理疏松故怕冷恶风，自汗出，鼻为肺之窍，肺气虚则风寒之邪乘机犯鼻，内干伤肺，正邪相争，格邪外出，故见突发鼻痒，喷嚏频作；寒邪内遏，肺失清肃，气不摄津，津水外溢，清涕自流，津停湿聚则鼻黏膜水肿、苍白。故治疗用药选穴以温肺益气，祛风散寒为法。

（二）脾气虚弱证

症状： 除主证之外全身辨证可见肢体困重，食少纳呆，腹胀，便溏，舌质淡，边有齿痕，苔薄白或白腻，脉濡弱。

治法： 健脾益气，升清化湿。

常用药物： 干姜、细辛、肉桂、麻黄、炒白芥子、小茴香、丁香、木香等。

配穴： 风池、迎香、身柱、膏肓、肺俞、脾俞、中脘、三阴交、阴陵泉、足三里等。

操作方法： 药物研磨细粉，姜汁或葱汁调和成糊状或软膏状，以穴贴膜固定至穴位局部，配合三伏贴使用（7~10日1次）。

病例：

患者曹某，男，19岁。晨起鼻痒，喷嚏反复2年。晨起鼻中痒，喷嚏频作，流清涕，天冷加重。去年于某三甲医院诊断为"变应性鼻炎"，口服抗过敏药物治疗，稍好转，停药后遇冷症状加重，平素倦怠懒言，食少纳呆，时有饭后腹胀，便溏。患者体型肥胖，乏力懒言，局部检查时见鼻黏膜苍白肿胀，水样分泌物较多。舌淡红苔薄白,脉沉细。

治疗: 健脾益气,散寒化湿。取干姜、细辛、肉桂、麻黄、炒白芥子、小茴香、丁香、木香研末,姜汁调和成泥状,穴位贴敷取肺俞、脾俞、中脘、神阙、三阴交、足三里,于初伏、中伏、末伏时贴敷穴位,留时约2小时,神阙半小时。配合健脾散寒中药汤剂口服。当年经治疗后患者鼻痒,打喷嚏,流清涕明显减轻,腹胀好转,食欲增加,大便可成形。

体会: 根据患者诸症分析为脾气不足,寒湿内盛。脾气虚弱,运化失健,日久肺失所养,鼻为肺之窍,故见鼻痒,喷嚏频作;脾失健运,湿困于脾,故见纳呆腹胀,便溏。故治疗以温肺健脾益气,散寒化湿为法。

(三)肾阳不足证

症状: 除主证之外全身辨证可见神疲乏力,腰膝酸软,遗精早泄,形寒肢冷,夜尿频多,舌质淡嫩,苔白润,脉沉细。

治法: 温肾壮阳,固肾纳气。

常用药物: 干姜、细辛、肉桂、麻黄、炒白芥子、小茴香、丁香、吴茱萸等。

配穴: 风池、迎香、身柱、膏肓、肺俞、脾俞、肾俞、涌泉、肓俞、命门等。

操作方法: 药物研磨细粉,姜汁或葱汁调和成糊状或软膏状,以穴贴膜固定至穴位局部,配合三伏贴使用(7~10日1次)。

病例:

患者梁某,女,43岁。鼻痒,打喷嚏,流清涕反复3年,加重1周。既往诊断为"变应性鼻炎",每于秋分后发作,神疲乏力,腰膝酸软,形寒肢冷,月经量少色暗。患者面色㿠白,形体消瘦,局部检查时见鼻黏膜苍白水肿,鼻腔内水样分泌物较多。舌淡红,苔薄白,脉沉细。

治疗: 温肾壮阳,固肾纳气。取干姜、细辛、肉桂、麻黄、炒白芥子、小茴香、丁香、吴茱萸研末,姜汁调和成泥状,穴位贴敷取肺俞、脾俞、肾俞、涌泉、肓俞、命门,于初伏、中伏、末伏时贴敷穴位,留时约2小时,配合温肾纳气中药汤剂口服。当年经治疗后患者鼻痒,打喷嚏,流清涕明显减轻,神疲乏力,四肢不温等各症状均有改善。坚持该穴位贴敷疗法3年后患者诉发作频率减少,持续时间减短,鼻部及全身症状明显好转。

体会: 根据患者诸症分析为肾阳不足证,肾为先天之本,肾阳不足不能温煦五脏及四肢百骸,故可见四肢不温,神疲乏力,肺寒脑冷故见鼻痒,喷嚏,清涕自流,津停湿聚则鼻黏膜水肿、苍白;肾阳气不足,冲任失养,阴寒内生故月经量少而色暗。治疗用药选穴以温肾壮阳,固肾纳气为法,经治疗效果明显。

临床所见鼻鼽患者，累及肺、脾、肾三脏，均以阳虚为主，是穴位贴敷效果较为理想的疾病之一，尤其在夏令三伏天，天地阳气为盛，选取辛温发散、温补阳气的中药配合调敷，借助天地与药物之阳，辨证选取相关穴位贴敷，可起到较理想的效果。

慢喉痹

一、概念

慢喉痹是指反复发作的咽部干燥，痒痛不适，咽内异物感，常有咽部黏膜充血或干燥，咽后壁淋巴滤泡增生等改变的一种咽慢性疾病。也有"虚火喉痹"、"阴虚喉痹"、"帘珠喉痹"之称。西医学的慢性咽炎可参考慢喉痹进行诊治。

二、病因病机

慢喉痹往往是由于急喉痹反复发作，或嗜好烟酒，饮食辛辣刺激食物产生，亦有长期接触烟尘或有害气体发生；此外，个体孱弱，肺系疾病日久，劳损过度，情志不畅亦是慢喉痹的发生发展因素。

关于喉痹的病因病机古代医书有诸多记载，《景岳全书》卷二十八记载："喉痹一证……盖火有真假，凡实火可清者，即真火证也；虚火不宜清者，即水亏证也；且复有阴盛格阳者，即真寒证也。"《医学入门》卷之四载："咽喉病皆属火"的论点，并指出火分虚实。《丹溪心法·缠喉风喉痹》认为痰热和虚火可以致喉痹，提出"喉痛，必用荆芥；阴虚火炎上，必用玄参"。

现代多认为该病病机为脏腑虚损，咽喉失养而为病。肺肾阴虚、脾肾阳虚、痰瘀互结为常见证型。

1.肺肾阴虚 素体不足或久病失养，劳倦过度，致肺阴受损，肾阴亏虚，阴液不足则咽喉失养，或水不制火，虚火上炎则咽喉失养，发为喉痹。

2.脾肾阳虚 饮食不节、用药寒凉过度、思虑过度或虚劳受损、房劳过度损伤脾肾，或久病伤及脾肾，肾为先天之本，主一身之阳气，脾为后天之本，运化水谷精微而滋养脏腑，脾肾不足，运化失司，咽喉无以温养，发为喉痹。

3.痰瘀互结 脾肾阳虚，水谷津液输布失常而津停为痰，或急喉痹反复发作，外邪停留，气血壅滞，痰瘀互结而为病。

三、诊断要点及鉴别诊断

（一）诊断要点

1.病史 可有急喉痹反复发作病史，或平素嗜食烟酒、辛辣肥甘厚腻之品，或长期接触粉尘、有害气体史。

2.症状 咽部干燥，咽痒，咽痛，咽中烧灼感、异物感，咳嗽有痰等。

3.检查 咽部黏膜、咽侧索充血或肥厚，咽后壁淋巴滤泡增生，甚至融合成片，或见咽部黏膜干燥。

（二）鉴别诊断

本病可与梅核气相鉴别：梅核气以咽内异物梗阻感为主要症状，但不妨碍饮食吞咽，内镜局部检查无异常发现，症状与情志变化有关，妇女发病居多，一般不难鉴别。

与慢乳蛾相鉴别：慢乳蛾常有急乳蛾发病史，反复发作或迁延不愈而致，自觉咽中疼痛但不剧烈，检查可见扁桃体肿大，充血，或可见黄白色脓点，不难鉴别。

四、辨证论治

该病各证型主证均可见：咽微痛或干、痒，咽中异物感，灼热感，咳嗽，咽中黏腻不适或哽噎不爽，或咽中有痰等。局部检查及全身症状各证型又有不同表现：

1.肺肾阴虚 咽中黏膜微红，黏膜干燥或萎缩；全身或见口干舌燥，午后颧红，夜间汗出，五心烦热，失眠多梦，耳鸣等，舌红或红绛，苔薄甚则无苔，脉细数。

治法： 滋养肺肾，清火利咽。

常用药物： 生地、寒水石、葱白、大蒜、麝香、炒白芥子等。

配穴： 天突、大椎、肺俞、曲池、太溪、照海、神阙等。

操作方法： 药物研磨细粉，取盐水或葱汁调和成糊状或软膏状，以穴贴膜固定至穴位局部，配合三伏贴使用（7~10日1次）。

病例：

患者陈某，女，47岁，咽干、咽中刺痒、异物感反复半年余；时有干咳，无痰，形瘦面槁，检查咽部黏膜干燥，咽后壁可见少量淋巴滤泡增生。舌瘦红，苔少，脉细。

治疗：辨证为肺肾阴虚证，故滋养肺肾，清火利咽。以生地、寒水石、葱白、大蒜、麝香、炒白芥子细研为末，取姜汁调和成软膏状，以穴贴膜固定至穴位局部。穴选天突、大椎、肺俞、太溪、照海，天突穴留药半小时，其余穴位留药约2小时，十天贴敷一次，共贴三次。同时配合滋阴养肺利咽之中药汤剂口服，治疗后症状明显好转，自觉咽中干、痒已不明显。

体会：根据患者辨证为肺肾阴虚之证，肺肾阴虚，咽喉失养故见咽干、刺痒不适，故与滋阴之法治疗之后效果明显。笔者认为，贴敷之药物多性热味辛之品，在临床中使用时应辨明证型，阳虚寒证一般可取良效，但虽是同一疾病，如果辨证为实热证断不可使用辛温燥热之品，应选择配合滋阴凉血、清热泻火之药，或酌情选择性味偏性较小的药物，如葱白、大蒜等，赋形剂选择盐水、醋、植物油等咸凉收敛平和之品。

2.脾肾阳虚 咽部黏膜色淡红或微肿、咽后壁淋巴滤泡增生；口干不欲饮，或喜热饮，倦怠乏力，少气懒言，或形寒怕冷，四肢不温，腰膝冷痛，可见食少纳差，恶心，呃逆反酸，腹胀便溏；舌淡红、淡胖，或边有齿痕，苔薄白，脉沉细。

治法：补脾益肾，温阳利咽。

常用药物：附子、干姜、肉桂、细辛、麻黄、升麻、炒白芥子、小茴香、胡椒、艾叶、丁香、荜芨等。

配穴：天突、大椎、脾俞、肾俞、中脘、神阙、三阴交、阴陵泉、足三里、腰阳关、涌泉、太溪、照海、肓俞等均可选择。

操作方法：药物研磨细粉，取姜汁或葱汁或蜂蜜调和成糊状或软膏状，以穴贴膜固定至穴位局部，配合三伏贴使用（7~10日1次）。

病例：

患者王某，女，35岁，工作为幼师，平素用嗓较多，自觉咽干、咽痒、异物感反复半年余；患者面色㿠白，形体消瘦，语细声低，自述平素易疲劳乏力，纳食差，四肢不温，偶见腹胀便溏；检查咽部黏膜轻度充血，咽后壁可见淋巴滤泡增生。舌淡红，边有齿痕，苔薄白，脉沉细。

治疗：根据患者症状及体征辨证为脾肾阳虚证，故治疗以补脾益肾，温阳利咽。以附子、干姜、细辛、肉桂、麻黄、炒白芥子、小茴香、丁香等细研为末，取姜汁调和成软膏状，以穴贴膜固定至穴位局部。穴选天突、大椎、脾俞、肾俞、神阙、足三里。天突及神阙穴留药半小时，其余穴位留药2小时，10天贴敷1次，共贴3次。同时配合温补脾肾利咽之中药汤剂口服，治疗后症状明显好转，自觉咽中干、痒已不明显。

体会： 该患者症状是较为典型的脾肾阳虚之证，脾虚升清不足，肾虚无以温煦，咽喉失于濡养故见咽中干痒不适，故予温补脾肾之法治疗之后效果明显。

3.痰瘀互结 咽部黏膜色暗红，咽后壁淋巴滤泡增生，可见色红污；或见咳嗽痰多或恶心欲吐，胸闷不舒；舌暗红或有瘀斑、瘀点，苔薄白，脉弦滑或涩。

治法： 理气化痰，散瘀利咽。

常用药物： 姜半夏、胆南星、禹白附、炒白芥子、延胡索、乳香、没药、蒲黄、三七、花蕊石等均可选择用之。

配穴： 天突、大椎、肺俞、脾俞、太溪、照海、血海、三阴交等。

操作方法： 药物研磨细粉，选姜汁或葱汁、醋调和成糊状或软膏状，以穴贴膜固定至穴位局部，配合三伏贴使用（7~10日1次）。

病例：

患者薛某，男，52岁，咽中痒、微痛不适反复10年余；既往诊断为"慢性咽炎"，症状时轻时重，患者面色晦暗，咽中不适时心中烦闷，清嗓较多，胸闷不舒；检查咽部黏膜色暗红，咽后壁淋巴滤泡增生较多，色红污；舌暗红，边有瘀点，苔薄白，脉涩。

治疗： 辨证为痰瘀互结证，故理气化痰，散瘀利咽。以姜半夏、胆南星、禹白附、炒白芥子、延胡索、乳香、没药、蒲黄等研细为末，取姜汁或醋调和成软膏状，以穴贴膜固定至穴位局部。穴选天突、大椎、肺俞、脾俞、太溪、照海、血海、三阴交。天突穴留药半小时，其余穴位留药2小时，10天贴敷1次，共贴3次。同时配合理气化痰、散瘀利咽之中药汤剂口服，治疗后各症状明显好转。

体会： 该患者根据症状体征分析为痰瘀互结证，或因脾肾运化失常，津停为痰，痰既为病理产物，又是新的病因，痰阻则气血运行不畅，故成为痰瘀互结。故用理气化痰，散瘀利咽之法治之。

第四章 管理篇

第一节 穴位贴敷技术管理

穴位贴敷技术是中医特色诊疗技术中最有效的疗法之一，为保障广大人民群众的健康起到了积极的推动作用。随着医疗技术管理的深入和规范，国家和各省市卫生健康管理部门也相继出台了针对穴位贴敷操作技术的管理办法和操作规范，加强了临床应用和诊疗技术的规范管理。

一、处方及人员管理

（一）处方管理

1.开展"穴位贴敷"的处方用药及穴位选择应由具有丰富临床经验的，具备主治医师以上专业技术任职资格的中医类别执业医师拟定，并明确其禁忌证及相关注意事项。

2.药物处方、穴位处方需提交医院伦理委员会，伦理委员会组织专家对药物处方、穴位处方的合理性、安全性进行论证，专家组成员由五名以上高级职称及药学专家等人员组成，伦理委员会通过后由医院报一上级卫生行政部门备案。

（二）人员资质

对患者实施"穴位贴敷"操作的人员，应为中医类别执业医师或接受过穴位贴敷技术专业培训的卫生技术人员。人员资质及名单应报上一级卫生行政部门备案。

二、技术备案管理

开展"穴位贴敷"应填写《医疗技术备案表》交医院伦理委员会，通过审核后医院报上一级卫生行政部门备案，开展和填写的穴位贴敷治疗应按专业进行，不得填写和开展非本专业疾病的治疗。

三、操作人员要求

（一）医疗机构应每年对操作人员进行培训、考核，考核通过方可进行操作。

（二）药剂科配置药物应由具有中药调剂资质的人员进行。

四、操作技术与安全管理

（一）医疗机构应严格按照卫生健康主管部门相关要求开展该项技术，操作按照国家标准《针灸技术操作规范第9部分 穴位贴敷》（GB/T 21709.9-2008）和中华中医药学会《中医养生保健技术操作规范（Ⅱ）穴位贴敷》有关要求进行。

（二）明确相对应的适应证、禁忌证、注意事项、可能出现的并发症及处理措施，以文字形式打印并张贴在治疗室等场所的明显位置，方便患者了解。

（三）操作人员在开始治疗前应与患者进行沟通，履行告知义务，明确该名患者目前的疾病情况、既往史、过敏史、皮肤状况、一般情况等以判断治疗的可行性，并将贴敷治疗后可能出现的并发症和注意事项告知患者，取得同意后方可操作。

（四）科室应制定穴位贴敷操作技术的管理制度和应急处理措施，加强对不良反应的监测，若出现不良反应或并发症，应及时填写《不良事件报告表》提交医务部门进行登记和分析原因。

（五）凡在医疗机构进行贴敷治疗的患者出现不良反应或并发症，该机构应主动承担应急处理工作，认真落实首诊负责制，做好安抚和解释工作，取得患者的理解和配合。

第二节　医患沟通

人民群众生活水平大幅提高后，对医疗保健的要求也随之提高，同时人们的法律观念越来越强，维权意识越来越浓，社会对医务人员提供的医疗服务水平和质量有着越来越严格的要求和期望。

医患沟通，就是在医疗卫生和保健工作中医患双方围绕伤病、诊疗、健康及相关因素等主题，通过各种全方位信息的交流，科学地指引医患双方形成共识，并建立信任合作关系，达到维护人类健康、促进医学发展和社会进步的目的。

良好的医患沟通能充分尊重患者的知情权，让患者主动参与医疗活动，提高对医疗行为的依从性，从而提高医疗服务质量，降低医患矛盾和纠纷的发生。因此，每名医务人员都应掌握与患者沟通的技巧，加强对患者的社会与心理需求等方面的人文关注。

一、医患沟通的原则

医患沟通要本着平等和尊重、真诚和换位、依法和守德、适度和距离、诚信和耐心的原则，以倾听、接纳、肯定、鼓励、选择为基础，最大限度地尊重患者及其亲属的合法权益。

二、医患沟通管理

充分尊重患者的知情权，让患者参与医疗活动，规范医疗行为，提高医疗服务质量。

（一）医务人员与患者沟通应主动、热情、耐心，尊重患者及其亲属合法权益。沟通应力求使用表达贴切的通俗语言，避免使用引起歧义的语言沟通。

（二）任何医务人员对于患者及家属关于诊疗方面疑问的咨询都负有沟通解释的义务，在其不清楚或不了解患者病情及治疗措施时，应主动联系和协助患者的主治医生或上级医生向患者及家属进行沟通和解释，不得拒绝患者及家属的合理要求。

（三）关于治疗的书面告知应由操作医生负责履行相关的书面签字手续，所有知情告知书统一存入病历。

（四）医务人员的告知原则上仅针对患者本人，并充分尊重患者的知情权和选择权，但如考虑因告知可能对患者造成不利后果而告知患者家属或委托代理人时，务必有患者亲笔签署的授权委托书，注明委托人、被委托人以及委托时间等内容。

（五）主治医生应及时主动向患者和家属自我介绍，耐心、细致地向患者解释初步诊断，告知患者目前的诊疗方案，如有多种诊疗方案，应详细告知各种治疗方案的利弊以及替代方案，和患者共同协商选择最佳治疗方案。如患者因风险、费用等原因拒绝选择最佳治疗方案，应在医疗文书中履行必要的签字手续。在告知诊疗行为的同时，还要告知患者可能需要的治疗费用。

（六）操作前应告知患者在操作过程中可能出现的各种风险以及相应的防范措施，征求患者或受委托人意见并签署相关知情同意书。

（七）治疗过程中，主治医生应主动与患者沟通病情及操作和护理的注意事项。病情发生变化或出现不良反应时，应耐心地向患者和家属解释问题发生、发展及转归的过程，及时消除患者或家属的顾虑。

（八）患者治疗期间由于各种原因需更改治疗方案时，主治医生应及时告知患者或其受委托人治疗方案的更改依据，征求患者或受委托人意见，再决定是否更改，告知内容应记录在病历中，并请患者或受委托人签署意见。

第三节　保护患者隐私

隐私权是公民具有与公共利益无关的一切个人信息、个人领域不受他人侵扰的权利。患者隐私是患者不愿意告人或不愿意公开的有关人格尊严的私生活秘密。它主要包括：患者个人身体的秘密，主要指患者的生理特征、生理心理缺陷和特殊疾病，如奇特体征、性器官异常，患有性病、妇科病等"难言之隐"；患者的身世和历史秘密，包括患者的出生、血缘关系，如系非婚生子女、养子女、生育婚恋史及其他特殊经历；患者的性生活秘密、包括夫妻性生活、未婚先孕、堕胎、性功能缺陷等；患者的家庭生活和社会关系秘密，包括夫妻生活关系，家庭伦理关系、亲属情感状况和其他各种社会关系。

（一）维护诊疗服务中患者隐私权的要求

1.强化法律意识，树立维护患者隐私的观念。加强相关卫生行政法规的学习及宣传，提高医务人员自身的法律素质。正确处理权利与义务，保护患者隐私，把法律意识转化为自觉的依法行使权利、履行义务的法律行为。

2.提高道德修养，加强职业道德教育。严格区分正常介入隐私和利用职务之便侵犯患者隐私的界限，医务人员应按照技术操作规程办事。不仅执行职务的程度和方式必须合法，而且介入患者隐私行为的形式和内容也必须合法。即介入患者隐私的行为完全是基于诊疗患者疾病的目的，如检查女性患者必须有女护士或家属在场；一般性体检没有必要裸露身体，特殊检查的确需要患者裸露检查时，必须向患者说明原因，并要求其他医护人员在场；在诊疗中与治病无关的事不做，与诊断无关的话不问。

3.提高职业自律性。卫生健康管理部门颁布的《医务人员医德规范及实施办法》明确要求医务人员做到"为患者保守秘密，不准泄露患者隐私与秘密"。相关法律也规定医师在执业活动中，有"关心、爱护、尊重患者的隐私"的义务，病案管理人员对患者的隐私了解较多，工作中对患者的隐私要严格保密，守口如瓶，不得外泄、不得宣扬、任意传播；更不能利用工作之便索取非法利益。

4.加强患者的维权意识，提高患者自我保护能力。为了便于医生准确诊断，应积极主动配合，讲清有关个人秘密。同时，患者应懂得自己享有的一些权利，如要求医务人员为其保密，有权拒绝回答与诊治疾病无关的询问；当需要患者在就诊时协助医院完成教学或科研任务，并且在此过程有可能涉及患者隐私时，必须明确告知患者，并且要经过患者同意后方可进行。患者必须有知情同意权，医院应该履行义务进行告知。对医务人员干涉、侵害自己隐私的行为患者有权向有关部门和领导反映，要求处理；对严重侵犯自己隐私，并造成一定后果的行为，可运用法律武器来维护自己的合法权益，捍卫自己的人格尊严。

5.加强就医环境的改造、设施更新，使患者隐私能够得到最大限度的保护，建立单独隔离小诊室、急救室、注射室、换药室，男女患者分开。男医生检查女患者隐私部位要有屏障遮掩且要有女护士或家属在场。检验人员要妥善保管好患者化验单，核对好被检验者后方发给其检验结果单。为了不暴露患者病情隐私，床头卡片、患者一览表注意保护患者隐私。

6.加强病案管理与监督，提高病案使用者保护患者隐私权的意识。认真落实病案借阅制度、病案的外调、复印制度、病案保密制度，不得以口头、书面或其他形式公开病案中的隐私。

7.医疗行为当中应避免侵犯患者隐私的下列情况：（1）医生询问病情隐私被候诊患者或他人"旁听"；（2）化验单随意公开引出各种有关隐私被泄露；（3）医学观摩未经患者同意，隐私变成活教材；（4）床头卡曝光病情，泄露患者疾病隐私；（5）以书面形式（撰写医学论著、科研论文等）公开患者隐私；（6）少数医务人员非法触摸、窥视患者隐私部位；（7）少数医、药、技、管人员以口头形式宣扬或传播患者隐私；（8）病案管理人员因工作疏忽造成病案损坏、丢失、被盗从而发生患者隐私泄露；（9）电子病案技术的应用，由于网络系统不完善、操作人员不注意保密，密码被他人窃取后进入医生、护士工作站，造成患者病情被泄露；（10）少数院外办案人员调阅、复印病历，窥探到与本案无关的患者隐私内容，予以宣扬。

（二）保护患者隐私权具体措施

1.为患者做查体、诊疗，如进行穴位贴敷、针刺、艾灸、拔罐、刮痧、清创、导尿术、灌肠、会阴冲洗等操作和处置，以及行超声、心电图等辅助检查时可以通过屏风遮挡、床单位间活动帘隔离、严格就诊区划分、医护人员与患者交谈时的语言轻柔等措施来保护患者的隐私权。

2.医务人员在执业活动中，要关心、爱护、尊重患者，保护患者的隐私。患者享有不公开自己的病情、家族史、接触史、身体隐私部位、异常生理特征等个人生活秘密的权利，医务人员不得非法泄露，如有泄漏，情节严重者将依法追究当事人责任。如为诊疗或学术报道需要，需先征得患者或其家属同意后方可拍摄、报道，画面要进行特殊处理。

3.医务人员未经县以上政府卫生行政部门批准，不得将就诊的淋病、梅毒、艾滋病患者及其家属的姓名、住址和个人病史公开。

4.当患者利益与社会公共利益发生冲突时，应以社会公共利益优先。比如被查出传染病的患者，医生有义务和权利按照规定上报，并告知与患者亲密接触的人。

5.对患者隐私权的保护不得违反国家法律。

穴位贴敷疗法在操作过程中需要患者的高度配合，进行操作的穴位和部位需要充分暴露，在问诊、查体和操作过程中需要尤其注意保护患者隐私。

第四节　病情评估

病情评估是为了最大限度保证医疗质量，保障患者生命安全，使患者从入院开始就能够得到客观、科学的病情评估，帮助医生做出详细、合理的治疗计划，当病情变化的时候能够及时调整修改治疗方法，使患者得到科学有效的治疗。根据卫生健康部门有关文件精神要求，应结合实际情况，对就诊患者进行评估管理。具体内容和要求有：

（一）对患者进行评估是科室医师、护士的职责，是重要的质量管理监控环节，也为制定诊疗方案和会诊、讨论提供支持。

（二）对患者进行评估工作由医疗机构注册的执业医师和护士实施。

（三）患者评估是指通过询问病史、体格检查、对患者的生理、社会、经济状况、病情严重程度、全身状况等做出综合评估，用于指导对患者的诊疗活动。

（四）评估的范围包括入院后的首次病情评估、手术前、手术后的病情评估、麻醉前病情评估、急危重患者的病情评估、危重患者营养评估、住院患者再评估、手术后评估、出院前评估等内容。

（五）对需特殊治疗、操作或特殊检查的患者，检查前进行风险判断，要求主治医师应对患者按照相关风险评估内容逐项评估，履行告知义务，签署告知相关医疗文书，并在病历中予以记录，及时调整诊疗方案。

（六）门诊患者评估要综合评估门诊患者病情，准确掌握收住院标准，严禁将需要住院治疗的患者安排在门（急）诊观察。若医生判定患者需要住院治疗但患者提出拒绝，必须履行知情告知可能面临的风险，并在门诊病历中记录，由患者或家属签字确认。

（七）患者入院后，主治医师应对患者全面情况进行评估，包括病情轻重、急缓、营养状况等做出正确的评估，做出准确的中西医诊断，参照疾病诊治标准，制定出经济、合理、有效的治疗方案，并告知患者或者其委托人。

（八）对患者在入院后发生特殊情况的，应及时向上级医生请示评估。患者在入院经评估后，本院不能治疗或治疗效果不能肯定的，应及时与家属沟通，协商在本院或者转院治疗，并做好必要的知情告知。

（九）临床医生除了对患者的病情进行正确科学的评估，还应该对患者的心理状况作出正确客观地评估，全面衡量患者的心理状况，对有可能需要作心理辅导的患者进行必要的登记并作病情记录，给予必要的心理支援。

（十）所有的评估结果应告知患者或其病情委托人，患者不能知晓或无法知晓的，必须告知患者委托的家属或其直系亲属。所有告知的内容必须另立专页详细记录，并由患者本人或受委托的家属或其直系亲属签字。所有评估的结果必须记录在病历中，用于指导对患者的诊疗活动，同时作为必要的法律依据。

第五节　效果评价

要建立穴位贴敷患者治疗登记本，完善患者相关信息，收集相关数据，按照科学的评价方法，跟踪评价接受治疗的患者干预效果，积极开展效果评价工作，完成效果评估报告，报告内容要求有具体开展情况、随访情况、效果评价、疗效优势和不足、下一年度改进措施等，为下一年度的开展提供参考依据。鼓励各科室申报科研课题，推进规范开展，取得科研成果。

第六节　宣传推广

医疗机构可根据具体情况开展各种形式的宣传工作。要求科学、严谨、合理、合法、合规，适用人群、适应证、禁忌人群、禁忌证和注意事项要明确标注，严禁夸大干预效果。

第七节　组织领导与监督管理

穴位贴敷技术开展由医院医疗质量与安全管理委员会及医院伦理委员会负责监督和管理，按要求履行技术申报和审批程序，对操作人员的资质、技术应用范围、操作规范等方面进行管理和监督，保障服务质量。

彩 图

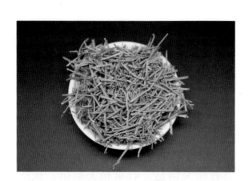

图2-1-1 麻黄

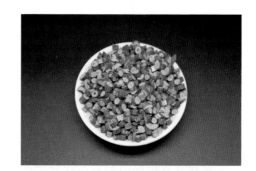

图2-1-2 桂枝

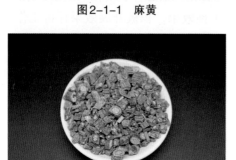

图2-1-3 防风

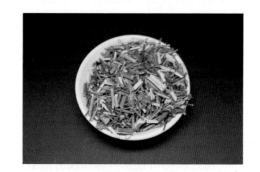

图2-1-4 荆芥

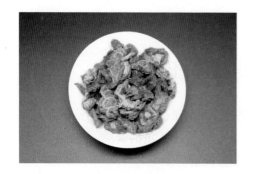

图2-1-5 羌活

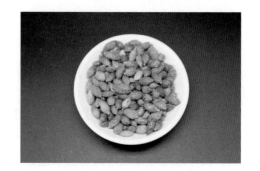

图2-1-6 炒苍耳子

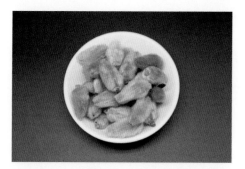

图2-1-7 辛夷

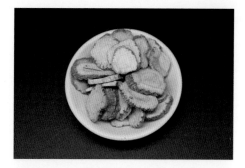

图2-1-8 白芷

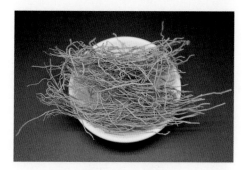

图2-1-9 细辛

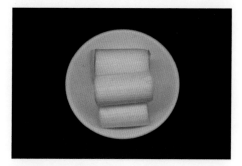

图2-1-10 葱白

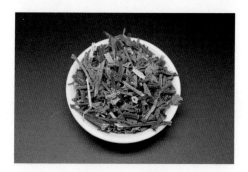

图2-1-11 薄荷

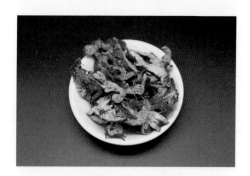

图2-1-12 升麻

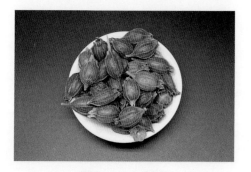

图2-1-13 栀子

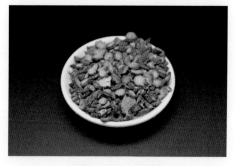

图2-1-14 黄芩

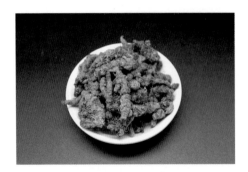

图2-1-15　黄连

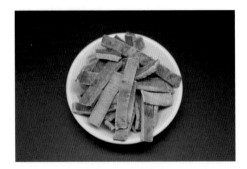

图2-1-16　黄柏

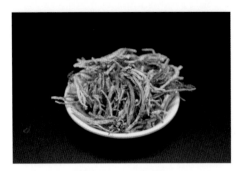

图2-1-17　龙胆草

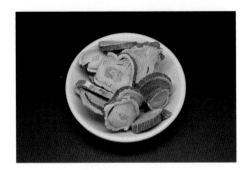

图2-1-18　苦参

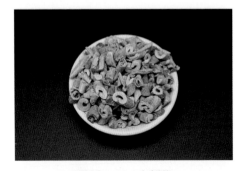

图2-1-19　白鲜皮

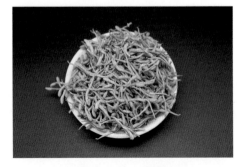

图2-1-20　金银花

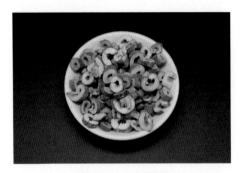

图2-1-21　牡丹皮

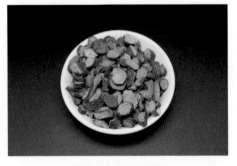

图2-1-22　赤芍

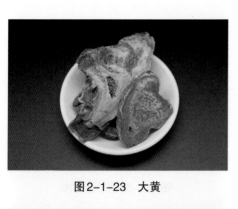

图2-1-23 大黄

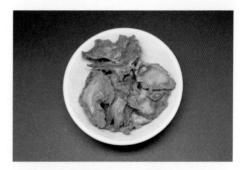

图2-1-24 独活

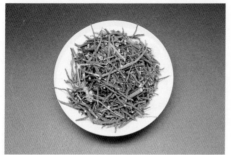

图2-1-25 威灵仙

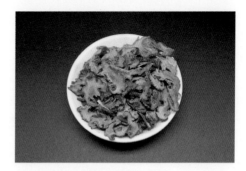

图2-1-26 木瓜

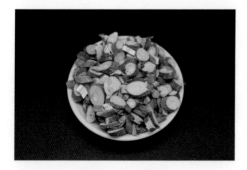

图2-1-27 桑枝

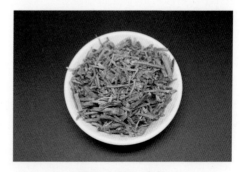

图2-1-28 秦艽

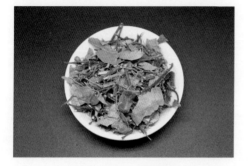

图2-1-29 络石藤

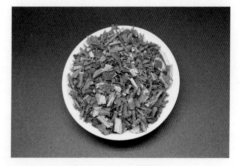

图2-1-30 桑寄生

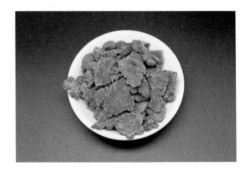

图2-1-31 狗脊

图2-1-32 麸炒苍术

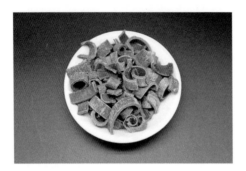

图2-1-33 厚朴

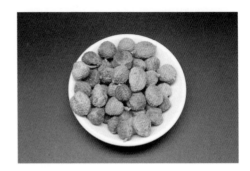

图2-1-34 砂仁

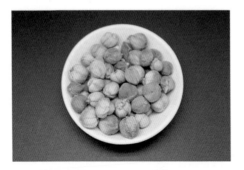

图2-1-35 白豆蔻

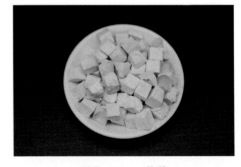

图2-1-36 茯苓

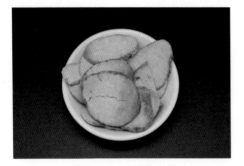

图2-1-37 泽泻

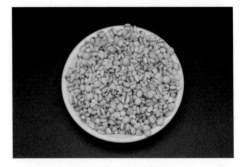

图2-1-38 生薏苡仁

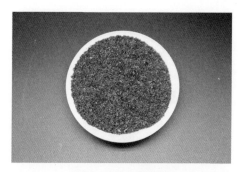

图2-1-39　车前子

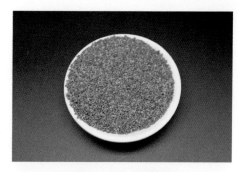

图2-1-40　地肤子

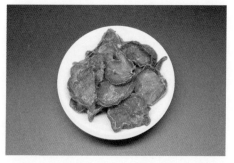

图2-1-41　附子

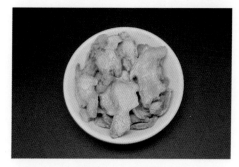

图2-1-42　干姜

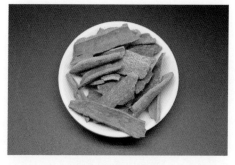

图2-1-43　肉桂

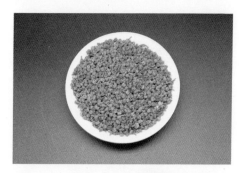

图2-1-44　吴茱萸

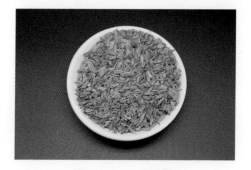

图2-1-45　小茴香

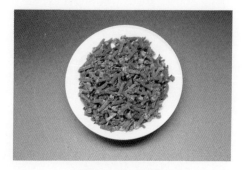

图2-1-46　丁香

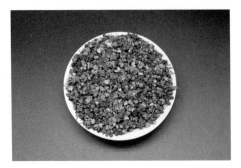

图2-1-47 川椒

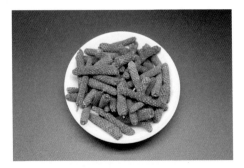

图2-1-48 荜茇

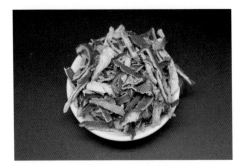

图2-1-49 陈皮

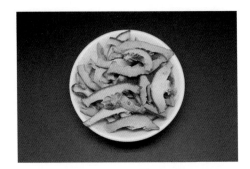

图2-1-50 麸炒枳壳

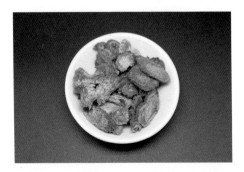

图2-1-51 木香

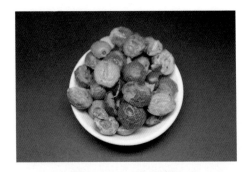

图2-1-52 炒川楝子

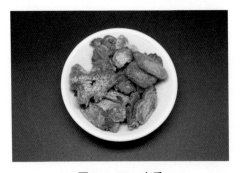

图2-1-53 木香

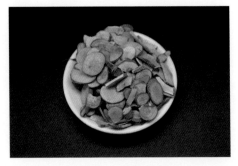

图2-1-54 乌药

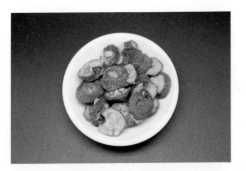

图2-1-55 生山楂

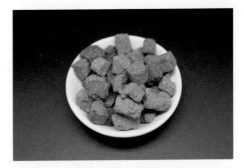

图2-1-56 炒神曲

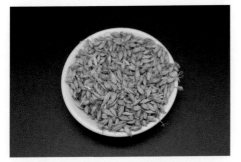

图2-1-57 生麦芽

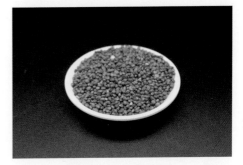

图2-1-58 炒莱菔子

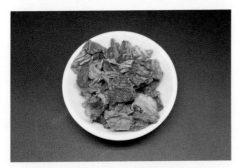

图2-1-59 炒鸡内金

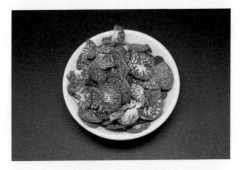

图2-1-60 槟榔

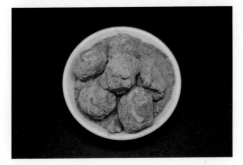

图2-1-61 三七

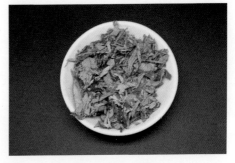

图2-1-62 生艾叶

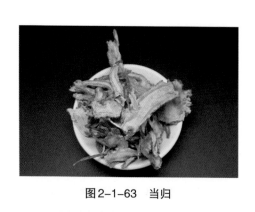

图2-1-63 当归

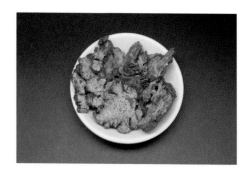

图2-1-64 川芎

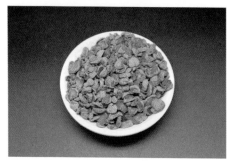

图2-1-65 延胡索

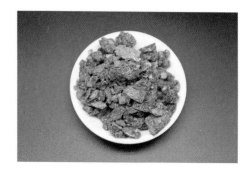

图2-1-66 乳香

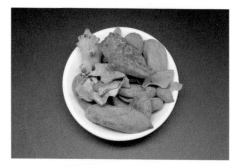

图2-1-67 没药

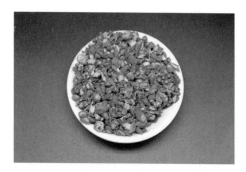

图2-1-68 丹参

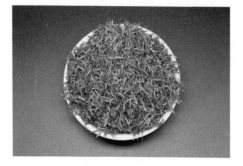

图2-1-69 红花

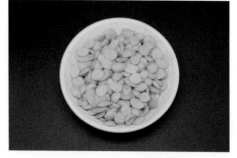

图2-1-70 桃仁

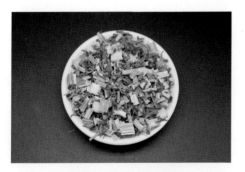

图2-1-71　益母草

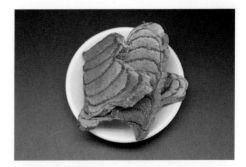

图2-1-72　鸡血藤

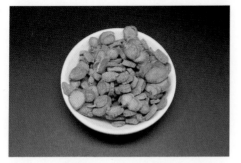

图2-1-73　川牛膝

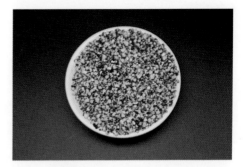

图2-1-74　炒王不留行

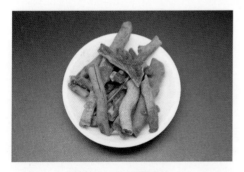

图2-1-75　骨碎补

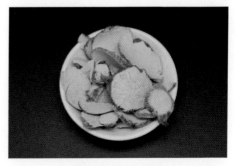

图2-1-76　三棱

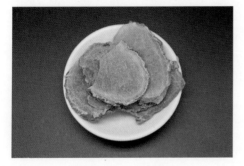

图2-1-77　莪术

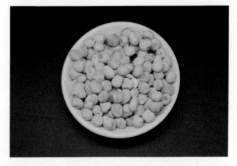

图2-1-78　法半夏

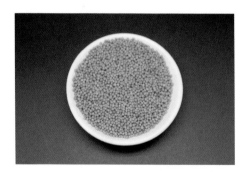

图2-1-79　炒白芥子

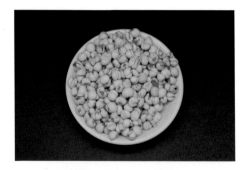

图2-1-80　川贝母

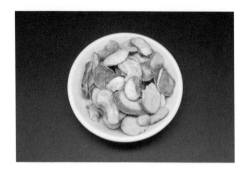

图2-1-81　浙贝母

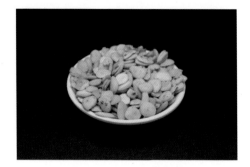

图2-1-82　炒苦杏仁

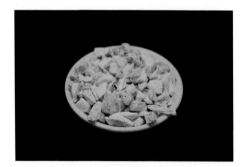

图2-1-83　生龙骨

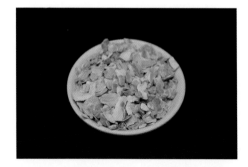

图2-1-84　生牡蛎

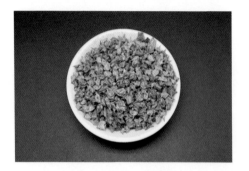

图2-1-85　炒蒺藜

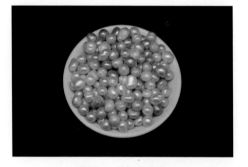

图2-1-86　珍珠

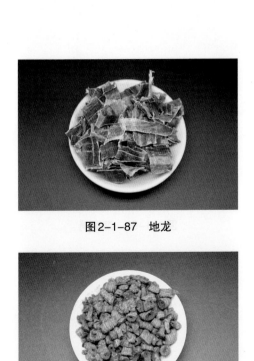

图2-1-87 地龙

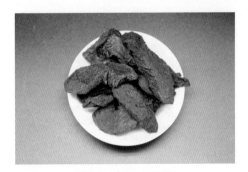

图2-1-88 肉苁蓉

图2-1-89 巴戟天

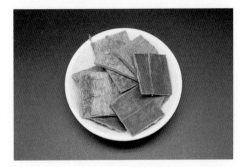

图2-1-90 生杜仲

图2-1-91 补骨脂

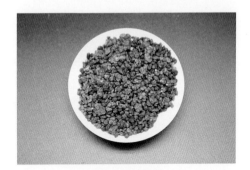

图2-1-92 益智仁

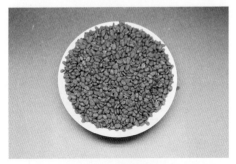

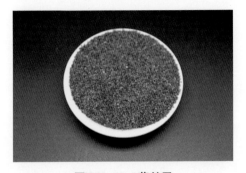

图2-1-93 菟丝子

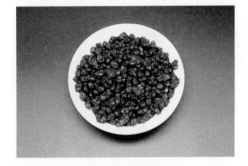

图2-1-94 五味子

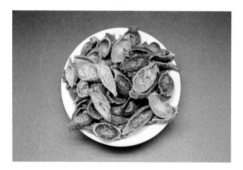

图2-1-95 金樱子

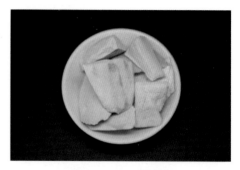

图2-1-96 海螵蛸

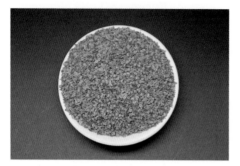

图2-1-97 蛇床子

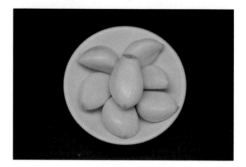

图2-1-98 大蒜

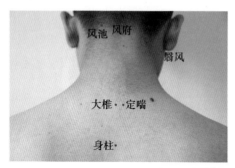

图2-2-1 脖颈段

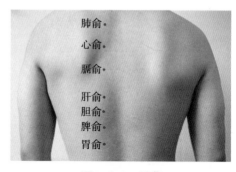

图2-2-2 后背

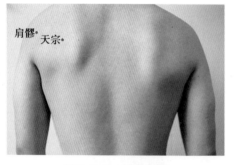

图2-2-3 后背上段

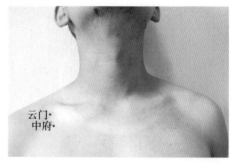

图2-2-4 颈部

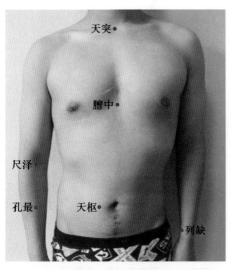

图2-2-5　前胸全

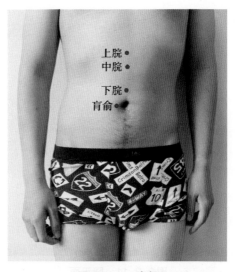

图2-2-6　腹部

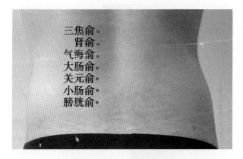

图2-2-7　腰段前穴

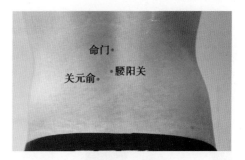

图2-2-8　腰段

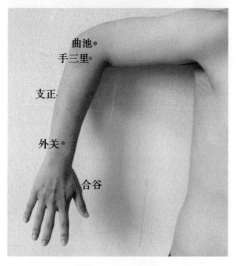

图2-2-9　上肢

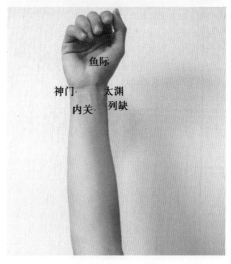

图2-2-10　上肢

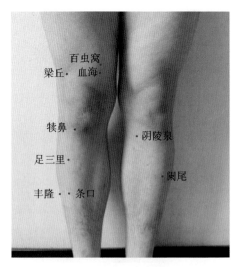

图2-2-11　腿正面

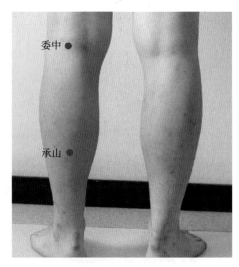

图2-2-12　全腿

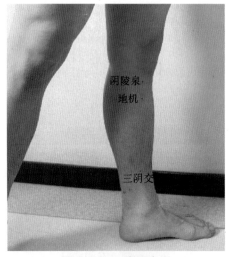

图2-2-13　大腿内侧

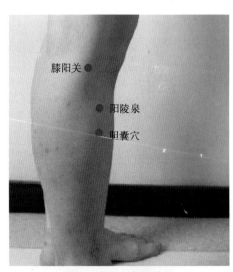

图2-2-14　大腿外侧

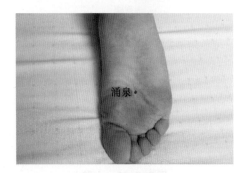

图2-2-15　脚掌